ആയുർവ്വേദത്തിന്റെ
പ്രഥമപാഠങ്ങൾ

**ayurvedathinte prathamapadangal**

•

ashtavaidyan vidyamadham cheriya narayanan namboothiri

•

*first chintha edition*
august 2019

•

*published*
chintha publishers, thiruvananthapuram

•

*typesetting*
star communications, thiruvananthapuram

•

*cover*
vinod mangoes

---

*വിതരണം*
**ദേശാഭിമാനി ബുക്ക് ഹൗസ്**
H O തിരുവനന്തപുരം-695 035
phone: 0471-2303026, 6063026
www.chinthapublishers.com
chinthapublishers@gmail.com

**ബ്രാഞ്ചുകൾ**
ഹെഡ്ഡാഫീസ് ബ്രാഞ്ച് കുന്നുകുഴി • സ്റ്റാച്യു തിരുവനന്തപുരം • കെ എസ്
ആർ ടി സി ബസ് സ്റ്റേഷൻ ആലപ്പുഴ • കെ എസ് ആർ ടി സി ബസ്
സ്റ്റേഷൻ എറണാകുളം • മച്ചിങ്ങൽ ലെയ്ൻ തൃശൂർ • ഐ ജി റോഡ് കോഴി
ക്കോട് • മാവൂർ റോഡ് കോഴിക്കോട് • എൻ ജി ഒ യൂണിയൻ ബിൽഡിങ്
കണ്ണൂർ • സെൻട്രൽ ബസ് ടെർമിനൽ കോംപ്ലക്സ് താവക്കര കണ്ണൂർ

---

CO - 2834 / 5098
ISBN - 978-93-88485-94-4

# ആയുർവ്വേദത്തിന്റെ പ്രഥമപാഠങ്ങൾ

അഷ്ടാംഗഹൃദയത്തിന്റെ 14 അദ്ധ്യായം കൂടിയുള്ള
സ്വതന്ത്ര വിവർത്തനം

അഷ്ടവൈദ്യൻ
വൈദ്യമഠം ചെറിയ നാരായണൻ നമ്പൂതിരി

ചിന്ത പബ്ലിഷേഴ്സ്
തിരുവനന്തപുരം-695 035

## അഷ്ടവൈദ്യൻ
## വൈദ്യമഠം ചെറിയ നാരായണൻ നമ്പൂതിരി

1930 ഏപ്രിൽ 10 ന് ജനിച്ചു. അച്ഛൻ: വൈദ്യശാസ്ത്രമഹോദധി അഷ്ടവൈദ്യൻ വൈദ്യമഠം വലിയ നാരായണൻ നമ്പൂതിരി. അമ്മ: ഉണിക്കാളി അന്തർജ്ജനം.

കോരല്ലൂർ കൃഷ്ണവാരിയർ, വൈശ്രവണത്ത് രാമൻ നമ്പൂതിരി, വി കെ ആർ തിരുമുൽപ്പാട്, വിദ്വാൻ കലക്കത്ത് രാമൻ നമ്പ്യാർ എന്നിവരിൽ നിന്ന് സംസ്കൃതം, ആയുർവ്വേദം ഇവയുടെ പ്രാഥമികപാഠങ്ങൾ അഭ്യസിച്ചു.

മുത്തച്ഛൻ അഷ്ടവൈദ്യൻ വൈദ്യമഠം വലിയ നാരായണൻ നമ്പൂതിരിയിൽനിന്ന് ആയുർവ്വേദത്തിൽ ഉപരിപഠനം.

വൈദ്യമഠം വൈദ്യശാല & നഴ്സിങ് ഹോമിലെ പ്രധാന വൈദ്യൻ.

| | | |
|---|---|---|
| ഭാര്യ | : | ശാന്ത അന്തർജ്ജനം |
| മക്കൾ | : | നാരായണൻ, നീലകണ്ഠൻ, പ്രസന്ന, ലത, വാസുദേവൻ |
| വിലാസം | : | മേഴത്തൂർ, തൃത്താല - 679 534 ജില്ല. |

# സമർപ്പണം

വിരൽകൊണ്ട് കണക്കുപിടിച്ച് നാമം ജപിച്ചുകൊണ്ട്
മരണത്തെ മുഖാമുഖം കണ്ടുകിടക്കുന്ന സമയത്ത്,
എനിയെന്താണ് മോഹമെന്ന് മുത്തച്ഛൻ
അരികത്തിരുന്ന് ചോദിച്ചപ്പോൾ
എന്നെ ചൂണ്ടി
"ഇയാളെ അച്ഛൻതന്നെ പഠിപ്പിച്ച്
ഒരു സമ്പ്രദായത്തിലാക്കണമെന്ന് മാത്രമാണെന്റെ മോഹം!"
എന്ന് മരണമൊഴി പോലെ അവസാനമായി മൊഴിഞ്ഞ
വാത്സല്യനിധിയായ, വിനയസമ്പന്നയായ എന്റെ
പ്രിയമാതാവിന്റെ ചരണാരവിന്ദങ്ങളിൽ
നിരുദ്ധകണ്ഠനായി
സാഷ്ടാംഗം നമസ്കരിച്ചുകൊണ്ട്
ഈ എളിയ അക്ഷരത്താളുകൾ
സ്നേഹപൂർവ്വം, ഭക്തിയോടെ
സമർപ്പിച്ചുകൊള്ളുന്നു.

**അഷ്ടവൈദ്യൻ വൈദ്യമഠം ചെറിയ നാരായണൻ നമ്പൂതിരി**

# പ്രസാധകക്കുറിപ്പ്

സംസ്കൃത ഭാഷ തീരെ അറിയാത്തവരാണ് ഇന്ന്
ആയുർവ്വേദ കോളേജുകളിൽ പഠിക്കുന്നവർ അധികവും.
അവർക്ക് ആരോഗ്യശാസ്ത്രത്തെ സംബന്ധിച്ച ഒരു
ആമുഖം എന്ന നിലയിൽ ആയുർവ്വേദത്തിന്റെ പ്രഥമ പാഠ
ങ്ങൾ എന്ന ഈ ഗ്രന്ഥം വളരെയേറെ പ്രയോജനപ്പെടും.
സംഭാഷണശൈലിയിലാണ് ആയുർവ്വേദത്തിന്റെ പ്രഥമ
പാഠങ്ങൾ രചിക്കപ്പെട്ടിരിക്കുന്നത്. ഒറ്റ വായനയിൽത്തന്നെ
വിഷയം ഗ്രഹിക്കുന്നതിന് ഈ ശൈലി സഹായിക്കുന്നു.
ആയുർവ്വേദത്തിലെ മൗലികങ്ങളായ സിദ്ധാന്തങ്ങളെയും
പ്രയോഗങ്ങളെയും ഇത് സാമാന്യമായി പരിചയപ്പെടു
ത്തുന്നു.
പാഠപുസ്തകങ്ങൾ പഠിക്കുന്നതിനു വേണ്ട വിഷയപരി
ചയം ഈ ഗ്രന്ഥത്തിൽനിന്നും ലഭിക്കുന്നു. ആരോഗ്യത്തെ
ക്കുറിച്ചും രോഗത്തെക്കുറിച്ചും ആരോഗ്യരക്ഷയെക്കുറിച്ചു
മുള്ള ആയുർവ്വേദത്തിന്റെ കാഴ്ചപ്പാടിനെക്കുറിച്ച് സാമാന്യ
വായനക്കാർക്ക് അവബോധമുണ്ടാക്കുവാനും ഈ ഗ്രന്ഥം
സഹായകമായിരിക്കും.
ഈ പുസ്തകം വൻതോതിൽ സ്വീകരിക്കപ്പെടും എന്ന
പ്രതീക്ഷയോടെ.

ചിന്ത പബ്ലിഷേഴ്സ്

# പ്രസ്താവന

ഗുരവേ സർവ്വ ലോകാനാം
ഭിഷജേ ഭവരോഗിണാം
നിധയേ സർവ്വവിദ്യാനാം
ദക്ഷിണാമൂർത്തയേ നമഃ

ഈ പുസ്തകത്തെപ്പറ്റി പ്രത്യേകിച്ചൊന്നും പറയാനില്ല. അഷ്ട
ാംഗഹൃദയത്തിന്റെ പ്രാഥമിക പാഠങ്ങൾ സ്ഥൂലദൃഷ്ടിയായി ഇങ്ങനെ
യൊക്കെ എഴുതിയെന്നുമാത്രം. എന്നാലും ഒരു ഉദ്ദേശ്യവുമില്ലെന്നു പറ
യാൻ വയ്യ.
      ഇന്ന് സംസ്കൃതഭാഷയുടെ ഒരു കണികപോലും അറിയാത്തവരാണ്
ആയുർവ്വേദകോളേജിൽ പഠിക്കുന്നവരധികവും. അവർക്ക് ആരോഗ്യശാ
സ്ത്രമായ ആയുർവ്വേദത്തിന്റെ ഒരാമുഖം കുറച്ചെങ്കിലും ഇതിൽ നിന്ന്
വേണമെങ്കിൽ മനസ്സിലാക്കാം. അതിനും പുറമെ *അഷ്ടാംഗഹൃദയം*
എന്നൊരു ഗ്രന്ഥം പാരമ്പര്യമായി പഠിച്ചിരുന്നതാണ് എന്നും മനസ്സിലാ
ക്കാം. താല്പര്യമുള്ളവർക്ക് ഉപകരിക്കുകയും ചെയ്യുമെന്നാണ് എന്റെ
വിശ്വാസം. അത് ഇന്ന് പാഠ്യപദ്ധതിയിൽനിന്ന് മാറ്റിയിരിക്കുകയാണത്രേ!
ഒരു സാധാരണക്കാരനു മനസ്സിലാവണമെന്ന് കരുതി എഴുതിയതാണ്.
ഇത്രയും സാധാരണമായ ഒരു പുസ്തകത്തിന് വളരെ ഭംഗിയായി ഒരവ
താരിക എഴുതിത്തന്ന വൈദ്യവൃദ്ധനും വൃദ്ധവൈദ്യനും ആയ ശ്രീമാൻ
വൈദ്യഭൂഷണം രാഘവൻ തിരുമുൽപ്പാടിനോട് എങ്ങനെയാണ് നന്ദി പറ
യേണ്ടതെന്ന് അറിയില്ല.
      ഇതിനൊക്കെ പുറമെ ഈ പ്രവൃത്തിയിൽ അത്യന്തം പ്രയത്നിച്ച
വേറെയും സുഹൃത്തുക്കളുണ്ട്. അവരുടെ ആത്മാർത്ഥമായ പരിശ്രമമാണ്

ഈ രൂപത്തിൽ ഒരു പുസ്തകമാക്കാൻ സഹായിച്ചത്. അവരോടുള്ള കൃതജ്ഞത സീമാതീതമാണ്.

ഗുരുർബ്രഹ്മാ ഗുരുർവിഷ്ണു:
ഗുരുർദ്ദേവോ മഹേശ്വരഃ
ഗുരുരേവ ജഗൽ സർവ്വം
തസ്മൈ ശ്രീ ഗുരവേ നമഃ

അഷ്ടവൈദ്യൻ വൈദ്യമഠം
ചെറിയ നാരായണൻ നമ്പൂതിരി

# അവതാരിക

**അ**ഷ്ടവൈദ്യൻ വൈദ്യമഠം ചെറിയ നാരായണൻ നമ്പൂതിരി എഴു
തിയ, അഷ്ടാംഗഹൃദയത്തിന്റെ പ്രാരംഭികമെന്ന് പറയാവുന്ന പഠനം
വളരെ സന്തോഷത്തോടുകൂടിയാണ് ഞാൻ വായിച്ചത്. അത്തരം ഒരു
ഗ്രന്ഥത്തിന്റെ ആവശ്യകത വളരെയധികം അനുഭവപ്പെടുന്ന കാലമാ
ണിത് എന്നു തോന്നുന്നു. കേരളീയമായ ആയുർവ്വേദത്തിന്റെ ഉൽക്കർഷം
അതു അഷ്ടാംഗഹൃദയാധിഷ്ഠിതമാണെന്നാണല്ലോ? എന്നാൽ ഇപ്പോ
ഴത്തെ പാഠ്യപദ്ധതിയിൽനിന്നും *അഷ്ടാംഗഹൃദയം* നിഷ്കാസനം ചെയ്യ
പ്പെട്ടിരിക്കുന്നു. *അഷ്ടാംഗസംഗ്രഹവും ചരകവും, സുശ്രുതവും* പാഠ്യപ
ദ്ധതിയിൽ ഉൾപ്പെടുത്തിയിരിക്കുന്നു. സംസ്കൃതത്തിൽ കാവ്യപരിചയ
മില്ലാത്ത ഒരാളെ അഷ്ടാധ്യായി പഠിപ്പിക്കുവാൻ ഉദ്യമിക്കുന്നതിനെയാണ്
ഈ പദ്ധതി ഓർമ്മിപ്പിക്കുന്നത് എന്നു തോന്നുന്നു.

സ്വന്തം നിലയിൽ *അഷ്ടാംഗഹൃദയം* വായിച്ചുനോക്കി എന്തെങ്കിലും
മനസ്സിലാക്കുന്നതിനാണെങ്കിൽ അഷ്ടാംഗഹൃദയ ശ്ലോകങ്ങൾ കൂട്ടി വായി
ക്കുന്നതിനുവേണ്ട സംസ്കൃതഭാഷാപരിചയമുള്ള വിദ്യാർത്ഥികൾ ഇക്കാ
ലത്തു വളരെ വളരെ കുറവായിരിക്കുന്നു. ആയുർവ്വേദ കോളേജുകളിൽ
സംസ്കൃതം പഠിപ്പിക്കപ്പെടുന്നുണ്ട്. സിദ്ധാന്തകൗമുദിയുമെല്ലാം പാഠ്യ
വിഷയമാണ്. പരീക്ഷയ്ക്കു വേണ്ടി പഠിക്കുകയും പഠിപ്പിക്കുകയും
ചെയ്യുക എന്നത് പ്രത്യേകിച്ചൊരു കലയാണല്ലോ. നല്ല രീതിയിൽ പാസാ
യാലും അതുകൊണ്ട് അത്രയൊന്നും ഭാഷാ സ്വാധീനം ഉണ്ടാവുന്നില്ല.

വൈദ്യമഠം ചെറിയ നാരായണൻ നമ്പൂതിരിയുടെ ഈ ഗ്രന്ഥം
സംഭാഷണശൈലിയിൽ എഴുതപ്പെട്ടിരിക്കുന്നു. ഒറ്റവായനയിൽ നിന്നു
തന്നെ വിഷയം ഗ്രഹിക്കുന്നതിന് സഹായിക്കുന്നു. ആയുർവ്വേദത്തിലെ
മൗലികങ്ങളായ സിദ്ധാന്തങ്ങളെയും പ്രയോഗങ്ങളെയും സാമാന്യമായി

പരിചയപ്പെടുത്തുന്നു. പാഠ്യങ്ങളായ *അഷ്ടാംഗസംഗ്രഹവും ചരകവും സുശ്രുതവും* പഠിക്കുന്നതിനു ഒഴിച്ചുകൂടാത്ത വിഷയപരിചയത്തെ ഉള വാക്കുന്നു. സാധാരണക്കാർക്കുപോലും ആരോഗ്യത്തെക്കുറിച്ചും രോഗ ത്തെക്കുറിച്ചും ആരോഗ്യരക്ഷയെക്കുറിച്ചും ആയുർവ്വേദത്തിന്റെ കാഴ്ച പ്പാടിനെക്കുറിച്ചൊരു സാമാന്യമായ അവബോധമുളവാക്കുമെന്നൊരു അസാധാരണമായ പ്രയോജനം കൂടി ഉണ്ടാകാം. കേരളത്തിലെ ആയുർവ്വേദ പഠനത്തിനും ഭാഷാധിഷ്ഠിതമായി രണ്ടു പരമ്പരകൾ ഉണ്ടാ യിരുന്നു എന്നു കാണാൻ കഴിയും. മലയാളത്തിൽ എഴുതപ്പെട്ട ഗ്രന്ഥ ങ്ങളെ ആശ്രയിച്ചെന്നും സംസ്കൃതത്തിൽ എഴുതപ്പെട്ട ഗ്രന്ഥങ്ങളെ ആശ്രയിച്ചെന്നും. അനേകം രോഗങ്ങൾക്കുള്ള അനുഭവസിദ്ധാന്തങ്ങളായ യോഗങ്ങളെ സംഗ്രഹിച്ചിട്ടുള്ള ഗ്രന്ഥമാണല്ലോ *സഹസ്രയോഗം.* സഹ സ്രയോഗത്തിനു അനുബന്ധമായി ഗുണപാഠം, നിദാനം, ചികിത്സ സാമാ ന്യമായും ബാലചികിത്സ, നേത്രചികിത്സ, വിഷചികിത്സ തുടങ്ങിയവ പ്രത്യേകമായും പ്രതിപാദിക്കുന്ന പ്രകരണ ഗ്രന്ഥങ്ങളെയും ചേർത്തു കാണാം. *ചികിത്സാക്രമം, ചികിത്സാമഞ്ജരി* മുതലായ ഗ്രന്ഥങ്ങളും ഉണ്ട്. എന്നാൽ സൂത്രസ്ഥാനവിഷയങ്ങളെ പ്രത്യേകമായി സംഗ്രഹിക്കുന്ന ഒരു ഗ്രന്ഥം ആ വകുപ്പിൽ ഉണ്ടായിട്ടുള്ളതായി തോന്നുന്നില്ല. ഒരുപക്ഷേ, ആ പോരായ്മയെ നികത്തുന്നതിനു ഈ ഗ്രന്ഥം എത്രയും പ്രയോജന പ്പെടുമെന്നു തോന്നുന്നു. ഇപ്പറയപ്പെട്ട ഗ്രന്ഥങ്ങളെല്ലാം തന്നെ സാമാ ന്യമായി അഷ്ടാംഗഹൃദയത്തെ ആശ്രയിക്കുന്നവയുമായിരുന്നു എന്നു കാണാം.

ഇവിടെ പ്രാസംഗികമായി മറ്റൊരു സംഗതി കൂടി ശ്രദ്ധിക്കപ്പെടേ ണ്ടിയിരിക്കുന്നു. ആയുർവ്വേദകോളേജുകളിൽ പഠിപ്പിക്കാനും പരീക്ഷി ക്കാനുമുള്ള ഭാഷ ഇനി മുതൽ ഇംഗ്ലീഷാക്കിയിരിക്കുന്നു. ഉന്നത വിദ്യാ ഭ്യാസം മാതൃഭാഷയിലൂടെ എന്ന് സമരം ചെയ്തവരുടെ അടുത്ത തല മുറ ഉന്നതവിദ്യാഭ്യാസം ഇംഗ്ലീഷിലൂടെ എന്ന മുദ്രാവാക്യം വിളിക്കുന്ന തായാണ് കേൾക്കുന്നത്. ഭാരതത്തിലെല്ലായിടത്തും സംസ്കൃതം പഠിക്കാനും പഠിപ്പിക്കാനും കഴിഞ്ഞതു സംസ്കൃതം അദ്ധ്യാപനഭാഷ യായിരുന്നതുകൊണ്ടാണ്. ഇപ്പോൾ സംസ്കൃതം സാമാന്യമായി നിരോ ധിക്കപ്പെട്ടിരിക്കുന്നു. പൊതുഭാഷ ഇംഗ്ലീഷിലായിരിക്കുന്നു അപ്പോൾ മല യാളത്തിൽ എഴുതപ്പെട്ട പുസ്തകത്തിന്റെ പ്രസക്തി എന്താണ്? ആയുർവ്വേദത്തെ സംബന്ധിച്ചു നിത്യനൈമിത്തികങ്ങളായ കാര്യങ്ങൾ, തികച്ചും ഇംഗ്ലീഷാവുക എന്നത് എത്ര ശ്രമിച്ചാലും ഏതാനും തലമുറ കൾ കൊണ്ട് നടപ്പാകുമെന്നു തോന്നുന്നില്ല. ഇംഗ്ലീഷിൽ പ്രാരംഭമായി എഴുതപ്പെടുന്ന പുസ്തകങ്ങൾ വായിച്ചു ആയുർവ്വേദം പോലെയുള്ള ഒരു ശാസ്ത്രം പഠിക്കുകയും എളുപ്പമാണെന്ന് തോന്നുന്നില്ല. എന്തായാലും മാതൃഭാഷയിൽ എഴുതപ്പെട്ട ഇത്തരം ഗ്രന്ഥങ്ങളുടെ പ്രസക്തി എക്കാ ലത്തും ഉണ്ടാകുമെന്നു തന്നെ ഞാൻ കരുതുന്നു. പ്രാഥമികമായ പഠന ത്തിനെങ്കിലും മലയാളം കൂടിയേ തീരൂ.

ആയുർവ്വേദം പഠിക്കുന്നതിനു വേണ്ടിയുള്ള സംസ്കൃത പഠനവും തീരെ അപ്രസക്തമാകുമെന്നു കരുതിക്കൂടാ. ഔഷധപരിചയവും ക്രിയാപരിചയവും കൊണ്ടു നല്ല പരിശ്രമമുള്ള ഒരാൾക്കു നല്ല വൈദ്യനാകാൻ കഴിയും. നല്ല ശാസ്ത്രജ്ഞനാകുന്നതിന് അതു മതിയാവുകയില്ല. ഗവേഷണാത്മകമായി സിദ്ധാന്തങ്ങളെ പഠിക്കുന്നതിനു ചരകസുശ്രുതാദികളായ മൗലിക ഗ്രന്ഥങ്ങളിൽ നല്ല ഉപസ്ഥിതിയുണ്ടാവണം. അത്തരം ഗ്രന്ഥം ഇംഗ്ലീഷിലോ മറ്റോ ഉണ്ടാവുന്നതിന്, ആ ഭാഷയിൽ പരമ്പരാഗതമായി നൂറ്റാണ്ടുകളുടെ അനുഭവം വേണ്ടിവരും. ആയുർവ്വേദമൊരു ചികിത്സാ ശാസ്ത്രമെന്നതിനൊപ്പമോ അതിലേറെയോ ഒരു ജീവിത ദർശനമാകുന്നു. ആ നിലയിൽ അതിനെ അംഗീകരിക്കാതെ ഏതാനും രോഗങ്ങളും അവയ്ക്കുള്ള യോഗങ്ങളുമായി കണക്കാക്കുകയാണ്, ആ ശാസ്ത്രത്തിനുണ്ടായ അപചയത്തിനുമാത്രമല്ല, നമ്മുടെ നാട്ടിലെ ആരോഗ്യത്തിനു കൂടി സംഭവിച്ച അപചയത്തിനു മുഖ്യമായ കാരണം എന്നു പറയേണ്ടിയിരിക്കുന്നു.

മൗലികമായ ആയുർവ്വേദഗ്രന്ഥങ്ങളെ പഠിക്കുന്നതിനാവശ്യമായ സംസ്കൃതഭാഷാ ജ്ഞാനം നേടുന്നതിനു അത്ര വിഷമമില്ലെന്നു അനുഭവത്തിൽനിന്ന് എനിക്ക് പറയാൻ കഴിയും. കഴിഞ്ഞ ഏതാനും കൊല്ലങ്ങളായി ശാസ്ത്രചർച്ചയ്ക്കുവേണ്ടി ധാരാളം ആയുർവ്വേദകോളേജ് വിദ്യാർത്ഥികൾ എന്നെ സമീപിക്കാറുണ്ട്. എന്റെ നിബന്ധനകളിൽ മുഖ്യമായിട്ടുള്ളത്, ഇവിടെ വരുന്ന എല്ലാവരും തന്നെ എന്റെ അടുത്തുനിന്ന് കുറച്ചു സംസ്കൃതം പഠിക്കണമെന്നാണ്. ആഴ്ചയിൽ ഒരു മുടക്കദിവസം അരമണിക്കൂർ വീതം സംസ്കൃതം പഠിച്ചാൽ മതി. ആദ്യം സംസ്കൃത ദീപിക രണ്ടു ഭാഗങ്ങൾ സാമാന്യമായി സിദ്ധരൂപങ്ങളുടെയും വാക്യഘടനയുടെയും അവബോധത്തിനുവേണ്ടി പഠിക്കുന്നു. ഓരോ പഠനത്തിലും സംസ്കൃതത്തിൽനിന്ന് മലയാളത്തിലേക്ക് തിരിച്ചും നല്കിയിട്ടുള്ള ഭാഗങ്ങളുടെ തർജ്ജമകൊണ്ട്, ആറുമാസംകൊണ്ട് സ്വതന്ത്രമായി തെറ്റില്ലാതെ സംസ്കൃതത്തിൽ വാക്യങ്ങൾ എഴുതാറാകും. പിന്നെ *ശ്രീകൃഷ്ണവിലാസം, രഘുവംശം കുമാരസംഭവം, മാഘം* എന്നീ കാവ്യങ്ങളിൽനിന്ന് രണ്ടു സർഗ്ഗം വീതം പഠിക്കുന്നു. പദം മുറിച്ചും വിഭക്തി പറഞ്ഞും അന്വയിച്ചു അർത്ഥം പറഞ്ഞാണ് പഠനം. ഒരു ആയാസവും കൂടാതെ രസകരമായി. കോളേജ് പഠിപ്പിനു ഒരുതടസ്സവും കൂടാതെ കാവ്യമാസ്വദിച്ചു കൊണ്ട് ഫൈനൽ പരീക്ഷയാകുമ്പോൾ, *ചരകസുശ്രുതസംഹിതകളുടെ* വ്യാഖ്യാനങ്ങൾ വായിച്ചാൽ സാമാന്യമർത്ഥബോധമുണ്ടാകുന്ന അവസ്ഥ വരുമെന്നത് നിശ്ചയമായും സന്തോഷകരമാണല്ലോ, ഏതാനും ശിഷ്യരെങ്കിലും എനിക്കങ്ങനെയുണ്ട്. ഒരുതരത്തിലുള്ള സൗകര്യവും സാഹചര്യവുമില്ലാതെ തന്നെ എനിക്കതിന്നു കഴിയുന്നു. വൈദ്യമഠം തുടങ്ങിയ പാരമ്പര്യ വിദ്യാകേന്ദ്രങ്ങളിൽ ഇതിലുമെത്രയധികം കഴിയുന്നതാണ്, കഴിയേണ്ടതാണ്. ഒരു ഗ്രന്ഥത്തിന്റെ അവതാരിക എന്ന നിലയിൽ ഇത് അധികപ്രസംഗമാണെന്ന് ചിലർക്കെങ്കിലും തോന്നിയേക്കാം. എന്നാൽ

ആയുർവ്വേദത്തിന്റെ ദുസ്ഥിതിയുടെ പരിഹാരത്തിനും മറ്റുള്ളവരെ കുറ്റം പറയുന്നതു മാത്രം പോരാ. അവനവനെക്കൊണ്ട് കഴിയുന്നതുകൂടി ചെയ്യേണ്ടതുണ്ടല്ലോ. ഇക്കാലത്തെ ആയുർവ്വേദ വിദ്യാർത്ഥികളിൽ കൂടി ആയുർവ്വേദത്തിന്റെ അഭ്യുദ്ധാരം നമുക്ക് നേടേണ്ടിയിരിക്കുന്നു. ഇത്തരം പ്രവർത്തനത്തിനു മാർഗ്ഗദർശനം നല്കാനും സാഹചര്യമൊരുക്കാനുമുള്ള കർത്തവ്യം മാത്രമല്ല കഴിവും വൈദ്യമഠത്തിനുണ്ട്.

വൈദ്യശാസ്ത്രരംഗത്ത് ശ്രദ്ധേയമായി പ്രവർത്തിക്കുന്ന ആളാണ്. നല്ല പണ്ഡിതനാണ് വൈദ്യമഠം ചെറിയ നാരായണൻ നമ്പൂതിരി. പ്രശസ്തനായ ചികിത്സകനാണദ്ദേഹം. കുറച്ചുകാലമായി *മാതൃഭൂമി* ആഴ്ചപ്പതിപ്പിൽ, ചികിത്സാവിഷയമായി സ്വന്തം അറിവുകളെയും അനുഭവങ്ങളെയും എഴുതിക്കൊണ്ടിരിക്കുന്നു. യുവ ചികിത്സകർക്ക് വളരെയധികം മാർഗ്ഗദർശകമാകും, ആ കുറിപ്പുകൾ എന്നതിനു സംശയമില്ല. അതിലധികമായിത്തന്നെ മറ്റൊരു പ്രയോജനം ഞാൻ കാണുന്നു. ഇതുപോലുള്ള ദുസ്സാദ്ധ്യങ്ങളെന്നു തോന്നുന്ന രോഗങ്ങളെ ശമിപ്പിക്കുന്നതിന്, വഴിപോലെ പഠിച്ചു പ്രയോഗിച്ചാൽ, ആയുർവ്വേദത്തിന്നു കഴിയുമെന്ന ബോധം സാമാന്യായജനങ്ങൾക്കു കൂടി ആ പംക്തി ഉളവാക്കുന്നു.

ഇങ്ങനെ ഒരു അവതാരികയെഴുതുന്നതിനു നിയോഗിക്കുകവഴി വലിയൊരഭിനന്ദനമാണ് അദ്ദേഹമെനിക്കു നല്കിയത്. അതിനെന്നെ അർഹനാക്കിയ "ഗുരുത്വ"ത്തിൽ ഞാൻ വിനയത്തോടെ അഭിമാനിക്കുന്നു. ഗുരുപാദങ്ങളെ മനസ്സാ നമസ്കരിച്ചുകൊണ്ട്.

വൈദ്യഭൂഷണം
രാഘവൻ തിരുമുൽപ്പാട്.

# ഒന്ന്

**പ**ഞ്ചഭൂതങ്ങളിലെ പ്രധാന ഘടകമായ ഭൂമി ഉണ്ടായ കാലം മുതൽ പരിണാമസ്വഭാവത്തിലൂടെ പ്രതിനിമിഷം ഉരുത്തിരിഞ്ഞു രൂപാന്തരപ്പെടുകയായിരുന്നുവെന്നത് ഒരു നിശ്ചിത സത്യമാണ്. ഈ സത്യത്തിന്റെ തുടക്കത്തെക്കുറിച്ച് ചിന്തിക്കാൻ ഇന്ന് നമുക്ക് വിഷമമാണ്. എങ്കിലും ഉള്ളേടത്തോളം ഉപാധികളിലൂടെ, അതിനെ മനസ്സാകുന്ന മൂശയിലിട്ട് ഉരുത്തിരിച്ചെടുക്കുവാൻ ശ്രമിക്കേണ്ടത് അത്യന്താപേക്ഷിതം തന്നെ. അവയിൽ പലതും സാധിക്കാവുന്ന വ്യക്തിപ്രഭാവത്തിന്റെ ഉടമകൾ ഇന്ന് നഷ്ടപ്പെട്ട കാലമാണെന്നുകൂടി ഓർമ്മിക്കേണ്ടിയിരിക്കുന്നു. പഞ്ചഭൂതങ്ങളിലൂടെ പ്രത്യക്ഷമായി പരിണമിച്ചുകൊണ്ടിരിക്കുന്ന ഈ പ്രപഞ്ച സ്ഥിതിയിൽ ആധാരമായിത്തീരുന്നത് ഭൂമിയാണെന്നുള്ളതുകൊണ്ടാണ് മറ്റു നാലെണ്ണത്തേക്കാൾ പ്രാധാന്യം അതിനു വരുന്നത്.

പ്രപഞ്ചത്തിന്റെ ആരംഭത്തിൽ മനുഷ്യനെത്രയോ മുമ്പു തന്നെ മഹാഭൂതങ്ങളും പക്ഷിമൃഗാദികളും, വൃക്ഷലതാദികളും ഉണ്ടായി എന്നു കരുതേണ്ടിവരും. കാലപ്രചോദനത്തിലൂടെ പരിണതി സ്വഭാവത്തിലുള്ള മാറ്റങ്ങളിൽ അവസാനത്തെ കണ്ണിയായേ മനുഷ്യനെ കാണുവാൻ കഴിയൂ. ഇവിടെ എത്തുമ്പോഴാണ് ശാസ്ത്രത്തിന്റെ കുതിപ്പ് നമുക്ക് ചിന്തിക്കേണ്ടി വരിക.

*ന്യായശാസ്ത്രം* ആദ്യമായവതരിപ്പിക്കുന്നത് ഏഴു പദാർത്ഥങ്ങളെയാണ്. അണ്ഡകടാഹത്തിലെ കോടാനുകോടികളെയും ഈ സപ്ത പദാർത്ഥങ്ങളിൽ ഉൾക്കൊള്ളിക്കുവാൻ കഴിയുമെന്നാണ് സിദ്ധാന്തം. അതിൽ ആദ്യത്തെ പദാർത്ഥമാണ് ദ്രവ്യം. അതിന്റെ വിശകലനമാണ് "പൃഥിവ്യപ്തേജോ വായ്വാകാശ കാലദിഗാത്മമനാംസി നവൈവ" എന്നു പറയുന്നത്. ഇവിടെ ഒമ്പതു തന്നെ എന്ന് ആചാര്യൻ കണിശം കാണിക്കുന്നു. എന്താണിതിനർത്ഥം; എല്ലാ ദ്രവ്യങ്ങളെയും ഈ ഒമ്പ

തെണ്ണത്തിലേക്ക് ഘടിപ്പിച്ചുകൊള്ളാം എന്ന ഒരേ ഒരു ധൈര്യമല്ലേ? ആണെന്നുറപ്പാണ്. അതദ്ദേഹം സാധിച്ചിട്ടുമുണ്ട്. ഈ കോടാനുകോടിയിൽ ഉൾപ്പെടുന്നതാണ് ആരോഗ്യശാസ്ത്രമായ ആയുർവ്വേദവും അതിന്റെ സമസ്തഘടകങ്ങളും.

ആരോഗ്യശാസ്ത്രമായ ആയുർവ്വേദം വേദാന്തർഗ്ഗതമാണ്. വേദങ്ങളിൽ അങ്ങിങ്ങായി പലതരത്തിലുള്ള രോഗങ്ങളെക്കുറിച്ചും ഔഷധങ്ങളെക്കുറിച്ചും മന്ത്രത്തോടൊപ്പം തന്നെ പരാമർശങ്ങൾ കാണാം. വേദങ്ങളിൽ അഥർവ്വവേദത്തിന് ഈ വിഷയത്തിൽ കൂടുതൽ പ്രാധാന്യമുണ്ടെന്നാണ് പറയാറുള്ളത്. ശ്രുതി, സ്മൃതി, പുരാണം, ഇതിഹാസം എന്നീ ക്രമത്തിലാണ് ഭാരത സംസ്കാരത്തിന്റെ അടിവേരുകൾ പടർന്നു പോയിട്ടുള്ളത്. ശ്രുതിയാണ് വേദം. മറ്റുള്ളവയിലും ആരോഗ്യവിഷയമായ പരാമർശങ്ങൾ അല്പമല്ല. അങ്ങനെ പരന്നു കിടക്കുന്ന വിജ്ഞാന സാഗരത്തിൽനിന്ന് തപ്പിയെടുത്ത് സംഹിതാ സ്വഭാവത്തിൽ വാർത്തെടുത്തത് അഗ്നിവേശൻ മുതൽക്കാണ്. അതായത് അതുവരെ ശ്രുതിപോലെ (വാമൊഴി) ആയിരുന്നുവെന്നർത്ഥം. പിന്നീട് കാലചക്രത്തിന്റെ ഗതിവേഗത്തിൽ ആ ശാസ്ത്രത്തിന് അമിതമായ സംസ്കാര പരിഷ്കാരങ്ങളും ഒരു കാലഘട്ടം വരെ തുടർന്നുവന്നിട്ടുണ്ട്. ആ കാലഘട്ടത്തിലെ അതിപ്രഭാവന്മാരായ ആർഷതപസ്വികളുടെ പ്രയത്നഫലമാണ് ഇന്നു നാം നിർല്ലോഭമായി, യാതൊരു ബുദ്ധിപ്രയത്നവും കൂടാതെ ഉപയോഗിച്ചു കൊണ്ടിരിക്കുന്ന (വ്യഭിചാരം വരെ എത്തി നില്ക്കുന്ന) ആയുർവ്വേദ ശാസ്ത്രം. പ്രയത്നിക്കാതെ അനുഭവിക്കുമ്പോൾ മോഷ്ടാവിന്റെ സ്ഥിതിയെ ഗീതയിൽ "സ്തേനഃ ഏവസഃ" എന്നു പറയുന്നുണ്ട്. വാസ്തവത്തിൽ ഇപ്പോൾ നമ്മുടെ എല്ലാം സ്ഥിതി അതാണ്.

ആദ്യം വിവരിച്ച പൃഥിവ്യാദികളായ ഒമ്പതെണ്ണമാകുന്ന അസ്ഥിവാരത്തിന്മേൽ പഞ്ചഭൂതസമന്വയമായ ത്രിദോഷം എന്ന മൂന്നു സ്തംഭങ്ങളിൽ ആണ് ആയുർവ്വേദം സ്ഥിതി ചെയ്യുന്നത്. അവയാണ് വാത പിത്ത കഫങ്ങൾ. അവയിൽ പഞ്ചഭൂതങ്ങളിലെ ആകാശവായുക്കൾ വാതത്തിലും, പൃഥിവീജലങ്ങൾ കഫത്തിലും തേജസ്സ് മാത്രം പിത്തത്തിലും അടങ്ങുന്നതായി ശാസ്ത്രം സിദ്ധാന്തിച്ചിട്ടുണ്ട്. അവിടെത്തന്നെ ആദ്യത്തേതായ വായു അഥവാ വാതം അന്യഗുണാപേക്ഷിയാണ്. മറ്റു രണ്ടെണ്ണം കേവലം അഗ്നിഷോമാത്മകങ്ങളാണ്. അതിൽനിന്നാണ് എല്ലാം തന്നെ അഗ്നിഷോമാത്മകങ്ങളാണെന്ന ഒരു സിദ്ധാന്തവും ശാസ്ത്രത്തിന് പറയേണ്ടി വന്നത്. ഇവിടെ ചെറിയ ഒരു നേരമ്പോക്ക് ചിന്തയിൽ കുടുങ്ങുന്നു. "വായുഃ പിത്തം കഫശ്ചേതി ത്രയോ ദോഷാഃ സമാസതഃ" അതിലെ നേരമ്പോക്ക് ഈ മൂന്നെണ്ണത്തിനെ ദോഷസ്വഭാവത്തിലാണ് കാണുന്നത്, ഗുണസ്വഭാവത്തിലല്ല എന്നുള്ളതാണ്. അതുപോലെ ആചാര്യന്മാർ പല ഭാഗങ്ങളിലും സൂത്രങ്ങൾ സോദ്ദേശ്യകമായ് ആരും അറിയാതെ അടിച്ചേല്പിച്ചിട്ടുണ്ട്. നാമിപ്പോൾ ആരോഗ്യവാനായ ഒരാളെന്ന് പലപ്പോഴും വ്യവഹരിച്ചുവരുന്ന സമ്പ്രദായമാണല്ലോ. ആരോഗ്യം എന്നു പറഞ്ഞാൽ രോഗമില്ലായ്മ എന്നാണല്ലോ അർത്ഥം. അങ്ങനെ വരുമ്പോൾ അതാണ

ഭികാമ്യമെങ്കിലും ഏതാണ് പ്രകൃതി? രോഗം ആണെന്ന് പറയേണ്ടി വരില്ലേ? നേരമ്പോക്കിന് പറഞ്ഞതാണെങ്കിലും ഇതിനെ ഉൾക്കൊണ്ടു ചിന്തിക്കുന്നത് ഉപകാരപ്രദമായിരിക്കും.

ഇനി നമുക്ക് ദോഷശബ്ദം കൊണ്ട് വ്യവഹരിച്ച ആ മൂന്നെണ്ണത്തിനെ ഒരു ചിന്തിച്ചു നോക്കാം, "വികൃതാഃ ദേഹംഘ്നന്തി, അവികൃതാഃ വർത്ത യന്തിച" എന്നാണ് ശാസ്ത്രം പറയുന്നത്. ത്രിദോഷങ്ങൾ അതിന്റെ പ്രകൃതിയിൽനിന്നും വികൃതമായാൽ ശരീരത്തെ നശിപ്പിക്കുമെന്നും അവി കൃതമായാൽ അതായത് വികാരം പൂകാതിരുന്നാൽ ശരീരത്തെ നില നിർത്തുന്നുവെന്നും ആണ് സിദ്ധാന്തം. അവയുടെ സ്ഥാനങ്ങളെയും വേർതിരിച്ചു പറയുന്നുണ്ട്. നാഭിക്കു താഴെ വാതവും നാഭിക്കും ഹൃദയ ത്തിനും മദ്ധ്യേ പിത്തവും മേലോട്ടും കഫവും ആണെന്ന് ആചാര്യന്മാർ ഉറപ്പിച്ചു പറയുന്നു. പിന്നീട് ദോഷങ്ങളെ പരിചയപ്പെടുത്തുന്നു. രൂക്ഷ തയും ലഘുത്വവും തണുപ്പും പരുപരുപ്പും സൂക്ഷ്മസ്വഭാവവും ചലനവും ഉള്ളതായിട്ടാണ് വായുവിനെ പരിചയപ്പെടുത്തുന്നത്. മെഴുക്കോടുകൂടി യതും തണുത്തതും ഗുരുത്വത്തോടുകൂടിയതും മന്ദഗതിയോടുകൂടിയതും ഇടതൂർന്നതും മിനുസമായതും ഉറച്ചു നില്ക്കുന്നതും ആയിക്കൊണ്ടാണ് കഫത്തെ പരിചയപ്പെടുത്തുന്നത് മെഴുക്കോടുകൂടിയതും തീക്ഷ്ണസ്വ ഭാവമുള്ളതും ഉഷ്ണവും ലഘുവായതും നുലവുണ്ടാക്കുന്നതും (ചീഞ്ഞ തും, ദുർഗ്ഗന്ധമുണ്ടാക്കുന്നതും) ഒലിക്കുന്നതും ദ്രവരൂപത്തിലുള്ളതും ആയിട്ടാണ് പിത്തത്തെ നമ്മുടെ മുമ്പിൽ അവതരിപ്പിക്കുന്നത്. അവിടെയും ഒരു വൈചിത്ര്യം ശ്രദ്ധേയമാണ്. ആകാശവായുക്കളടങ്ങുന്ന വാതത്തിന് പൊക്കിളിനുതാഴെ, അതായത് പക്വാശയം മുതൽ കീഴ്പ്പോട്ടാണ് സ്ഥാനം കൊടുത്തിരിക്കുന്നത്. നാമിന്നു പ്രത്യക്ഷത്തിൽ അടിയിൽ കാണുന്ന ഭൂമിയും ജലവും അടങ്ങുന്ന കഫത്തിന്റെ സ്ഥാനം ഹൃദയത്തിന് മേൽഭാഗം കൊടുക്കുമ്പോൾ ഏറ്റവും മുകളിലായി അതായി. മദ്ധ്യത്തിൽ ഹൃദയം മുതൽ പൊക്കിൾ വരെയുള്ള സ്ഥാനമാണ് തേജസ്വരൂപനായ പിത്തത്തിന് കൊടുത്തിരിക്കുന്നത്. അപ്പോഴാണ് "ഊർദ്ധ്വമൂലമധശ്ശാഖം" എന്ന ഗീതാവചനത്തിന്റെ സ്വാർത്ഥകത മനസ്സിലാകുന്നത്. അതായത് തലക്കൽ വേരുകളും കീഴ്പോട്ട് കൊമ്പുകളും ആയിക്കൊണ്ടുള്ള ഒരു അരയാൽ വൃക്ഷത്തെപ്പോലെയാണ് മനുഷ്യനെന്ന് ഗീതയിൽ സാധിച്ചി ട്ടുണ്ട് എന്നു താല്പര്യം. ആ വിഷയത്തോടുകൂടി അനുബന്ധിച്ച് ചിന്തി ക്കുമ്പോഴാണ് ആയുർവ്വേദവും യോഗശാസ്ത്രവും തമ്മിലുള്ള അഭേദ്യ മായ ബന്ധം അറിയേണ്ടി വരിക.

മേൽ പറഞ്ഞ ത്രിദോഷങ്ങൾ സംബന്ധിച്ച് ഇതുവരെ വിവരിച്ചത് ശരീരാശ്രയമായിട്ടാണ്. ആ സംബന്ധം ശരീരത്തിനു മാത്രം മതിയാകു ന്നില്ല. പ്രായത്തിലും, പകലിനും, രാത്രിക്കും ഭക്ഷണത്തിലുംകൂടി ചില നിശ്ചിത സമയബന്ധിത സ്വഭാവങ്ങളുണ്ട്. അവയുടെ അവസാനത്തിൽ വാതവും മദ്ധ്യത്തിൽ പിത്തവും ആദ്യം കഫവുമാണ്. ഇവിടെ ദോഷാ ശ്രിതമായ വിഷയങ്ങളിലേക്ക് ബന്ധിപ്പിക്കുവാൻ ഒരുചെറിയ വിഭജനവും കൂടി ആവശ്യമായി വരുന്നത് കോഷ്ഠമാണ്. കോഷ്ഠം എന്നാൽ മൊത്ത

മായി വയറ് എന്ന് പറയാം. കാരണം അവിടം മുതലാണ് അന്നത്തിന്റെ, സംഗ്രഹണം, പചനം, സാരകിട്ട വിഭജനം മുതലായവ നടക്കുന്നത്. അത് ജന്മനാലുള്ളതാണ്. അപ്പോൾ അതിനെക്കൂടി വിവരിക്കാതെ നിവൃത്തി യില്ല. ആ കോഷ്ഠത്തിനെ ഒന്നുവകതിരിക്കുക എന്നുള്ളതാവശ്യമാണ്. കോഷ്ഠത്തിനെ ക്രൂര കോഷ്ഠം, മൃദുകോഷ്ഠം, മദ്ധ്യകോഷ്ഠം എന്നി ങ്ങനെ വേർതിരിക്കുന്നു. ക്രൂരം എന്നത് വാതകോഷ്ഠമാണ്. മൃദു എന്നത് പിത്ത കോഷ്ഠമാണ്. മദ്ധ്യമം കഫകോഷ്ഠവും. സമദോഷ പ്രകൃതി യായാലും മദ്ധ്യകോഷ്ഠം എന്നു തന്നെയാണ് പറയുക. മദ്ധ്യം എന്നത് ക്രൂരതയുടെയും മാർദ്ദവത്തിന്റെയും മദ്ധ്യമായി എടുക്കേണ്ടിവരും. ഈ സ്വഭാവങ്ങൾ പ്രകൃതിയോടനുബന്ധിച്ച ശരീരധർമ്മമാണ്. കോഷ്ഠം എന്നത് ഘടകം തന്നെയാണ്, അഥവാ ആധാരമാണ്. ഈ മൂന്ന് സ്വഭാ വത്തിൽനിന്നാണ് മൂന്നു പ്രകൃതികൾ ജനനത്തോടുകൂടി അതായത് ശുക്ലാർത്തവ സംയോഗസമയത്തു നടക്കുന്ന ഗർഭാധാനം തൊട്ട് മനു ഷ്യനായി വളർന്ന് മരിക്കും വരെ പ്രകൃതിയായി പറയുന്നത്. അതിനെ മൂന്നായി വിഭജിക്കുന്നുണ്ട്. ഹീനപ്രകൃതി, മദ്ധ്യപ്രകൃതി, ഉത്തമ പ്രകൃതി ഇങ്ങനെ. ഇതിൽ ഉത്തമ എന്നത് ധാതുസാമ്യ സ്വഭാവത്തോടുകൂടിയ പ്രകൃതിയാണ്. ധാതു സാമ്യം എന്ന് ശാസ്ത്രകാരൻ ശബ്ദിച്ചിട്ടുണ്ടെ ങ്കിലും അവിടെ ധാതുശബ്ദത്തിന് ദോഷമെന്നർത്ഥമാണ്. അപ്പോൾ സമ ദോഷപ്രകൃതി സകലതിലും വെച്ച് ശ്രേഷ്ഠമാകുന്നു. ദോഷസാമ്യം വേണ്ട വിധത്തിൽ അല്ലാത്തത് മദ്ധ്യമപ്രകൃതിയും രണ്ട് ദോഷങ്ങളോട് കൂടിയത് അധമ പ്രകൃതിയും അഥവാ ഹീനപ്രകൃതിയും ആയിത്തീർന്നു. ഇതിനെ അടിസ്ഥാനപ്പെടുത്തിയാണ് ശാസ്ത്രത്തിൽ പ്രകൃതി എന്ന ശബ്ദം ഉപയോഗിച്ചു വരുന്നത്. അതിന്റെ പ്രായോഗിക ഭാഷയിലേക്ക് എത്തുമ്പോഴേക്കും വാത പ്രകൃതി, പിത്ത പ്രകൃതി, കഫപ്രകൃതി എന്നി ങ്ങനെ വ്യാവഹാരിക സ്വഭാവത്തിലേക്കു വരേണ്ടി വരുന്നു. ആ ഘട്ട ത്തിലും ഹീനമദ്ധ്യോത്തമത്വം ആ മൂന്നു പ്രകൃതിയോടും ബന്ധപ്പെട്ടു കിടക്കുകയും ചെയ്യും.

സത്വരജസ്തമോ ഗുണങ്ങളെയാണ് ത്രിഗുണങ്ങൾ എന്നു പറയു ന്നത്. ത്രിദോഷങ്ങളിൽ സത്വപ്രധാനമായത് കഫം ആണ്. രജോഗുണ പ്രധാനമായത് പിത്തവും തമോഗുണപ്രധാനമായത് വാതവുമാണ്. സത്വ ഗുണ പ്രധാനമായ കഫത്തിന്റെ സ്ഥാനമാണ് ശരീര ഊർദ്ധ്വഭാഗത്തിനു കൊടുത്തത്. രാജസഗുണത്തിന്റെ സ്വഭാവങ്ങൾ ശരീരമദ്ധ്യത്തിലാണ് കൊടുത്തിരിക്കുന്നത്. താമസഗുണം അടിഭാഗത്തും. ഇത്രയും വിവര ങ്ങൾ പറയുന്നത് സ്വകപോല കല്പിതമാണെന്ന് കരുതരുത്. വാഹടാ ചാര്യൻ അദ്ദേഹത്തിന്റെ അഷ്ടാംഗഹൃദയ സംഹിതയിൽ അവതരിപ്പിച്ച വിഷയങ്ങൾ അവലോകനം ചെയ്യുക എന്നതുമാത്രമാണ് ഞാനവിടെ ചെയ്തത്. ശാസ്ത്ര സാങ്കേതിക വിഷയങ്ങളിൽ കടന്നാൽ വിശകലനം ചെയ്തു വലുതാക്കാൻ എത്രയും കഴിയുന്നവയാണെല്ലാ പദാർത്ഥങ്ങളും. എന്നാൽ സാരഭ്രംശം വരാതെ ചുരുക്കുവഴിയിൽ സൂത്രമാർഗ്ഗത്തിലെ ത്തിച്ചേരുക എന്നതാണ് വാഹടാചാര്യന്റെ വഴി. അതുതന്നെയാണദ്ദേ

ഹത്തിന്റെ മഹത്ത്വവും. അദ്ദേഹത്തിന്റെ സംഹിതപോലെ കാര്യമാത്ര വിഷയങ്ങൾ ഒതുക്കിച്ചിട്ടപ്പെടുത്തി ഒരക്ഷരം പോലും ദുർവ്യയം ചെയ്യാതെ പഠിപ്പിക്കുന്ന ആചാര്യന്മാർ അധികമില്ല. അത്രയും ചുരുക്കി യാണ്, അത്രയും എളുപ്പമാർഗ്ഗത്തിൽ കൂടിയാണ് ആരോഗ്യശാസ്ത്രത്തെ അദ്ദേഹം ലളിതകോമളമായി അവതരിപ്പിക്കുന്നത്.

നമുക്ക് ആദ്യമായി ചിന്തിക്കേണ്ടത് ശരീരഘടകങ്ങളും വൃത്തി പ്രവർത്തകങ്ങളുമായ സപ്തധാതുക്കളെക്കുറിച്ചാണ്. പിത്താധികാരസ്ഥാ നമായ കോഷ്ഠപ്രദേശത്ത് വെച്ച് ആഹരിച്ച അന്നാദിദ്രവ്യങ്ങളെ പചി പ്പിക്കുക – അഥവാ പരിണാമയോഗ്യമാക്കിത്തീർക്കുക എന്നത് ആമാശ യത്തിൽ വെച്ച് പിത്തരസ സഹായത്തോടെയാണ് നിർവ്വഹിക്കപ്പെടുന്നത്. ആ പ്രക്രിയയിലൂടെ സാരവും കിട്ടവുമായി വേർതിരിയുന്നു. സാരത്തെ ആമാശയത്തിൽ നിന്ന് രസധാതുവിന് കൈമാറുകയും കിട്ടാംശത്തെ പക്വാശയത്തിലേക്ക് തള്ളുകയും ചെയ്യുന്നു. ത്രിദോഷങ്ങളുടെ ആവാ സകേന്ദ്രമാണ് ധാതുക്കളും മലമൂത്രാദികളും സ്വേദവും. അതിൽ പ്രാധാന്യം ധാതുക്കൾക്കുതന്നെയാണ്. പക്ഷേ, മറ്റുള്ളവയ്ക്കും പ്രധാ നമല്ലാത്ത പങ്കുണ്ടുതാനും പചനപ്രക്രിയ അന്നാദികൾക്ക് മാത്രമുള്ള തല്ല; എല്ലാ ധാതുക്കളിലും മലമൂത്രാദികളിലും അനുസ്യൂതം നടന്നു കൊണ്ടിരിക്കുന്നു– രസധാതുവിന് കിട്ടിയ ദ്രവ്യത്തെ അവിടെ വെച്ച് ധാത്വ ഗ്നിയിൽ പചിച്ച് രാസപരിണാമപ്രക്രിയ പൂർത്തിയായാൽ അതിനെ രക്തം സ്വീകരിക്കുന്നു. അഥവാ രക്തത്തിന് കൈമാറുന്നു. രക്തത്തിൽ വെച്ചും ഇതുതന്നെ നടക്കുന്നു. ഈ ക്രമത്തിൽ എല്ലാധാതുക്കളിലും പാകപ്പെ ടുത്തി പരിണമിച്ച് രൂപാന്തരം വന്ന് അവസാനത്തെ ധാതുവായ ശുക്ലമാ യിത്തീരുന്നു. എല്ലാ ധാതുക്കളിലെ പചനപ്രക്രിയയ്ക്കും മലങ്ങൾ ഉണ്ടാ വുന്നുണ്ട്. അവ പലരൂപത്തിൽ പുറത്ത് വരുന്നു: നഖമായും, രോമമായും ചെപ്പിയായും, സ്വേദമായും മറ്റുമാണ് നിർഗമിക്കുന്നത്.

സമാനഗുണങ്ങളായ ദ്രവ്യങ്ങളെക്കൊണ്ട് അതാത് ദോഷങ്ങൾക്കും ധാതുക്കൾക്കും ഉപചയവും വിപരീതംകൊണ്ട് അപചയവും സംഭവിക്കു ന്നത് പ്രകൃതിധർമ്മമാണ്. അത് എല്ലാവിഷയങ്ങളിലും ബന്ധിച്ച് കിട ക്കുന്നതുമാണ്. ശരീരത്തെ സംബന്ധിച്ച ചുരുങ്ങിയ ഒരു വിവരണമാണ് ഇവിടെ പറഞ്ഞത്. അത് ദ്രവ്യപ്രകൃതിയാണ്.

അടുത്തതായി സപ്തപദാർത്ഥങ്ങളിലെ രണ്ടാമത്തേതായ ഗുണ ങ്ങളുടെ 24 എണ്ണത്തിൽ രണ്ടാമത്തേതായ രസം എന്നവിഷയത്തിലേ ക്കാണ്. രസം എന്നാൽ സ്വാദ് എന്ന് നാം പറയുന്നതാണ്. അതിനെ ശാസ്ത്രം ആറായി തിരിച്ചിട്ടുണ്ട്. മധുരം, പുളി, ഉപ്പ്, കയ്പ്, എരുവ്, ചവർപ്പ് എന്നിങ്ങനെ അവയെ വേർതിരിച്ച് അറിയുന്ന ഉപകരണമാണ് നാവ്. അതിന്റെ അറ്റത്താണ് രസഗ്രാഹിസിരകളുടെ സ്ഥാനം. അവയെ സംബന്ധിച്ച സൂക്ഷ്മവിചാരം ശാസ്ത്രകാരന്മാർ നടത്തുന്നുണ്ട്. ആ ഭാഗത്ത് അവയിലടങ്ങുന്ന പഞ്ചഭൂതപ്രകരണവും കാണാം. ഇപ്പോൾ നമു ക്കവിടേക്ക് കടക്കണ്ട. ആറു രസങ്ങളിൽ ആദ്യമായി പറഞ്ഞ 3 എണ്ണം വാതഹരവും, അവസാനത്തെ മൂന്നെണ്ണം കഫഹരവും ചവർപ്പ്, കയ്പ്,

മധുരം ഈ മൂന്നെണ്ണം പിത്തഹരവും ആണെന്ന് മനസ്സിലാക്കാം. വാതഹരം പിത്തഹരം എന്നൊക്കെ പറയുന്നത് അവയുടെ കോപത്തെ ശമിപ്പിക്കുന്നത് എന്നാണർത്ഥം. അതേസമയം മറ്റുള്ളവയെ കോപിപ്പിക്കുകയും ചെയ്യും. പിന്നീടവയുടെ സ്വഭാവത്തെ മൂന്നായി തിരിക്കുന്നു. ഒന്ന്, ശമിപ്പിക്കുന്നത്, രണ്ട് കോപിപ്പിക്കുന്നത്, മൂന്ന് സ്വസ്ഥഹിതമായത്, എന്നീ പ്രകാരമാണ് അത്. അതിനെ ഉഷ്ണവീര്യമെന്നും ശീതവീര്യമെന്നും രണ്ടാക്കുന്നു. അവിടെ നാം മനസ്സിലാക്കേണ്ടത് വിപുലമാണെങ്കിലും ആദ്യം അറിയേണ്ടത് ശുക്ലാർത്തവങ്ങളുടെ കാര്യമാണ്. അഗ്നിഷോമാത്മകമാണ് സകല ദ്രവ്യങ്ങളും എന്ന് ശാസ്ത്രം പറയുന്നു പുരുഷ രേതസ്സ് സോമാത്മകവും സ്ത്രീരേതസ്സ് (ആർത്തവം) ആഗ്നേയവുമാണ്. പരസ്പരവിരുദ്ധങ്ങളായ രണ്ടെണ്ണത്തിന്റെ ചേരുവയിൽനിന്നാണ് ജന്മം നടക്കുന്നതെന്ന് താല്പര്യം.

ആരോഗ്യശാസ്ത്രത്തിൽ ദ്രവ്യങ്ങൾക്ക് വിപാകം എന്നൊന്നു പഠിക്കുന്നുണ്ട്. അത് മൂന്നെണ്ണമാണ്, അതിലധികമായി വിപാകരസമില്ല. വിപാകം എന്നാൽ നാം ഭക്ഷിക്കുന്ന ദ്രവ്യങ്ങൾക്ക് ആമാശയത്തിൽ വെച്ചുനടക്കുന്ന പരിണാമത്തിൽ ഉണ്ടാകുന്ന രസമാണ്. അത് മധുരം, പുളി, എരുവ്, ഇങ്ങനെ മൂന്നെണ്ണമേയുള്ളൂ. ആറെണ്ണമില്ല പിന്നീട് ദ്രവ്യങ്ങളുടെ ഗുണങ്ങളെക്കുറിച്ചാണ് പഠിക്കുന്നത്. അവ ഗുരു-ലഘു-മന്ദ-തീക്ഷണ-ഹിമ-സ്നിഗ്ദ്ധ-രൂക്ഷ-ശ്ലക്ഷണ-ഖര-സാന്ദ്ര-ദ്രവ-മൃദു-കഠിന-സ്ഥിര-സര-സൂക്ഷ്മ-സ്ഥൂല-വിശദ പിച്ഛിലങ്ങളായ ഇരുപതെണ്ണമാണ്. ഇവ ഓരോ പ്രകാരാന്തരേണ ത്രിദോഷത്തിലും രസവീര്യ വിപാകാദികളിലും ഘടിക്കുന്നവയാണ്. അതാതു പ്രകൃതിയനുസരിച്ച് അതാതിൽ ചേരുകയാണ് പ്രകൃതി ധർമ്മം. വിഷമാവസ്ഥയിലായിരിക്കുന്ന ദോഷങ്ങളെക്കൊണ്ട് രോഗവും സമാവസ്ഥകൊണ്ട് ആരോഗ്യവും അനുമാനിക്കണം. അതിലെ രോഗം എന്നതിനെ രണ്ടായി വിഭജിക്കണം - ഒന്ന് നിജം, രണ്ട് അഗന്തു. അതിൽ നിജം എന്നത് ത്രിദോഷങ്ങളാൽ ഉണ്ടാവുന്നതും ആഗന്തുകം പെട്ടെന്ന് സംഭവിക്കുന്ന അത്യാഹിതാദിവ്യഥയിൽ നിന്ന് ഉണ്ടാകുന്നതുമാകുന്നു. ആഗന്തുകം പലവിധത്തിലുമുണ്ടാവാം. അതുകാരണം വീണ്ടും അതിനെ (രോഗത്തിനെ) രണ്ടാക്കി തിരിക്കേണ്ടിവരുന്നു. ഒന്ന് ശാരീരികം, ഒന്ന് മാനസികം.

അവിടെ എത്തുമ്പോൾ ശാസ്ത്രത്തിന്റെ പ്രകരണംതന്നെ വ്യത്യാസപ്പെടും. യോഗശാസ്ത്രബന്ധം അത്യന്താപേക്ഷിതമാവുന്നതപ്പോഴാണ്. ചിത്തവൃത്തിയെ നിരോധിക്കലാണ് യോഗം. യോഗം എന്നതിന് ചേരൽ എന്നർത്ഥം. ആത്മമനസ്സുകൾ തമ്മിൽ ചേരുക എന്നർത്ഥം. മനസ്സിനെ പ്രവൃത്ത്യുന്മുഖമാക്കുന്നത് ത്രിഗുണങ്ങളാണ്. ത്രിഗുണങ്ങളെന്നാൽ സത്വര ജസ്തമോഗുണങ്ങൾ. ഇവയിൽ സത്വഗുണമൊഴിച്ച് രണ്ടെണ്ണം മനസ്സിനെ ദുഷിപ്പിക്കുന്നതാണ്. ദോഷങ്ങൾ ശരീരത്തെ ദുഷിപ്പിക്കുന്ന പോലെയല്ല; മനസ്സിന്റെ സ്ഥിതിയെയാണ് അത് ദുഷിപ്പിക്കുന്നത്. മനസ്സ് എന്നത് സ്ഥിരമല്ല, ചലിച്ചുകൊണ്ടിരിക്കുന്നതാണ്. ആ ചലനങ്ങളെ ദുഷിപ്പിക്കുന്നുവെന്നർത്ഥം. സത്വഗുണം മനസ്സിന്റെ ചലനത്തെ ദുഷിപ്പിക്ക

യില്ല. പോഷിപ്പിക്കുകയാണ് ചെയ്യുന്നത്. അതുകൊണ്ട് മനോരോഗവിഷയത്തിൽ രജസ്തമോഗുണങ്ങൾ ദോഷങ്ങളായി മാറുന്നു.

ഇപ്പോൾ പദാർത്ഥങ്ങളിൽ മനസ്സിന്റെ വിവരണം കൂടി ചുരുക്കം കഴിഞ്ഞു. ഇനി ഒമ്പതെണ്ണത്തിൽ ബാക്കി വരുന്നവ കാലം ദിക്ക്, ആത്മാവ് എന്നിവയാണ്. അതിൽ ആത്മാവിനെ അതിന്റെ കൂട്ടത്തിൽപ്പെടുത്തുകയില്ല. കാരണം വിഭൂത്വം (ഈശ്വരത്വം) തന്നെ. ദിക്ക് എന്നതിനെ രണ്ടായി തിരിക്കുന്നു- ഭൂപ്രദേശവും, ശരീരപ്രദേശവും. അതിൽ ശരീരപ്രദേശം പ്രത്യക്ഷമാണല്ലോ. ഭൂപ്രദേശത്തെ മൂന്നായി തിരിക്കുന്നുണ്ട്. ജാംഗലദേശം എന്നും ആനൂപദേശമെന്നും സാധാരണമെന്നും. ജാംഗലം എന്നതിന് മരങ്ങളും കുന്നുകളും വെള്ളവും കുറഞ്ഞ പ്രദേശം എന്നർത്ഥമാണ്. അവിടെ വാതത്തിനാണ് പ്രാമാണ്യം. ആനൂപദേശം എന്നതിന് സാമാന്യമായി കടലോര പ്രദേശം എന്ന് പറയാറുണ്ടെങ്കിലും ഒന്നുകൂടി വിശദീകരിക്കാമെന്ന് തോന്നുന്നു. വൃക്ഷലതാദികൾ നിറഞ്ഞതും കാറ്റും വെയിലും ഏല്ക്കാത്തതും വെള്ളം ധാരാളമായുള്ളതും ആയ പ്രദേശത്തെയാണ് ആനൂപം എന്ന് പറയുന്നത്. അവിടെ കഫത്തിനാണ് പ്രാമാണ്യം. അതിന്റെ രണ്ടിന്റെയും മദ്ധ്യവർത്തിയായി നില്ക്കുന്ന പ്രദേശമാണ് സാധാരണം എന്നതുകൊണ്ട് ഉദ്ദേശിക്കുന്നത്. അവിടെ ത്രിദോഷങ്ങൾക്ക് സമാന പ്രാമാണ്യമായിരിക്കും. ഈ വിവരണം മനുഷ്യനെ മാത്രമല്ല വൃക്ഷലതാദികളെയും പക്ഷിമൃഗാദികളെയും ബാധിക്കുന്നതുമാണ്. ദേശാത്മകമായ ഒരു സ്ഥൂല ഏകദേശവിവരണമാണിത്.

പദാർത്ഥങ്ങളിൽ കാലവും ആത്മാവും മാത്രമാണ് ബാക്കിയുള്ളത്. അതിൽ ആത്മാവിന്റെ കാര്യം മുമ്പ് സൂചിപ്പിച്ചു. കാലത്തെക്കുറിച്ച് നമുക്കൊന്ന് ചിന്തിച്ചുനോക്കാം. കാലത്തിനെ രണ്ടായി തിരിക്കുന്നുണ്ട്. ഒന്ന് ക്ഷണം തൊട്ടു കല്പം വരെയുള്ളത്. മറ്റേത് വ്യാദ്ധ്യവസ്ഥാ ശ്രിതമായത്. ആദ്യത്തേത് "വയൊ ഹൊ രാത്രിഭുക്താനാം" എന്ന സന്ദർഭത്തിൽ വാസ്തവത്തിൽ പറഞ്ഞു കഴിഞ്ഞതാണ്. ലംഘനാദികളിലൂടെയും കാലവ്യവസ്ഥ ഇനിയും പഠിക്കാനിരിക്കുന്നു. വ്യാദ്ധ്യവസ്ഥാ ശ്രിതമായതിനും വിഭാഗങ്ങളുണ്ട്. പൂർവ്വരൂപാവസ്ഥ, ആമാവസ്ഥ, പച്യമാനാവസ്ഥ, പക്വാവസ്ഥ എന്നീ വിധത്തിൽ പ്രത്യേകമായി മനസ്സിലാക്കേണ്ട പല അളവുകളും ഉണ്ട്. അതാണ് കാലം എന്നതുകൊണ്ട് മനസ്സിലാക്കേണ്ടത്. ഇത്രക്കൊക്കെ ഈ കാല വിഷയം വിസ്തരിക്കേണ്ടതുണ്ടോ എന്ന് സംശയം തോന്നിയേക്കാം. എന്നാൽ ഈ കാലമാണ് ശരീരത്തിൽ ഔഷധ സമ്യക് സംയോഗത്തെ ഉണ്ടാക്കുന്നതെന്ന് ആചാര്യവാക്കുകളിൽത്തന്നെ വ്യക്തമാകുന്നു. കാലം അറിയാതെ മരുന്ന് ഉപയോഗിച്ചാൽ ഫലം കിട്ടില്ല എന്നു താല്പര്യം. മാത്രമല്ല വിപരീതഫലം ചെയ്തെന്നും വരാം.

ഇത്രയും കാര്യങ്ങളോടുകൂടി ന്യായ യോഗശാസ്ത്രങ്ങളുമായി കൂടുതൽ ബന്ധപ്പെട്ട വിവരങ്ങളുടെ പ്രാഥമിക ഭാഗത്തിന്റെ ഏകദേശവിവരണം ആയിക്കഴിഞ്ഞു. അതായത് പ്രകരണം ഒന്നുമാറുകയാണ്

എന്നർത്ഥം. ശാസ്ത്രത്തിന്റെ പരമലക്ഷ്യമായ ചികിത്സാവിഷയത്തിന്റെ നിലത്തെഴുത്തിലേക്ക് കടക്കുകയായി.

വൈദ്യൻ, ദ്രവ്യങ്ങൾ (മരുന്നുകൾ) പരിചാരകൻ - രോഗി എന്നിങ്ങനെ ഒരു നാൽക്കാലിയാണ് ചികിത്സാക്രമം. അതിൽ ഓരോന്നും പ്രത്യേകമായി വിവരിക്കുന്നുണ്ട്. എല്ലാത്തിനും തുല്യപ്രാധാന്യം തന്നെയാണ് കൊടുത്തിട്ടുള്ളത്. വൈദ്യനെ സംബന്ധിച്ച് പറയുന്ന കൂട്ടത്തിൽ പ്രവൃത്തി നേരിൽ കണ്ടവനാവണം എന്നത് പ്രത്യേകം ശ്രദ്ധയർഹിക്കുന്നുണ്ട്. ഔഷധ വിഷയത്തിൽ എല്ലാംതന്നെ ശ്രദ്ധേയങ്ങളാണ്. ഏതു വിധത്തിലും ഉപയോഗിക്കാവുന്നതാവണം, ഗുണസമ്പൂർണ്ണമായിരിക്കണം, ധാരാളം ഉണ്ടാവുന്നതാകണം. കാലാനുസൃതമായും ദേശാനുസൃതമായും ഉണ്ടായവയാവണം. ഇവയെല്ലാം അക്ഷരംപ്രതി പാലിക്കേണ്ട, ശ്രദ്ധിക്കേണ്ട കാര്യങ്ങളാണ്. ആരോഗ്യശാസ്ത്രമായ ആയുർവ്വേദത്തിലെ പ്രമേയങ്ങളിൽ പ്രാധാന്യവും ഔഷധങ്ങൾക്കുതന്നെയാണ്. അവയുടെ വിശദമായ വിവരണം സൂക്ഷ്മമായി പഠിപ്പിക്കുന്നുമുണ്ട്. സ്നേഹസമ്പന്നനും വൃത്തി (ശുചിത്വ)യുള്ളവനും സമർത്ഥനും (വകതിരിവുള്ളവൻ) ബുദ്ധിമാനുമായിരിക്കണം പരിചാരകൻ. രോഗിയുടെ വിവരണത്തിൽ "ആഢ്യോരോഗി" എന്നാണ് തുടക്കം. അവിടെ ആഢ്യശബ്ദത്തിന് ധനാഢ്യൻ എന്നാണ് പലരും ധരിച്ചിരിക്കുന്നത്. അങ്ങനെ മനസ്സിലാക്കിയാൽ പൂർണ്ണമാവില്ലെന്ന് എനിക്ക് തോന്നുന്നു. ധനാഢ്യനും ഗുണാഢ്യനും ബലാഢ്യനും പ്രായാഢ്യനും എല്ലാം ആവേണ്ടിവരും. ചികിത്സിക്കുന്ന വൈദ്യനിൽ പൂർണ്ണ വിശ്വാസമുള്ളവനായിരിക്കണം. വ്യാധിയുടെ പൂർവ്വ രൂപം മുതൽ പൂർണ്ണമായും ഒളിക്കാതെ പറയുന്നവനായിരിക്കണം. സത്വ ഗുണസമ്പന്നനുമായിരിക്കണം. ഈ പറഞ്ഞ കാര്യങ്ങൾ തികഞ്ഞ രോഗിയെ ധൈര്യമായി ചികിത്സിക്കാം.

ചതുഷ്പാദ, വിവരണം കഴിഞ്ഞാൽ ആധാരമായ ശരീരത്തിൽ ആധേയമായ രോഗത്തിന്റെ പ്രസക്തി വരുന്നു. അതുകൊണ്ട് രോഗത്തെ സംബന്ധിച്ചും ഒരുസ്ഥൂല വിവരണം പഠിപ്പിക്കുകയാണ്. ആദ്യത്തിൽ രോഗത്തെ സാദ്ധ്യമെന്നും അസാദ്ധ്യമെന്നും രണ്ടായി തിരിക്കുന്നു. അവ വീണ്ടും വിഭജിക്കപ്പെടുന്നു. സാദ്ധ്യം എന്നാൽ മാറുന്നതെന്ന് പറയാം. അതിനെ ക്ലേശിക്കാതെ മാറുന്നതെന്നും, ക്ലേശിച്ച് മാറ്റേണ്ടതെന്നും രണ്ടാക്കുന്നു. അസാദ്ധ്യമെന്നാൽ മാറാത്തത് എന്ന് പറയാം. അതിനെയും ഉപക്രമങ്ങൾ കൊണ്ട് നിലനിർത്തിപ്പോകാവുന്നതെന്നും ഉപക്രമാനർഹമെന്നും രണ്ടാക്കുന്നു. അവയിൽ ആദ്യത്തേതായ സുസാദ്ധ്യരോഗമാവുന്നതെങ്ങിനെയെന്ന് വിവരിക്കുന്നുണ്ട്. ഏതുമരുന്നും ഏതുവിധവും കൊടുക്കാവുന്ന ശരീരമാവുക, യുവാവായിരിക്കുക, ആത്മനിയന്ത്രണമുള്ളവനായിരിക്കുക, മർമ്മാശ്രിതരോഗമല്ലാതിരിക്കുക, നിസ്സാരകാരണം കൊണ്ടുണ്ടായതാവുക, ഉടനെ മനസ്സിലാവുക, ഏറെ ഉപദ്രവങ്ങളില്ലാതിരിക്കുക, ദൂഷ്യങ്ങൾക്കും പ്രദേശത്തിനും ഋതുവിനും പ്രകൃതിക്കും തുല്യസ്വഭാവമില്ലാതിരിക്കുക, മുൻപറഞ്ഞ ചതുഷ്പദങ്ങൾ അന്യൂനമായിരിക്കുക, ഏകദോഷാത്മക രോഗമാവുക, ഗ്രഹപ്പിഴയില്ലാതിരിക്കുക, തുടക്കത്തി

ലായിരിക്കുക, സൗകര്യപ്രദമായ സങ്കേതമുണ്ടായിരിക്കുക ഇവയെല്ലാം അനുയോജ്യമാണെങ്കിൽ സുഖസാദ്ധ്യമാണ്. ഈ പറഞ്ഞ വിഷയങ്ങളെ വിശ്ലഥനം ചെയ്താൽ വികസിക്കുന്നതിന് അളവില്ല. അതിനിപ്പോൾ മുതിരുന്നില്ല. കൃച്ഛ്രസാദ്ധ്യം എന്നതിനെക്കുറിച്ച് ഈ പറഞ്ഞവയുടെ വിപരീതമെന്നേ മനസ്സിലാക്കാനുള്ളൂ. പക്ഷേ, ശസ്ത്രക്രിയാസാദ്ധ്യമായ രോഗങ്ങളെക്കൂടി പെടുത്തിയിട്ടുണ്ട്.

വിവിരിച്ച സിദ്ധാന്തത്തിൽനിന്ന് വ്യത്യസ്തമാണെങ്കിൽപ്പോലും ആയുസ്സവസാനിച്ചിട്ടില്ലെങ്കിൽ പത്ഥ്യാഹാര വിഹാരൗഷധങ്ങളെക്കൊണ്ടു കഴിഞ്ഞുകൂടിപ്പോകുന്നതാണ് യാപ്യം. മുൻപറഞ്ഞവയുടെ നേരെ വിപരീത സ്വഭാവത്തിൽ മരണലക്ഷണം കൂടി കണ്ടു തുടങ്ങിയത് ചികിത്സിക്കാൻ പറ്റാത്തവ-അഥവാ പാടില്ലാത്തവയാണ്.

വാഹടാചാര്യൻ അഷ്ടാംഗഹൃദയത്തിലെ ആദ്യത്തെ അദ്ധ്യായത്തിൽ അവതരിപ്പിച്ചതിന്റെ ഒരേകദേശമാണ് ഞാനിവിടെ കുറിച്ചത്. വാഹടാചാര്യൻ വിചാരിക്കുന്നതിന്റെ സഹസ്രാംശം പോലും ചിന്തിക്കാൻ നാമാളല്ല. പക്ഷേ, ദ്രവ്യഗുണകർമ്മ സാമാന്യവിശേഷസമവായങ്ങളെ ഈ അദ്ധ്യായത്തിലൂടെ അദ്ദേഹം അവതരിപ്പിച്ചുകഴിഞ്ഞു. വിചാരധാരാ വിശ്ലേഷണമാണ് *ന്യായശാസ്ത്രം.* ഈ ശാസ്ത്രത്തിന്റെ ഹരിശ്രീ അറിയാത്ത ഒരാൾക്ക് ആയുർവ്വേദശാസ്ത്രം സ്വാധീനമാക്കാൻ വളരെ വിഷമമുണ്ട്. അർത്ഥാപത്തി കിട്ടീല്ലെന്നു മാത്രമല്ല അനർത്ഥാപത്തിയിൽ എത്തിയെന്നും വരും.

ഇവിടെ ഒരു കാര്യംകൂടി കുറിക്കാൻ ഉദ്ദേശിക്കുന്നു. വാഹടാചാര്യൻ എന്നു ഞാൻ എഴുതിയത് വാഗ്ഭടൻ എന്നല്ലെ വേണ്ടതെന്ന് പലരും ചോദിച്ചിട്ടുണ്ട്. പുസ്തകങ്ങളിൽ അച്ചടിച്ചു കാണുന്നത് വാഗ്ഭടൻ എന്നു തന്നെയെങ്കിലും പാരമ്പര്യമായി ഞങ്ങളുടെ വാമൊഴി വാഹടൻ എന്നാണ്. നവരാത്രിയുടെ അവസാനം വിജയദശമിദിവസം വിദ്യാരംഭത്തിന് ഞങ്ങളുടെ കുടുംബത്തിലെ പതിവ്, ആദ്യം അക്ഷരമാല ചൊല്ലി വേദാദ്ധ്യായനം കഴിഞ്ഞതിന് ശേഷം ആയുർവ്വേദാരംഭമാണ്. ആയുർവ്വേദത്തിൽ വാഹടന്റെ പാരമ്പര്യമാണ് കേരളത്തിലുള്ള കുടുംബങ്ങൾ. അഷ്ടാംഗഹൃദയത്തിലെ ആദ്യത്തെ അദ്ധ്യായമാണ് ചൊല്ലുക പതിവ്. അതവസാനിച്ചാൽ ദിനചര്യയിലെ രണ്ട് ശ്ലോകങ്ങൾ കൂടി ചൊല്ലും. വീണ്ടും ആയുഷ്കാമീയ അദ്ധ്യായത്തിലെ "വായുഃ പിത്തം കഫശ്ചേതി" എന്ന ശ്ലോകം വരെ ചൊല്ലി അവസാനിപ്പിക്കുകയാണ് പതിവ്. ഞങ്ങളൊഴികെ മറ്റു കുടുംബങ്ങൾക്ക് വേദാദ്ധ്യയനമില്ല. ശസ്ത്രക്രിയ കൊണ്ട് പാതിത്ത്വം വന്നകാരണം അവർക്ക് വേദാധികാരം ഇല്ലാത്തതാവാമതിനു കാരണം. അധികാരം എന്നു പറഞ്ഞാൽ അദ്ധ്യയനാദ്ധ്യാപന അധികാരമാണ്. ആയുർവ്വേദാദ്ധ്യയനത്തിന് മുമ്പായി ദക്ഷിണാമൂർത്തിയേയും വാഹടാചാര്യനേയും നമോവാകം ചൊല്ലിയതിന് ശേഷം "രാഗാദിരോഗാൻ" എന്നു തുടങ്ങുകയാണ് പതിവ്. ഉപാസനാമൂർത്തി ദക്ഷിണാമൂർത്തിയായ കുടുംബം വൈദ്യമഠം മാത്രമാണ്. യാഗശാലയിലേക്ക് പ്രവേശനവും രക്ഷാധികാരവും ഞങ്ങളുടെ കുടുംബപാരമ്പര്യസ്വ

ത്താണ്. ഇത് എന്നു മുതലാണെന്ന് അറിയില്ല. മേഴത്തോൾ അഗ്നിഹോത്രിയുടെ കാലം മുതലാണെന്ന് പലരും പറയുന്നു. ആയുർവ്വേദത്തിൽ ധന്വന്തരീയൻമാരെന്നും ഭാരദ്വാജീയന്മാരെന്നും രണ്ടു ശാഖകളാണ്. ധന്വന്തരീയന്മാർ ശസ്ത്രക്രിയാ വിദഗ്ദ്ധന്മാരാണ്. ഭാരദ്വാജീയന്മാർ കായ ചികിത്സാവിഭാഗക്കാരുമാണ്. ഭാരദ്വാജീയവിഭാഗത്തിലെ പ്രധാനി ചരകനാണ്. ആ ശാഖയിലെ അവശിഷ്ടമായ ഏക കുടുംബമാണ് ഞങ്ങളുടേത്. ഈ സമ്പ്രദായം തന്നെയാണ് ഇപ്പോഴും ആചരിച്ചു വരുന്നത്.

ആയുർവ്വേദപരമായി ആദ്യം വിവരിച്ച സിദ്ധാന്തങ്ങൾ വാഹടന്റെ അഷ്ടാംഗഹൃദയത്തിലെ ആദ്യ അദ്ധ്യായമായ ആയുഷ്കാമീയാദ്ധ്യായത്തിലെ പ്രധാനകാര്യങ്ങളാണ് എന്ന് മുമ്പ് സൂചിപ്പിച്ചിട്ടുണ്ട്. ഇവയെ തന്നെ വേർതിരിച്ച് ഓരോ വിഷയങ്ങളും വിദ്യാർത്ഥികൾക്ക് വ്യക്തമാക്കുകയാണ് അടുത്ത അദ്ധ്യായങ്ങളെ കൊണ്ട് അദ്ദേഹം ചെയ്യുന്നത്. വാഹടാചാര്യൻ വാസ്തവത്തിൽ കായ ചികിത്സാശാഖയേയും ശല്യചികിത്സാശാഖയേയും സമന്വയിപ്പിക്കാൻ പരിശ്രമിച്ചിട്ടുണ്ട് എന്നത് ശാസ്ത്രത്തിൽനിന്നും വ്യക്തമാവുന്നുണ്ട്. ശല്യ ശാലാക്യ (ശസ്ത്രക്രിയ) തന്ത്രത്തിൽ ഔഷധോപയോഗത്തെ ഏറക്കുറെ പറഞ്ഞിട്ടുണ്ട്. അത് അനിവാര്യവുമാണ്. എന്നാൽ കായ ചികിത്സാവിഭാഗത്തിൽ ശസ്ത്രക്രിയയെ ചരകൻ തൊട്ടിട്ടുപോലുമില്ല. അങ്ങനെയുള്ള സന്ദർഭങ്ങൾ വരുമ്പോൾ "അത്ര ധന്വന്തരീയാണാമധികാരഃ" എന്നു പറഞ്ഞ് ഒഴിഞ്ഞതായിട്ടാണ് കാണുന്നത്. രണ്ടു ശാഖകളെയും സമന്വയിപ്പിക്കാൻ ശ്രമിച്ചത് വാഹടന്റെ സാഹസബുദ്ധിയാണ്. ആ സാഹസികത ശാസ്ത്രമൊട്ടുക്കും കാണുകയും ചെയ്യാം. ഇത്രയും മനോഹരമായ കവിതയിലൂടെ ഈ ഗഹനശാസ്ത്രസിദ്ധാന്തങ്ങളെ അവതരിപ്പിക്കാൻ അദ്ദേഹത്തിനു മാത്രമേ സാധിക്കുകയുള്ളൂ എന്നുകൂടി പറയേണ്ടി വരും. പക്ഷേ, എന്തോ അശുദ്ധിബാധിച്ച പോലെ കേരളമൊഴിച്ചെല്ലാ ഭാഗത്തും അഷ്ടാംഗഹൃദയം രണ്ടാന്തരമാണ്. കേരളത്തിൽ മാത്രം അഷ്ടാംഗഹൃദയത്തിനുതന്നെയാണ് പ്രഥമസ്ഥാനം. ഈ സംഹിതയിലെ ആദ്യത്തെ പതിനാല് (14) അദ്ധ്യായം വേണ്ടവിധത്തിൽ മനസ്സിലാക്കാൻ സാധിച്ചാൽ വൈദ്യനായി എന്ന് പറയാറുണ്ട്. ഇതിന് ഒരു വാമൊഴിയുണ്ട്. "വൈദ്യനായാൽ വൈദ്യനായി" എന്ന്. പരപ്പേരു പ്രകാരം 'വ' എന്നാൽ നാല്. 'ദ്യ' എന്നാൽ അതിലെ 'യ' ആണ് എടുക്കുക ഒന്ന്. അപ്പോൾ 4, 1 എന്നുവരും. അതിനെ യോഗത്തിലെ വിപരീതകരണിപോലെ മറിച്ചിടുമ്പോൾ 14 എന്നാവും. അപ്പോളാണ് "വൈദ്യനായാൽ വൈദ്യനാകും" എന്നതിന്റെ പൊരുൾ അറിയുന്നത്. ഇത് ഒരു വാമൊഴിയാണെങ്കിലും അർത്ഥവത്താണെന്ന് പറയാതെ നിവൃത്തിയില്ല. പണ്ടത്തെ സമ്പ്രദായമാണ് പറഞ്ഞത്. ഇന്നത്തെ വൈദ്യന് ശാസ്ത്രമായി വലിയ ബന്ധമൊന്നുമുണ്ടെന്ന് പറയാൻ വയ്യ. പുതിയ തലമുറയിലെ പത്തോ പതിനഞ്ചോ ശതമാനം പേർ ഏകദേശം അറിഞ്ഞിട്ടുണ്ടാവാം. അതും നിശ്ചിതമായ അറിവാവുമെന്ന് തോന്നുന്നില്ല. ഇപ്പോൾ ഒരു ഔഷധയോഗം കൈയിൽ കിട്ടിയാൽ വൈദ്യനാവുന്ന കാലവുമായിരിക്കുന്നു. അങ്ങനെയുള്ള വിഷയങ്ങളിലേക്ക് കടക്കാതിരിക്കുന്നതാവും നല്ലതെന്ന് തോന്നുന്നു.

# രണ്ട്

**അ**ടുത്തതായി ആചാര്യൻ വിവരിക്കാൻ തുടങ്ങുന്നത് രോഗപ്രതിരോധത്തിലേക്ക് അത്യന്താപേക്ഷിതമായ സ്വസ്ഥവൃത്തി (ദിനചര്യ)യെയാണ്. ഞാനിവിടെ ആചാര്യശബ്ദം കൊണ്ട് ഉദ്ദേശിക്കുന്നത് വാഹടാചാര്യനെ മാത്രമാണ്. മറ്റുള്ളവരെ അവഗണിച്ചുകൊണ്ട് പറയുകയല്ല. എന്റെ ലക്ഷ്യം അതാണെന്ന് കരുതിയാൽ മതി. സ്വസ്ഥവൃത്തിയെന്നാൽ നിത്യനിദാനമാണ്. അന്നന്ന് ആചരിക്കേണ്ടവയെ ചുരുക്കി നമ്മെ പഠിപ്പിക്കുകയാണ് അടുത്ത അദ്ധ്യായംകൊണ്ട് അദ്ദേഹം ഉദ്ദേശിക്കുന്നത്. അത് തികച്ചും സാധിച്ചിട്ടുണ്ട്. കായാശ്രിതമായ കാര്യങ്ങളെയാണതിൽ അക്ലിഷ്ട സുന്ദരമായി വിവരിച്ചിരിക്കുന്നത്. അക്ഷരംപ്രതി അനുവർത്തിക്കേണ്ടവയുമാണ്.

ആദ്യത്തെ അദ്ധ്യായം കൊണ്ട് ശാസ്ത്രത്തിന്റെ സമഗ്രസ്വഭാവത്തെ വളരെ ചെറുതായി സംക്ഷേപിക്കുകയാണ് ചെയ്തത്. ദിനചര്യാദ്ധ്യായത്തിൽ അന്നന്ന് അനുഷ്ഠിക്കേണ്ടതായ കർമ്മങ്ങളെയും ഉപദേശിക്കുകയാണ്. ആ ഉപദേശം സ്വസ്ഥനുള്ളതാണ്, രോഗികൾക്കുള്ളതല്ല. ആയുസ്സിന്റെ രക്ഷക്കായി നിത്യവും ബ്രാഹ്മ മുഹൂർത്തത്തിൽ എണീക്കാൻ പറയുന്നു. ആദ്യം ചെയ്യേണ്ടത് അവനവന്റെ ശരീരസ്ഥിതി മനസ്സിലാക്കുകയാണ്. പിന്നീട് മല മൂത്രവിസർജ്ജനാദി ശൗചക്രീയകൾ നടത്താൻ പറയുന്നു. അതിനുശേഷം ഷഡ്രസങ്ങളിൽ, ചവർപ്പും എരിവും കയ്പും അടങ്ങുന്ന എരുക്ക്, അരയാല്, കരിഞ്ഞാലി മുതലായ ഔഷധച്ചെടികളുടെ ഇളംകൊമ്പ് ചതച്ചു മയപ്പെടുത്തിക്കൊണ്ടുള്ള പല്ലുതേപ്പാണ് പറയുന്നത്. ഇവയെല്ലാം വിധിസ്വരൂപമായതുകൊണ്ട് നിഷേധം കൂടി പറയേണ്ടി വരും. അജീർണ്ണമുള്ളവനും ഛർദ്ദിയുള്ളവനും കാസശ്വാസമുള്ളവനും പനിയുള്ളവനും ഈ വിധിപാടില്ല എന്ന് നിഷേധിക്കുന്നുണ്ട്. സൗവീരാഞ്ജനം നിത്യമായി കണ്ണിലെഴുതുന്നത് നല്ലതാണ്. കണ്ണ് തേജ

സ്വരൂപമായതുകൊണ്ട് അപചയം വരുത്തുന്നത് കഫമാണ്. അതു കൊണ്ട് ആഴ്ചയിലൊരിക്കൽ രസാഞ്ജനം എഴുതണം. അത് കണ്ണി ലുള്ള മാലിന്യങ്ങളെ സ്രവിപ്പിച്ച് പുറത്തുകളയുന്നു. രസാഞ്ജനം എന്നാൽ മരമഞ്ഞൾത്തൊലി കഷായം വെച്ച് കുറുക്കി കട്ടിയാക്കിയ താണ് എന്നാണ് വെച്ചിരിക്കുന്നത്. സൗവീരാഞ്ജനം സാധാരണ അഞ്ജ നക്കല്ലാണ്. രസാഞ്ജനം എഴുതിയാൽ കണ്ണിലെ ദുർനീരും വാർന്നു പോകും. നയനപരിചരണാനന്തരം നസ്യം കവിൾക്കൊള്ളൽ, ധൂമപാനം (ഔഷധധൂമമാണ്) വെറ്റില, അടയ്ക്കചവയ്ക്കൽ ഇവയും വിധിക്കുന്നു. അതിൽ വെറ്റില ചവയ്ക്കൽ ചതവുപറ്റിയവർ, രക്ത പിത്ത രോഗികൾ, രൂക്ഷവും കലങ്ങിയതുമായ കണ്ണോടുകൂടിയവർ, വിഷം ബാധിച്ചവർ, മൂർച്ഛ, മദം എന്നിവ ബാധിച്ചവർ, കൃശന്മാർ ഇവർക്ക് നിഷേധിച്ചിട്ടുണ്ട്. എണ്ണതേപ്പാണ് പിന്നീട് വിധിക്കുന്നത്. അഭ്യംഗം നിത്യം ശീലമാക്കണ മെന്ന് പറയുന്നു. അങ്ങനെ ചെയ്താൽ ജരാബാധയും ക്ഷീണവും വാതോ പദ്രവങ്ങളും കുറയും. കണ്ണിന് പ്രസാദമുണ്ടാകും. ശരീരത്തിന് പുഷ്ടി യുണ്ടാകും. ആയുസ്സ് വർദ്ധിപ്പിക്കും. സുഖനിദ്രയുണ്ടാകും. ത്വക്കിന് ഉറപ്പും മിനുപ്പും കിട്ടും. നിത്യമായി ശരീരത്തിൽ മുഴുവൻ എണ്ണതേക്കാൻ പറ്റിയില്ലെങ്കിൽ തലയിലും ചെവിയിലും കാലടികളിലും തേക്കേണ്ടതാ ണ്. കഫക്കെട്ടുള്ളവരും ശോധന ചികിത്സ ചെയ്തവരും, ദഹനക്കേടു ബാധിച്ചവരും എണ്ണതേക്കരുതെന്ന് നിഷേധിക്കുന്നുണ്ട്. സ്വസ്ഥനാണെ ങ്കിൽ എണ്ണതേച്ച് വ്യായാമം ചെയ്യുകയാണ് വേണ്ടത്. അതുകൊണ്ട് ശരീ രത്തിന് ലാഘവവും പ്രവൃത്തി ചെയ്യാനെളുപ്പവും, ദഹനശക്തിയും മേദഃ ക്ഷയവും ഉണ്ടാകും ഉറുത്തിരിഞ്ഞ മാംസപേശികളോടു കൂടിയ ശരീര മാവുകയും ചെയ്യും. പക്ഷവാതരോഗികളും പിത്തരോഗികളും കുട്ടികളും വൃദ്ധന്മാരും അജീർണ്ണമുള്ളവരും ഇത് (വ്യായാമം) വർജ്ജിക്കേണ്ട താണ്. വ്യായാമം പരമാവധി ചെയ്യരുത്. അവനവന് പറ്റുന്നതിൽ പകുതി ചെയ്യാം. ബലവാന്മാരും സ്നിഗ്ദ്ധാഹാരശീലന്മാരും ആയവർക്ക് തണുപ്പു കാലത്തും വസന്തത്തിലും മേൽപ്പറഞ്ഞ പ്രകാരം വ്യായാമം ശീലിക്കാം. മറ്റുകാലങ്ങളിൽ കുറേക്കൂടി കുറച്ചെ ചെയ്യാവൂ. വ്യായാമാനന്തരം മെല്ലെ ശരീരം മുഴുക്കെ തലോടണം. എങ്കിലെ പൂർണ്ണഫലസിദ്ധി കിട്ടുകയുള്ളൂ. ശ്രദ്ധിക്കാതെ അതിവ്യായാമം ചെയ്താൽ തൃഷ്ണാരോഗം ക്ഷയം- (രാ ജയഷ്മാവ്), തമക ശ്വാസം (ശ്വാസംമുട്ട്) രക്തപിത്തം, കിതപ്പ്, ക്ഷീണം, ചുമ, പനി, ഛർദ്ദി എന്നിവ ഉണ്ടാകും. വ്യായാമം ഉറക്കൊഴിക്കൽ, വഴിന ടത്തം, സ്ത്രീസേവ, ചിരിക്കൽ, പ്രസംഗം മുതലായവയെല്ലാം ഒരുതര ത്തിൽ സാഹസമാവാൻ എളുപ്പമുള്ളവയാണ്. അവയ്ക്ക് എല്ലാം വശീ കരണ ശക്തിയുമുണ്ട്. അതിൽപ്പെട്ടാൽ സിംഹത്തിന്റെ മുന്നിൽപ്പെട്ട ആനയെപ്പോലെ വിനാശത്തിൽ എത്തിച്ചേരും. അതായത് ശരീരം പ്രായം, ബലം, കാലം മുതലായവ അനുസരിച്ചേ ഇവ അനുശീലിക്കാവൂ എന്ന് താല്പര്യം. തിരുമ്മൽ കഫത്തെ ഉന്മൂലനം ചെയ്യും, ദുർമ്മേദസ്സിനെ ഇല്ലാ താക്കും. ശരീരത്തെ ഉറപ്പുള്ളതാക്കും. ത്വക്ക് പ്രസാദത്തെ ഉണ്ടാക്കു കയും ചെയ്യും. സ്നാനം ഊർജ്ജത്തെയും ബലത്തെയും ഉണ്ടാക്കുന്ന

താണ്. ദഹനശക്തി വർദ്ധിപ്പിക്കും, പൗരുഷത്തെ പ്രദാനം ചെയ്യും, ആയുഷ്കരവുമാണ്, ശരീരത്തിലുള്ള പൊടി, അഴുക്ക് ഇവയെയും വിയർപ്പിനെയും കളയും. മടി, ദാഹം, (തൃഷ്ണ) പുകച്ചിൽ ഇവയെയും ഇല്ലാതാക്കും. കഴുത്തിന് കീഴ്പ്പോട്ട് ചെറുചൂടുള്ള വെള്ളമാണ് ഉപയോഗിക്കേണ്ടത്. അത് തലയ്ക്കൊഴിച്ചാൽ കണ്ണിനും മുടിക്കും കേടുബാധിക്കും. ബലക്കുറവും വരും. അർദ്ദിതമെന്ന രോഗം വന്നവർക്കും കണ്ണിൽ ദീനമുള്ളവർക്കും വായപ്പുണ്ണു രോഗികൾക്കും മേൽവയർ വീർത്തവർക്കും പീനസക്കാർക്കും (ചീരാപ്പ്) അജീർണ്ണമുള്ളവർക്കും ഭക്ഷണം കഴിഞ്ഞ ഉടനെയും കുളിക്ക് നിഷേധമുണ്ട്. കഴിച്ച ആഹാരം ദഹിച്ചതിനുശേഷം ഹിതവും മിതവുമായ ആഹാരം കഴിക്കാം. വേഗങ്ങളെ നിർബ്ബന്ധപൂർവ്വം പ്രവർത്തിപ്പിക്കരുത്. വേഗങ്ങൾ വന്നാൽ അതുകഴിഞ്ഞേ മറ്റെന്തും ചെയ്യാവൂ. രോഗം ബാധിച്ചാൽ അതുമാറ്റിയതിനു ശേഷമല്ലാതെ മറ്റൊന്നും ചെയ്യരുത്.

ലോകത്തിലെ സർവ്വചരാചാരങ്ങളും സുഖാർത്ഥികളാണ്. അതിനു തന്നെയാണെല്ലാം പ്രവർത്തിക്കുന്നതും. സുഖം എന്നത് ധർമ്മമില്ലാതെ ഒരിക്കലും ഉണ്ടാകുന്നില്ല. അതുകൊണ്ട് ധർമ്മാചരണം അത്യാവശ്യമാണെന്ന് അറിവില്ലാത്ത നമ്മളെ ആചാര്യന്മാർ പഠിപ്പിക്കുന്നു. ആ വിഷയത്തിലേക്കാണ് അടുത്ത് പ്രവേശിക്കുന്നത്. സൽഗുണ സമ്പന്നരായ സുഹൃത്തുക്കളെ അറിഞ്ഞ് അവരെ ഭക്തിപൂർവ്വം സേവനം ചെയ്യണം; മറിച്ചുള്ളവരിൽനിന്ന് വിട്ടു നില്ക്കുകയും വേണം. ഹിംസ, കളവ്, അരുതാത്തവയ്ക്കുള്ള ആഗ്രഹം ഇവ ശാരീരികമായ ത്യാജ്യവസ്തുക്കളാണ്. കൊള്ളിവാക്കു പറയൽ, കഠിനവാക്കുകൾ പറയൽ, അസത്യം അസംബന്ധപ്രലപനം എന്നീ നാലെണ്ണം വാചികമായി ത്യാജ്യമാണ്. പ്രാണിഹിംസാ വിചാരം, പരഗുണാ സഹിഷ്ണുതാ (അസൂയ) ശാസ്ത്രസിദ്ധാന്ത വിപരീതമായ നാസ്തികാദിവിചാരം ഈ മൂന്നെണ്ണം മാനസികത്യാജ്യ വിഷയങ്ങളാണ്. അങ്ങനെ കായികവും വാചികവും മാനസികവുമായി പത്തു ദുഷ്കർമ്മങ്ങളെ ത്യജിക്കുകതന്നെ വേണം. അതുപോലെ ദരിദ്രരേയും രോഗാർത്തന്മാരെയും ശോകാർത്തന്മാരെയും യഥാശക്തി സഹായിക്കണം കീടങ്ങൾ- എറുമ്പുകൾ എന്നിവയെപ്പോലും അവനവനെ പോലെ കരുതണം. ദേവന്മാർ-പശുക്കൾ-ബ്രാഹ്മണ്യമുള്ളവർ-വൃദ്ധന്മാർ-വൃദ്ധവൈദ്യന്മാർ-രാജാക്കന്മാർ-അതിഥികൾ ഇവരെ ഉപചാരപൂർവ്വം വന്ദിക്കണം. യാചകന്മാരെ മടക്കി അയക്കരുത് - അപമാനിക്കരുത്. ആക്ഷേപിക്കരുത്-ഉപദ്രവം ചെയ്യുന്ന ശത്രുവിനു പോലും ഉപകാരം ചെയ്യുന്നവനായിരിക്കണം-സമ്പത്തിലും ആപത്തിലും ഏകമനസ്കനാവണം. കാരണത്തിലെ കൊതിക്കാവൂ ഫലത്തിൽ കൊതിക്കരുത്. വേണ്ട സമയത്ത് വേണ്ടത് മാത്രം ഭംഗിയായി സംശയിക്കാനിടവരാത്ത വിധത്തിലെ സംസാരിക്കാവൂ. പൂർവ്വഭാഷി (ആദ്യം സംസാരിക്കൽ)യാവണം. ദുർമ്മുഖം കാണിക്കരുത്. നല്ല ശീലങ്ങൾ അനുവർത്തിക്കണം. കാരുണ്യം കൊണ്ട് മാർദ്ദവമുള്ളവനായിരിക്കണം. ഒന്നു മാത്രമാണ് സുഖമെന്ന് കരുതരുത്. എല്ലാവരെയും എല്ലാറ്റിലും വിശ്വസിക്കരുത്, സംശ

യിക്കുകയുമരുത് - അവനവന്റെ ശത്രുവായി ആരെയും കാണരുത്. ആരുടെയും അപമാനത്തെ വെളിപ്പെടുത്തരുത്. പ്രഭുക്കളുടെ സ്നേഹരാഹിത്യം സമ്പാദിക്കരുത്. ജനങ്ങളുടെ അഭിപ്രായങ്ങളെ അറിഞ്ഞവനൊരുത്തൻ എങ്ങനെയായാൽ സന്തോഷിക്കുമോ അതുപോലെ പ്രവർത്തിക്കണം എന്നതാണ് പരാരാധനപണ്ഡിതന്റെ കഴിവ്. ഇന്ദ്രിയങ്ങളെ പീഡിപ്പിക്കരുത്, അതേസമയം അവയെ അമിതമായി ലാളിക്കുകയും അരുത്. ധർമ്മാർത്ഥകാമങ്ങളിൽ ഒന്നും തന്നെയില്ലാത്ത കാര്യത്തെ ചെയ്യരുത്. അവയ്ക്കുവേണ്ടി പ്രവർത്തിക്കുകയാണെങ്കിലും തമ്മിൽ യോജിപ്പിച്ച് വൈരുദ്ധ്യം വരാത്തവിധത്തിലെ ചെയ്യാവൂ. എല്ലാ ധർമ്മങ്ങളിലും മദ്ധ്യമനെ അനുവർത്തിക്കണം; ഉത്തമനാകുമ്പോൾ എത്താതെ വരും. അധമനായാൽ അവതാളത്തിലുമാവും. രോമങ്ങൾ, താടീ (മീശ എന്നു തന്നെയാണ്), നഖങ്ങൾ എന്നിവ നീളം കുറച്ച് വൃത്തിയാക്കണം. മലായനങ്ങൾ (അതായത് ചെവി, കണ്ണ് മുതലായവ) ശുചിയാക്കി സൂക്ഷിക്കണം. രത്നങ്ങൾ, മന്ത്രസിദ്ധങ്ങളായ മഹൗഷധികൾ എന്നിവയെല്ലാം എല്ലായ്പ്പോഴും ധരിക്കണം. കുടയോടും ചെരിപ്പോടും കൂടി നുകപ്പാടകലെ നോക്കിനടക്കണം. രാത്രിയിലും അടിയന്തര കാര്യത്തിലും വടിയും തലേക്കെട്ടും സഹായത്തിന് ഒരാളും ഉണ്ടാകണം. അരയാല്, പാല മുതലായ വൃക്ഷങ്ങളെയും ബഹുമാനിക്കപ്പെടേണ്ടവരുടെയും കൊടിമരത്തിന്റെയും അനർഹങ്ങളായവയുടെയും നിഴലിനേയും ഭസ്മം ഉമി, മലിനവസ്തുക്കൾ എന്നിവയേയും ഉരുളൻകല്ല് നിറഞ്ഞ പ്രദേശത്തെയും, മാറോട്, കലപ്പൊട്ടുകൾ എന്നിവ നിറഞ്ഞ പ്രദേശത്തെയും, അറവുശാലയെയും കുളിസ്ഥലത്തെയും മാറ്റി നടക്കേണ്ടതാണ്. പുഴനീന്തിക്കടക്കാൻ ശ്രമിക്കുകയും അരുത്. ആളിപ്പടരുന്ന തീയുടെ അടുത്തേക്ക് പോകരുത്. സംശയാസ്പദമായ തോണിയിലും മരത്തിലും കയററുത്. ദുസ്വഭാവിയായ കുതിരയുടെ പുറത്ത് കയററുത്. തുമ്മൽ, ഹാസ്യം (ചിരി) കോട്ടുവാ ഇവ കൈകൊണ്ടു മറയ്ക്കാതെ ചെയ്യരുത്. മൂക്കിൽ ചെളികളയാനല്ലാതെ വിരൽ കടത്തിവികസിപ്പിക്കരുത്. ആവശ്യമില്ലാത്ത ഭൂമിയിൽ എഴുതരുത്. ശരീരം കൊണ്ടോ അംഗങ്ങൾ കൊണ്ടോ വൈകൃതങ്ങൾ കാണിക്കരുത്. അധിക സമയം കുന്തിച്ചിരിക്കരുത്. ശരീരത്തിന്റെയും വാക്കിന്റെയും മനസ്സിന്റെയും പ്രയത്നം ക്ലേശം വരുത്തുന്നതിനു മുമ്പ് നിർത്തണം. കാൽമുട്ട് പൊന്തിച്ചുകൊണ്ട് അധികനേരം ഇരിക്കരുത്. രാത്രി മരം കയററുത്. അതുപോലെ മുക്കൂട്ടപ്പെരുവഴി, ചൈത്യസമീപം (ചൈത്യം എന്നാൽ പള്ളി എന്നാണഭിപ്രായം), നാൽക്കൂട്ടപ്പെരുവഴി, ദേവാലയം ഇവിടങ്ങളിലും പോകരുത്. കൊലക്കളം, കാട്, ഒഴിഞ്ഞ ഗൃഹം, ശ്മശാനം - ഇവിടങ്ങളിൽ പകൽപോലും പോകരുത് എന്നാണ് പറയുന്നത്. ഒരു സമയത്തും ആദിത്യനെ നേരിട്ട് നോക്കരുത്. ഭാരം തലേൽക്കേറ്ററുത്. അതിസൂക്ഷ്മവസ്തുക്കളെ ശ്രദ്ധിച്ച് നോക്കരുത്. അതിപ്രകാശമുള്ളവയെയും അപ്രിയങ്ങളായവയേയും അമേദ്ധ്യത്തെയും നോക്കരുത്. മദ്യവിക്രയവും നിർമ്മാണവും കൊടുക്കുകയും ചെയ്യരുത്. കിഴക്കൻകാറ്റ്, ശക്തിയായ വെയില്, പൊടിപടലം, മഞ്ഞ്, രൂക്ഷമായ കാറ്റ് എന്നിവയെ ഒഴിവാക്കണം. തുമ്മൽ, തേട്ടൽ, ചുമ, ഉറ

ക്കം, ഭക്ഷണം,. മൈഥുനം എന്നിവ വക്രാംഗനായിക്കൊണ്ട് ചെയ്യരുത്. ഋജുവായി വേണം ഇവ ചെയ്യാൻ. പുഴവക്കത്തുള്ള വൃക്ഷത്തണൽ, രാജ്യദ്രോഹികൾ, ഹിംസ്രമൃഗങ്ങൾ, സർപ്പങ്ങൾ, കൊമ്പുള്ള മൃഗങ്ങൾ, ഹീനന്മാർ, അനാർയ്യൻമാർ (ദുഷ്ടന്മാർ), അതിസമർത്ഥന്മാർ (ദുഃസാമർത്ഥ്യമുള്ളവർ) എന്നിവർ അടുക്കരുതാത്തവരാണ്. ഉത്തമൻമാരായ (സൽഗുണസമ്പന്നമാർ) തെറ്ററുത്. ഭക്ഷണം, സ്ത്രീസേവ, ഉറക്കം, അദ്ധ്യയനം എന്നീ അഞ്ചെണ്ണം സന്ധ്യാസമയത്ത് ചെയ്യരുത്. ശത്രുവിന്റെയും സത്രത്തിലെയും കഥകചരണാദികൾ (കളിക്കാർ, വാദ്യക്കാർ) കലർന്നതും. വേശ്യയുടെയും, ഭക്ഷണം വില്ക്കുന്നവരുടെയും ഭക്ഷണം കഴിക്കരുത്. കഴുത്തുംകൊണ്ടും വായകൊണ്ടും നഖങ്ങൾകൊണ്ടും വാദ്യാസ്വാദനം അരുത്. തലയും കൈയും കുടയരുത്. വെള്ളം, തീയ് ഇവയുടെ മദ്ധ്യത്തിലൂടെയും ശവാശ്രയധൂമത്തിൽ കൂടെയും യാത്ര ചെയ്യരുത്. മദ്യത്തിൽ അത്യാസക്തിയുണ്ടാവരുത്. സ്ത്രീകളിൽ അമിതവിശ്വാസം ഉണ്ടാകരുത്. സ്വാതന്ത്ര്യവും കൊടുക്കരുത്. ബുദ്ധിമാനായ ഒരാൾക്ക് എല്ലാ പ്രവൃത്തികളിലും ആചാര്യൻ ലോകം തന്നെയാണ്. അതുകൊണ്ട് ലൗകിക കാര്യങ്ങളിൽ അവരെത്തന്നെ അനുവർത്തിക്കണം. ജീവകാരുണ്യം-ത്യാഗബുദ്ധി-ശരീരം, വാക്ക്, മനസ്സ് ഇവയുടെ നിയന്ത്രണം, അന്യന്റെ കാര്യത്തിൽ സ്വാർത്ഥബുദ്ധി എന്നിത്രയും സന്നിഷ്ഠകൾ പാലിക്കാൻ കഴിഞ്ഞാൽ വേണ്ടത്രയായി. അവനവന്റെ രാപ്പകലുകൾ എങ്ങനെ കഴിയുന്നുവെന്ന് ആലോചിച്ചറിഞ്ഞാൽ ദുഃഖിക്കാതെ കഴിയാം.

ആയുർവ്വേദതത്ത്വങ്ങളാണ് ആദ്യത്തെ അദ്ധ്യായത്തിലെ പ്രതിപാദ്യം. രണ്ടാമത്തെ അദ്ധ്യായത്തിൽ സ്വസ്ഥവൃത്തിയാണ് പറഞ്ഞത്. അതുകൊണ്ടുതന്നെ ഇത് കേവലം ഔഷധശാസ്ത്രമല്ല; ആരോഗ്യശാസ്ത്രമാണ് എന്ന് വ്യക്തമായി. ഇതിൽ പറയുന്നതു പോലെതന്നെ ചില്ലറ വ്യത്യാസത്തിൽ, ആചാര്യന്മാർ എല്ലാവരും അവരുടെ കഴിവനുസരിച്ച് പറഞ്ഞിട്ടുണ്ട്. എന്നാൽ ഇത് ഇവരാദ്യം പറഞ്ഞതാണെന്ന് കരുതാൻ വയ്യ. ഈ വിഷയങ്ങൾ ശ്രുതി സ്മൃതി പുരാണം മുതലായവയിലെല്ലാം ഓരോ ഭാഗങ്ങളിലായി ചിതറിക്കിടക്കുന്നുണ്ട്. അവയെ പെറുക്കിക്കൂട്ടി ക്രമപ്പെടുത്തി ആചാര്യന്മാർ തരുന്നു എന്നേ കരുതാനാവൂ. ഈ പെറുക്കിക്കൂട്ടാനുള്ള നിത്യഭാസ്വരങ്ങളായ മുത്തുകളാണ് ഭാരതത്തിന്റെ സ്വത്ത്. ആ സ്വത്തിനെ ഏതു നിയമങ്ങൾകൊണ്ടും മറികടക്കാൻ സാധിക്കുകയില്ല. അവയെ വേണ്ടപോലെ മനസ്സിലാക്കി പ്രായോഗികതയിൽ കൊണ്ടുവരിക എന്നത് വിശേഷബുദ്ധിയുടെ ഉടമയായ മനുഷ്യന്റെ കടമയാണ് എന്നു കൂടി ഓർമ്മിപ്പിക്കട്ടെ. ഇത്രയും കാര്യങ്ങൾ ഒരാചാരസംഗ്രഹമാണ്. അതിൽനിന്നാണ് നമ്മുടെ സംസ്കാരം (ഭാരതസംസ്കാരം) രൂപം കൊണ്ടത്. അതിന് വൈരുദ്ധ്യം വരുന്നുണ്ടോ എന്നു കൂടി ഭയക്കുന്നു. ഈ ആചാരങ്ങളെ അനുഷ്ഠിച്ചുകൊണ്ടിരിക്കുന്നവൻ ആയുസ്സോടും ആരോഗ്യത്തോടും ഐശ്വര്യത്തോടും കൂടെ ശാശ്വതയശസ്കനായി വർത്തിക്കുന്നു എന്നുകൂടി പറയുന്നുണ്ട്.

# മൂന്ന്

**മൂ**ന്നാമത്തെ അദ്ധ്യായത്തിൽ അദ്ദേഹം ഋതുചര്യയെക്കുറിച്ചാണ് അനാവരണം ചെയ്യുന്നത്. കാലസ്വഭാവത്തിൽ ദിവസത്തിൽനിന്ന് ആഴ്ചയും പക്ഷവും മാസവും കടന്ന് ഋതുവിലെത്തുന്നു. ഋതുവിവരണത്തിലൂടെ കല്പാന്തം സഞ്ചരിക്കുവാനുള്ള പാതയാണ് പറയുന്നത്. ഋതുചര്യ ഒരുവിധം വിശദമായി പറയുന്നുണ്ട്. അതായത് ഋതുക്കളിൽ ദോഷങ്ങൾ കോപിക്കുക, വർദ്ധിക്കുക, ശമിക്കുക എന്ന ക്രമത്തിൽ വിവരിക്കുന്നു. ആ അദ്ധ്യായത്തിലെ ചിലഘട്ടങ്ങളിലെ കവിതാചാതുരി അത്യന്തം മനോഹരങ്ങൾ തന്നെയാണെന്ന് പറയാതെ നിവൃത്തിയില്ല. ഋതുവർണ്ണനയുടെ രചനാസൗന്ദര്യത്തിൽ കാളിദാസൻകൂടി ഭ്രമിച്ചുപോകും. ഓരോ ഋതുക്കളുടെയും സ്വഭാവങ്ങൾ, അതിൽ ത്രിദോഷങ്ങൾക്കുണ്ടാകുന്ന ഉപചയാപചയങ്ങൾ, ദോഷശമനങ്ങൾ, അവയ്ക്ക് ചെയ്യേണ്ട പരിഹാരങ്ങൾ എന്നിങ്ങനെ അത്യാകർഷകമായി വിവരിക്കുന്നുണ്ട്. ഋതുസന്ധിയുടെ ക്രമം അതായത് എത്ര ദിവസം മുമ്പ് എത്രദിവസം പിമ്പ് എന്നത്, അതനുസരിച്ച് ചെയ്യേണ്ട ചർച്ചകൾ അതാതുസമയത്ത് ഉപയോഗിക്കേണ്ടതായ രസങ്ങൾ (ഷഡ് രസങ്ങൾ) മുതലായവയുടെ വിവരങ്ങൾ ഒരു പട്ടികയാക്കി രേഖപ്പെടുത്താവുന്ന വിധം വ്യക്തമാക്കുന്നുണ്ട്.

മാഘം, ആശ്വിനം തുടങ്ങി മാസങ്ങൾ പന്ത്രണ്ടാണ്. ഈ രണ്ടു മാസം കൂടിയാൽ ഒരു ഋതു. അപ്പോൾ 12 മാസത്തിന് 6 ഋതുക്കൾ. ശിശിരം, വസന്തം, ഗ്രീഷ്മം, വർഷം, ശരത്ത്, ഹേമന്തം എന്നിങ്ങനെയാണ് അവയ്ക്ക് നാമകരണം ചെയ്തിരിക്കുന്നത്. മാഘ ഫാൽ ഗുനങ്ങൾ ശിശിരം, ചൈത്ര- വൈശാഖങ്ങൾ വസന്തം ജ്യേഷ്ഠാഷാഢങ്ങൾ, ഗ്രീഷ്മം, ശ്രാവണഭാദ്രങ്ങൾ, വർഷം ആശ്വിന- കാർത്തികങ്ങൾ ശരത്ത്,

മാർഗ്ഗ ശീർഷ പൗഷങ്ങൾ ഹേമന്തം ഇങ്ങനെയാണ് ക്രമം. അതിൽ ശിശിരം, വസന്തം, ഗ്രീഷ്മം ഇവയെ ഉത്തരായനം എന്നും വർഷം, ശരത്, ഹേമന്തം ഇവയെ ദക്ഷിണായനമെന്നും, ആ ഋതുക്കളെ അയനദ്വാരാ രണ്ടായി തിരിക്കുന്നുണ്ട്. അതിനെ തന്നെ ആദാനകാലമെന്നും വിസർഗ്ഗ കാലം എന്നും പറയുന്നു. ആദ്യത്തേതായ മൂന്നു ഋതുക്കളിൽ ശരീരത്തിലുള്ള ഊർജ്ജത്തെ കാലം അപഹരിക്കുകയാണ് ചെയ്യുക, അതായത് വലിച്ചെടുക്കുക. അതുകൊണ്ടാണ് ആദാനം എന്നപേരു വന്നത്. കാരണം ആ സന്ദർഭത്തിൽ സൂര്യന്റെ ഗതികാരണം അത്യുഷ്ണവും അതിതീക്ഷ്ണവും അതിരൂക്ഷവും ആയ സൂര്യനും വായുവും ഭൂമിയിലുള്ള സൗമ്യഗുണങ്ങളെ മുഴുവൻ ഊറ്റി എടുക്കും എന്നതുതന്നെയാണ്. കയ്പിനും ചവർപ്പിനും എരുവിനുമാണ് അക്കാലത്ത് ബലവൃദ്ധിയുണ്ടാക്കുക. ഷഡ്രസങ്ങളിൽ മറ്റു മൂന്നും ദുർബ്ബലങ്ങളാകും. അതുകൊണ്ട് ആദാനകാലത്തെ ആഗ്നേയമായി കണക്കാക്കണം. വർഷം, ശരത്, ഹേമന്തം ഇവയെ ദക്ഷിണായനം എന്നതിനു പുറമേ വിസർഗ്ഗ കാലം എന്നും പറയും. കാരണം സൗമ്യഗുണാധിക്യത്താൽ ആ കാലത്ത് ചന്ദ്രനാണ് ബലവാൻ. സൂര്യൻ ക്ഷീണിതനായിരിക്കും. കാർമേഘം, തണുത്തകാറ്റ് എന്നിവയാണ് സൂര്യനെ ക്ഷീണിപ്പിക്കുന്നത്. അപ്പോൾ ഭൂമിക്ക് ബലത്തെ പ്രദാനം ചെയ്യുകയാണ്, വലിച്ചെടുക്കുകയല്ല. അതുകൊണ്ടു തന്നെ പ്രപഞ്ചത്തിന് ഊർജ്ജം കിട്ടിക്കൊണ്ടിരിക്കും. പുളി, ഉപ്പ്, മധുരം എന്നി മൂന്നു രസങ്ങൾക്കാണപ്പോൾ ശക്തിയുള്ളത്. സ്നിഗ്ദ്ധ ഗുണവും ശക്തമാവും.

ബലം ഏറ്റവും വർദ്ധിക്കുന്നത് ശീതകാലത്താണ് (അതായത് ഹേമന്തശിശിരങ്ങൾ). വർഷ ഗ്രീഷ്മങ്ങളിൽ ബലം ഏറ്റവും കുറവായിരിക്കും. ശരത്, വസന്തം, എന്നിവയിൽ മദ്ധ്യബലവും ആയിരിക്കും. ഇത്രയും കാലാധിഷ്ഠിതമായ ഋതുക്കളിൽ ഉള്ളവയാണ്. ഇവ പ്രപഞ്ചത്തിലെല്ലാത്തിലും ബാധകമാണ്. നാമിവിടെ ആദ്യം എടുക്കുന്നത് മനുഷ്യനെയാണെന്ന് മാത്രം. മറ്റു ജീവജാലങ്ങൾക്കും വൃക്ഷലതാദികൾക്കും എല്ലാം തന്നെ ഈ പ്രകൃതി നിയമം ബാധകമാണ്. അതുകൊണ്ട് ഔഷധാദികളെക്കൂടി ഈ അളവുകോൽകൊണ്ടു തന്നെ പരിമാണപ്പെടുത്തേണ്ടി വരും.

ശരീരബലമുള്ളവർക്ക് ഹേമന്തത്തിൽ തണുപ്പിന്റെ ഉപരോധം ഹേതുവായി ജഠരാഗ്നി ശക്തി പ്രാപിക്കും. ആ സമയത്ത് സ്വാദ്വമ്ലലവണ പ്രധാനമായിരിക്കുന്ന ആഹാരം ശീലിക്കണം. അതിന് കുറവുവന്നാൽ വായുവിന്റെ പ്രേരണമൂലം ജഠരാഗ്നി ധാതുക്കളെക്കൂടി ദഹിപ്പിക്കാനിടയാവും. ആ സന്ദർഭത്തിലെ രസങ്ങൾ വാതഹരങ്ങളായവയാവണമെന്ന് പറയുന്നു. ഹേമന്തത്തിൽ രാത്രി അധികരിച്ച കാലമായതുകൊണ്ട് ഉണരുമ്പോൾ തന്നെ വിശപ്പോടു കൂടിയാവും. എണീറ്റ് പ്രാഥമിക കാര്യങ്ങൾ കഴിച്ച് വാതഹരമായ തൈലം പുരട്ടിതലോടി തലയിലും യഥാർഹമായ എണ്ണതേച്ച് തിരുമ്മണം. സമപ്രായക്കാരും തുല്യബലവാന്മാരും ആയി ഗുസ്തിപിടിക്കലും ചവുട്ടി ഉഴിച്ചിലും ചെയ്യാമെന്നും പറയുന്നു.അവിടെ

യെല്ലാം തന്നെ അർദ്ധശക്ത്യാ എന്നത് ബാധകമാണ്. അനന്തരം കഷായ രസങ്ങളായ ദ്രവ്യങ്ങളെ കൊണ്ട് മെഴുക്കിളക്കി യഥാവിധി കുളിക്കണം. കുങ്കുമവും കസ്തൂരി മുതലായവയും പൂശണം. അതിനുശേഷം അകിലിന്റെ പുക ഏല്ക്കണം. മെഴുക്കുചേർത്ത് മാംസരസത്തെയും പോഷിപ്പുള്ള മാംസത്തെയും ഗൗളം എന്ന സുരയെയും (ശർക്കരക്കൊണ്ടുണ്ടാക്കുന്നത്) തെളികള്ളിനെയും മദ്യത്തെയും ഗോതമ്പ്, ഉഴുന്നരച്ച പലഹാരം, കരിമ്പിൻനീര്, പാല് ഇവകൊണ്ടുണ്ടാക്കുന്ന പദാർത്ഥങ്ങളെയും പുത്തൻ നല്ലരിച്ചോറിനെയും വസാതൈലങ്ങളെയും ഉപയോഗിക്കാനാണ് വിധിക്കുന്നത്. ശൗചകാര്യങ്ങൾക്കുപോലും ചെറുചൂടുള്ള വെള്ളമേ ഉപയോഗിക്കാവൂ. കരിമ്പടം, ചകലാസ്, പട്ട്, കട്ടിയുള്ള തുണി തുടങ്ങിയ ഈഷദുഷ്ണ സ്വഭാവമുള്ള പുതപ്പുകൊണ്ട് പുതച്ചുകിടക്കാൻ പറയുന്നുണ്ട്. യുക്തിക്കനുസരിച്ച് സൂര്യകിരണമേൽക്കണമെന്നും എല്ലായ്പ്പോഴും ചെരുപ്പ് ഉപയോഗിക്കണമെന്നുമാണ് ആ കാലത്തെ വിധി. കൊഴുത്തുതടിച്ച തുടയും സ്തനങ്ങളും ജഘനവും യൗവ്വനയുക്തകളുമായ ഇഷ്ടപ്പെട്ട സ്ത്രീകൾ ധൂപകുങ്കുമ യൗവനങ്ങളെക്കൊണ്ടു തണുപ്പിനെ കുറയ്ക്കുമെന്നു പറയുന്നു. ഇവിടെ ഒരു കാര്യം പ്രത്യേകം മനസ്സിലാക്കണം - ഈ പറയുന്ന കാലസ്വഭാവം ഇവിടങ്ങളിൽ പൂർണ്ണമല്ല. ഉത്തരപ്രദേശത്ത് ഈ കാലത്ത് സഹായിക്കാൻ സാധിക്കാത്തത്ര കുളിരുണ്ടാകും. അങ്ങനെ തണുത്ത് വിറക്കുന്ന പ്രദേശങ്ങളെ ഉദ്ദേശിച്ച് പറയുന്ന കാര്യമാണ്. കൂടുതൽ ശീതത്തിൽ തീയിട്ടു ചൂടാക്കിയ ഭൂഗർഭഗുഹകളിൽ കഴിഞ്ഞു കൂടിയാലും തണുപ്പിന്റെ പരുഷസ്വഭാവം അറിയാതെ കഴിക്കാം അതായത് ശീതാധിക്യത്താലുണ്ടാകുന്ന ദോഷകോപം വരാതെ കഴിയാം. എന്നു താല്പര്യം. ഈ വിധത്തിലുള്ള ആചരണം തന്നെയാണ് (അതായത് ഹേമന്തചര്യ) ശിശിരത്തിലും അനുവർത്തിക്കേണ്ടത്. പ്രത്യേകിച്ച് ശിശിരത്തിൽ തണുപ്പു കൂടും. ആദാനകാലത്ത് സംഭവിക്കുന്ന രൂക്ഷതയുണ്ടാവും എന്നു മാത്രം.

അടുത്തത് വസന്തത്തിലെ ചര്യയാണ് വിവരിക്കാൻ പോകുന്നത്. ശിശിരകാലമാണല്ലോ പിന്നിട്ടിരിക്കുന്നത്. ശിശിരത്തിൽ തണുപ്പുകാരണം കഫം ഒരുക്കൂടും, അതായത് സഞ്ചിതമാവും. വസന്തത്തിൽ വെയിൽ വരുമ്പോൾ അതിന് വികാരം ബാധിച്ച് ജഠരാഗ്നിയെ ദുർബ്ബലമാക്കും. ആ ദൗർബ്ബല്യം രോഗോല്പത്തിക്ക് കാരണമാവും. അതുകൊണ്ട് വസന്തത്തിൽ സഞ്ചിതമായിരിക്കുന്ന കഫത്തെ, അത് ഉപദ്രവിക്കാൻ തുടങ്ങുന്നതിന് മുമ്പായി, നിർഹരണം (പുറത്തുകളയൽ) ചെയ്യണം. അതിനുള്ള ഉപക്രമമാണ് ആദ്യമായി പറയുന്നത്. തീക്ഷ്ണങ്ങളായ ഔഷധങ്ങൾ കൊണ്ടു ഛർദ്ദിപ്പിക്കുക, തീക്ഷ്ണനസ്യം ചെയ്യുക മുതലായവ ചെയ്ത് കഫത്തെ പുറത്തു കളയണം. ലഘുവായും രൂക്ഷമായും ഉള്ള ആഹാരം ശീലിക്കണം. വ്യായാമം, ഉദ്വർത്തനം (തിരുമ്മൽ) തുടങ്ങിയവകൊണ്ട് വർദ്ധിച്ച കഫത്തെ നിർഹരണത്തിലൂടെയും ആഹാരാദികളിലൂടെയും ശമിപ്പിച്ചതിനുശേഷം കുളിച്ച് കർപ്പൂരം ചന്ദനം അകില്

കുങ്കുമം എന്നിവ ദേഹത്തിൽ ആലേപനം ചെയ്യണം. പഴകിയ യവം, ഗോതമ്പ്, തേൻ, ശൂലത്തിൽ കോർത്ത് വേവിച്ച (ചുട്ട) ജംഗലമാംസം (ജംഗലപ്രദേശത്തുള്ള മൃഗങ്ങളുടെ മാംസം) എന്നി വിഭവങ്ങളോടുകൂടി ഭക്ഷണത്തെ ഭാര്യ ആദ്യം രുചിച്ചു നോക്കിയതിനുശേഷം കഴിക്കണം. പ്രിയാസ്യസംഗസുരഭിയും താമരക്കണ്ണ് കൊണ്ടു നോക്കിയവയും സൗഹൃദത്തോടുകൂടിയും സുഹൃത്തുക്കളോടുകൂടിയവയും ഭാര്യയുടെ കൈയിൽ നിന്നും മേടിച്ച് നിഗദം, ആസവം, അരിഷ്ടം, ശീഥു, മാർദ്വികം, മാധവം എന്നി മദ്യവിശേഷങ്ങളെ സേവിക്കണം. ചുക്കുവെള്ളം, കരിഞ്ഞാലി വെള്ളം, തേർ ചേർത്ത വെള്ളം എന്നിവ കുടിക്കണം. (നിഗ്ദമെന്നാൽ നിർദോഷം, ശീഥു കരിമ്പിൽ നിന്നുണ്ടാക്കുന്നത്, മാർദ്വീകം - മുന്തിരിയിൽ നിന്നുണ്ടാക്കുന്നത്, മാധവം തേനിന്റെ വികൃതി) ഉച്ചസമയത്ത് ചുറ്റുപാടും ജലസ്രോതസോടു കൂടിയതും തെക്കൻകാറ്റുകൊണ്ട് തണുപ്പുള്ളതും സൂര്യരശ്മി തട്ടാത്തതും  വിശിഷ്ടരത്നങ്ങളും വിശിഷ്ടസങ്കേതങ്ങളും കൊണ്ട് മനോഹരമായതും കുയിലുകൾ കൂക്കുന്നതും കാമലീലകൾക്കനുയോജ്യമായതും പലതരത്തിൽ വിചിത്രങ്ങളായ പൂക്കളോടുകൂടിയ വൃക്ഷങ്ങൾ നിറഞ്ഞതും സുഗന്ധപൂരിതങ്ങളായതും കാനനഛായയുള്ളതുമായ ഭൂവിഭാഗങ്ങളിൽ സന്തോഷകരമായ കഥകൾ (സംഭാഷണം) പറഞ്ഞുകൊണ്ട് കഴിയുന്നത് സുഖകരമാണ്. അപ്രകാരം അനുഷ്ഠിക്കണമെന്ന് പറയുന്നു. ഈ കാലത്ത് ഗുരുത്വമുള്ളതും തണുത്തതും കൂടുതൽ  എണ്ണമയമുള്ളതും മധുരമുള്ളതും ശീലിക്കരുത് എന്നും പകലുറങ്ങരുതെന്നും വിധിക്കുന്നുണ്ട്.

അടുത്തതായി ഗ്രീഷ്മകാലത്തെ ചര്യയാണ് പറയുന്നത്. ഏറ്റവും ചൂടുകൂടിയ കാലമാണിത്. സൂര്യരശ്മിയുടെ തീക്ഷ്ണശക്തി പ്രപഞ്ചത്തിലെ മുഴുവൻ സ്നേഹാംശത്തെയും ഊറ്റിക്കുടിക്കുകയാണ് എന്ന് തോന്നും. ആ തീക്ഷ്ണതയിൽ കഫം ദിനംപ്രതി ക്ഷയിച്ചുകൊണ്ടിരിക്കും. അപ്പോൾ വായു കോപിക്കുകയും വൃദ്ധി പ്രാപിക്കുകയും ചെയ്യും. അതുകൊണ്ട് ആ കാലത്ത് ലവണരസം, എരുവ്, പുളി ഇവ ഉപേക്ഷിക്കണം. വ്യായാമം ചെയ്യരുത്. വെയിലേല്ക്കരുത്. മധുരപ്രധാനമായ ആഹാരം ശീലിക്കണം. ലഘുവും മെഴുക്കുള്ളതും തണുത്തതും ദ്രവ്യസ്വഭാവത്തിലുള്ളതുമാവണം. തണുത്ത വെള്ളം കൊണ്ട് മേൽകഴുകി മലർപ്പൊടി പഞ്ചസാരചേർത്ത് കഴിക്കണം. ആ കാലത്ത് മദ്യം കഴിക്കരുത്. നിവൃത്തിയില്ലാത്ത അവസ്ഥയിൽ വളരെ കുറച്ച് വെള്ളം വളരെ ചേർത്തതേകഴിക്കാവൂ. അല്ലെങ്കിൽ ശോഷം ശരീരത്തിന് ശിഥിലത, ചുട്ടുനീറ്റം, മോഹാലസ്യം എന്നിവ ഉണ്ടായേക്കും. മുല്ലമൊട്ടുപോലെയുള്ള നല്ലരി ചോറ്, ജംഗലമാംസത്തോടുകൂടി കഴിക്കാം. മാംസരസം നേർപ്പിച്ചെ കഴിക്കാവൂ. രസാളയും (അത് പാലുകൊണ്ടുണ്ടാക്കുന്നതാണ്) രാഗം, ഷാഡവം, പഞ്ചസാരകൊണ്ടുണ്ടാക്കിയ പാനകം പോലെയുള്ള ദ്രവ്യങ്ങൾ മുതലായവ പുത്തൻ കുടത്തിൽ വെച്ചു ഏലം, എലവംഗം മുതലായ ഗന്ധദ്രവ്യങ്ങൾ ചേർത്ത് മൺചെരാതുകൊണ്ട് കഴിക്കണം. പ്രത്യേ

കമായ ഔഷധങ്ങളെക്കൊണ്ട് വാസനപിടിപ്പിച്ച തണുത്തവെള്ളം കർപ്പൂരം ചേർത്ത് കഴിക്കണം. ശശാങ്കകിരണമെന്ന ഭക്ഷ്യപദാർത്ഥത്തെ (എരുമപ്പാലുകൊണ്ട് പഞ്ചസാര ചേർത്ത് ഉണ്ടാക്കുന്നതാണ്) അത്താഴപ്പുറമെ കഴിക്കണം. ആകാശംമുട്ടി നില്ക്കുന്ന മഹാവൃക്ഷങ്ങളെക്കൊണ്ട് വെയിൽ കടക്കാത്തതും മാധവീലത, മുന്തിരിവള്ളി എന്നിവ പടർന്ന് പന്തലിച്ചതുമായ കാട്ടിൽ വാസനയും തണുപ്പുമുള്ള വെള്ളം തളിച്ച് വിരിപ്പുകൊണ്ട് ശയ്യയുണ്ടാക്കി. ചുറ്റും മാവിൻതളിരും ഫലങ്ങളും തൂങ്ങിനില്ക്കുന്നിടത്ത് കദളി പത്രം, സൗഗന്ധിക പുഷ്പം, താമര വളയം താമരപ്പൂവ്, നീലത്താമരപ്പൂവ് മുതലായവകൊണ്ട് മനോഹരമായി ഉണ്ടാക്കിയ മഞ്ചത്തിൽ പൂക്കളും പല്ലവങ്ങളും ചിരിച്ചുകൊണ്ടിരിക്കുന്നിടത്ത് വെയിലിന്റെ ചൂടേറ്റ് തളർന്നവൻ കിടന്നുറങ്ങണം. അല്ലെങ്കിൽ ധാരാഗ്രഹത്തിലായാലും വിരോധമില്ല. ധാരാഗൃഹം എന്നു പറഞ്ഞാൽ സ്ത്രീപ്രതിമകളുടെ അവയവങ്ങളിലൂടെയുള്ള ജലധാരയോട് കൂടിയത് എന്നാണർത്ഥം. ഇത്രയും പറഞ്ഞത് ഉച്ചസമയത്തെ കാര്യമാണ്. രാത്രിയിൽ നിലാവ് പരന്ന വെൺമാടങ്ങളിൽ ഇരിക്കാനാണ് പറയുന്നത്. അങ്ങിനെയിരുന്ന് മനസ്സിനെ സ്വസ്ഥമാക്കി കുളിർചന്ദനം പൂശി പൂമാലയണിഞ്ഞ് കാമവികാരത്തിൽനിന്ന് നിവർത്തിച്ച് നേരിയ (നേർത്ത) വസ്ത്രത്തോടുകൂടിയവനായിരിക്കണം. വെള്ളം നനച്ച് രാമച്ചവിശറികൊണ്ടോ വലിപ്പമുള്ള താമരയിലകൊണ്ടോ ജലങ്ങൾ വീഴുമാറ് മെല്ലെ മെല്ലെ ശീതീകരിച്ച വായുവിനെ വീശിക്കൊണ്ടിരിക്കണം. കർപ്പൂരം വിതറിയ മല്ലിപ്പൂമാല ധരിക്കണം. ഹരിചന്ദനം പുരണ്ട ഹാരങ്ങൾ അണിയണം. ആനന്ദത്തോടെ കളം കളം പൊഴിക്കുന്ന കുഞ്ഞുങ്ങൾ ഉണ്ടാകണം. അതുപോലെയുള്ള ശാരികപ്പക്ഷി, തത്ത മുതലായവയുണ്ടാകണം. മൃണാളം കൊണ്ട് (താമര വളയം) വളയണിഞ്ഞ ഭാര്യമാർ വിരിഞ്ഞ ചെന്താമരയെപ്പോലെ ഉജ്ജ്വലിച്ചുകൊണ്ട് ചലിക്കുന്ന താമരപ്പൊയ്കയെപ്പോലെ പരിചരണത്തിനുണ്ടാകണം ഇങ്ങനെയൊക്കെയായാൽ ക്ഷീണം അപഹരിക്കപ്പെടും. എത്ര എത്ര മനോഹരമായ വർണ്ണനയാണ് ആചാര്യൻ അവതരിപ്പിക്കുന്നത് എന്നു നോക്കൂ. അദ്ദേഹത്തിന്റെ വിവരണത്തെ ആ വികാരം ഉൾക്കൊള്ളാവുന്ന വിശദീകരണത്തിന് വിഷമമാണ്. എന്തോ ചിലത് കുറിച്ചു എന്നു മാത്രം കരുതിയാൽ മതി.

ഗ്രീഷ്മചര്യ പറഞ്ഞതിനുശേഷം വർഷഋതുവിലെ ക്രമമാണ് ഇനി പ്പറയുന്നത്. ആദാനകാലത്തിന്റെ ധാർമ്മീകാപചയംമൂലം ദേഹം ക്ഷീണിച്ചിരിക്കുന്ന കാലമാണത്. ആ ക്ഷീണം ജഠരാഗ്നിയേയും ബാധിക്കുക സ്വാഭാവികമാണ്. അങ്ങനെയുള്ള സന്ദർഭത്തിലാണ് വർഷത്തിന്റെ വരവ്. അപ്പോൾ ജഠാരഗ്നി വീണ്ടും ദുർബ്ബലമാകും. മഴക്കാറുമൂടിയ ആകാശവും ജലകണങ്ങൾ അടങ്ങുന്ന കാറ്റും അത്യുഷ്ണത്തിൽനിന്ന് പെട്ടെന്ന് തണുപ്പാവലും അതിൽനിന്ന് ഭൂമി പുളിപ്പോടുകൂടി അവിയുകയും പുതുമഴയിലെ ജലമാലിന്യവും കൂടുമ്പോൾ ത്രിദോഷങ്ങൾ പരസ്പരം കോപിക്കുന്ന സ്ഥിതി വരും. അതുകൊണ്ട് ആ കാലത്ത് വായുവിന് അനുലോ

മമായും അഗ്നിദീപനമായും പാചനവുമായുള്ള ക്രിയാക്രമത്തെ അനുവർത്തിക്കണം. ആ കാലത്ത് സ്നേഹസ്വേദവിരേകാദികൾ അവസ്ഥയ്ക്ക് തക്കവണ്ണം ചെയ്ത് ദേഹശുദ്ധി വരുത്തിയതിനു ശേഷം കഷായ വസ്തി ചെയ്യണം. പഴയരിച്ചോറും മാംസരസാദികളും ഉപയോഗിക്കാം. ജാംഗല മാംസവും ചെറുപയറുകൊണ്ടുള്ള രസവും പഴകിയ മധ്വരിഷ്ടവും ഉപയോഗിക്കാം. തൈരിൻ തെളി, തുവർച്ചിലയുപ്പ്, പഞ്ചകോല ചൂർണ്ണം ഇവയും ചേർത്ത് ഉപയോഗിക്കാം പഞ്ചകോലം എന്നാൽ തിപ്പലി, കാട്ടുതിപ്പലി, കാട്ടുമുളക്, കൊടുവേലി, ചുക്ക് ഇവയാണ്. മഴവെള്ളമോ കിണറ്റിലെ തിളപ്പിച്ച വെള്ളമോ കുടിക്കണം. അതി ദുർദ്ദിനത്തിൽ (അതായത് മഴക്കാറു മൂടി ചീഞ്ഞകാറ്റും കൂടിയ ദിനം) പുളി, ഉപ്പ്, മെഴുക്ക് ഇവയോടു കൂടിയ ആഹാരം കഴിക്കണം. ശുഷ്ക ആഹാരവും വിരോധമില്ല. തേൻ ചേർക്കണം എന്നു മാത്രം. അത് ലഘുവായതാവണം. കാലിൽ നടക്കരുത്, അതായത് വാഹനത്തിൽ വേണം എന്ന് താല്പര്യം. എല്ലായ്പ്പോഴും ഗന്ധദ്രവ്യങ്ങളെക്കൊണ്ട് ആവാസ സ്ഥാനം പുകയ്ക്കണം. ഊത്താലും തണുത്ത കാറ്റും ഏല്ക്കാതെ തട്ടിൻപുറത്ത് കഴിഞ്ഞുകൂടണം. പുഴവെള്ളം, മലർപ്പൊടി, കലങ്ങിയവെള്ളം, പകലുറക്കം, വ്യായാമം, വെയിൽ എന്നിവ വർജ്ജിക്കണം. ഇത്രയും കാര്യങ്ങൾ വർഷത്തുവിൽ ശ്രദ്ധിച്ച് ആചരിക്കേണ്ടവയാണ്. അതാത് കാലത്ത് അനുയോജ്യമായ ദിനചര്യകൾ അനുഷ്ഠിക്കുകയാണെങ്കിൽ ഒരുവിധം എല്ലാവ്യാധികളെയും ഒഴിവാക്കുവാനോ നിയന്ത്രിക്കുവാനോ കഴിയും എന്ന് സംശയമില്ല. അടുത്തതായി പറയുവാൻ പോകുന്നത്. ശരൽക്കാലത്തെ അനുഷ്ഠാനങ്ങളെക്കുറിച്ചാണ്. വർഷർത്തുവിലെ തണുപ്പ് ശീലമായ ശരീരത്തിന് പെട്ടെന്നുള്ള സൂര്യതാപംമൂലം മുമ്പ് വർഷത്തിൽ സംഭവിക്കപ്പെട്ട പിത്തം ശരൽക്കാലത്ത് കോപിക്കും. അതിന്റെ ജയത്തിനായി തിക്തകഘൃത, സേവ, വിരേചനം (വയറിളക്കൽ), രക്തമോക്ഷം എന്നിവ ചെയ്യണം. കയ്പ്, മധുരം, ചവർപ്പ് എന്നീ രസപ്രധാനമായ ഭക്ഷണമാണ് കഴിക്കേണ്ടത്. അന്നാഹാരം അല്പമേ കഴിക്കാവൂ. നല്ലരിച്ചോറ്, ചെറുപയറ്, പഞ്ചസാര, നെല്ലിക്ക പടവലം, തേൻ, ജാംഗലമാംസം എന്നിവ ഉപയോഗിക്കാം. സൂര്യരശ്മികൊണ്ട് തപിച്ചതും ചന്ദ്രരശ്മികൊണ്ട് തണുത്തതും അഹോരാത്രം വെച്ച് അഗസ്ത്യോദയംകൊണ്ട് നിർവ്വിഷവും, നിർമ്മലവുമായ വെള്ളത്തിന് ഹംസോദകം എന്നുപറയും. അത് പരിശുദ്ധവും ദോഷങ്ങളെ കളയുന്നതും അഭിഷ്യന്ദിത്വമില്ലാത്തതും (നുലവുണ്ടാക്കാത്തത്) രൂക്ഷതയില്ലാത്തതും കുടിക്കുവാനും മറ്റും അമൃതുപോലെയുള്ളതുമാവുന്നു. ചന്ദനം, രാമച്ചം, കർപ്പൂരം ഇവ പെരുമാറി മുത്തുമാലയണിഞ്ഞ് നല്ല വസ്ത്രമുടുത്ത് ചുണ്ണാമ്പുപോലെ വെൺമയാർന്ന മണിമാളികയുടെ മുകളിൽ ഇരുന്ന് രാത്രിയിൽ പൂനിലാവേല്ക്കണം. ശീതികരിച്ച വെള്ളം, ക്ഷാരങ്ങൾ എന്നിവ ഉപേക്ഷിക്കണം. തൈര്, തൈലം, വസാ, വെയില് ഇവ ഇഷ്ടംപോലെ അനുഭവിക്കരുതെന്ന് വിലക്കുന്നുണ്ട്. തീക്ഷ്ണങ്ങളായ മദ്യവിശേഷങ്ങളെയും പകലുറക്കത്തെയും കിഴ

ക്കൻ കാറ്റിനെയും ഉപേക്ഷിക്കുക തന്നെ വേണം. മേൽപ്രസ്താവിച്ച എല്ലാം തന്നെ വർജ്ജിക്കണമെന്നാണ് ശാസ്ത്രം പറയുന്നത്. ശീതകാ ലത്തും വർഷത്തിലും ഷഡ് രസങ്ങളിൽ ആദ്യത്തെ മൂന്നെണ്ണത്തെയും വസന്തത്തിൽ അവസാനത്തെ മൂന്നെണ്ണത്തെയും ശീലിക്കണം എന്നു പറയുന്നു. നിദാഘത്തിൽ (ഗ്രീഷ്മം) മധുരവും കയ്പ്, ചവർപ്പ് എന്നി വയും ആയ രസങ്ങളാണ് ശീലിക്കേണ്ടത്. ശരത്തിലും വസന്തത്തിലും രൂക്ഷമായവ ഉപയോഗിക്കണം. മറ്റുള്ള ഋതുക്കളിൽ അതായത് വേന ലിലും വർഷത്തിലും തണുത്ത അന്നപാനങ്ങളാണ് ഉപയോഗാർഹമാ യത്. നിത്യം ഷഡ് രസങ്ങൾ ഉപയോഗിക്കണമെന്നും അതാത് ഋതുക്ക ളിൽ വിധിക്കുന്ന രസങ്ങൾക്ക് പ്രാമാണ്യം കൊടുക്കണമെന്നും പ്രത്യേകം പറയുന്നുണ്ട്. ഓരോ ഋതുക്കളുടെയും ആദ്യത്തെയും അവ സാനത്തെയും ഏഴുദിവസങ്ങൾ ഋതുസന്ധിയായി കണക്കാക്കണം. ഈ പതിനാലുദിവസം കൊണ്ട് ക്രമത്തിൽ ദിനചര്യക്രമം മാറ്റേണ്ടതാണ്. പെട്ടെന്ന് മാറ്റുവാൻ പാടില്ല എന്നു താല്പര്യം. ഇത്രയും കാലാനുസൃത മായ വിധി വിവരിച്ചതിനുശേഷം ആചാര്യൻ ഈ ഋതുചര്യ എന്ന പ്രക രണം അവസാനിപ്പിക്കുകയാണ്. കാലാധിഷ്ഠിതമായ ഈ വിഷയം പ്രപ ഞ്ചത്തിന്റെ പരിണാമപ്രക്രിയയിൽ പ്രത്യക്ഷമായും പരോക്ഷമായും പങ്കു വഹിക്കുന്നുണ്ട്. കാലത്തിന്റെ സ്വഭാവം അറിയാതെ ലോകത്തിൽ ഒന്നും തന്നെ നടക്കുന്നില്ല. കാലവും നടന്നുകൊണ്ടേ ഇരിക്കുന്നു. അത് ഒരി ക്കലും നിശ്ചലമല്ല. അതിന്റെ ചലനമാണ് നമ്മെയും മാറ്റിക്കൊണ്ടിരി ക്കുന്നത്. അതുകൊണ്ട് ആദ്യത്തെ അദ്ധ്യായത്തിൽ തന്നെ "ക്ഷണാ ദിർവ്യാദ്ധ്യവസ്ഥാച"എന്ന് ആചാര്യന്മാർ രേഖപ്പെടുത്തുവാൻ കാരണം. ഇത്രയും വിവരണംകൊണ്ട് മുഴുവനായി എന്ന് കരുതരുത്. അവനവന്റെ മേധാശക്തിക്കനുസരിച്ച് അതിനിയും എത്രവേണമെങ്കിലും വിപുലീക രിക്കാം. അത് ഓരോരുത്തരുടെയും കഴിവനുസരിച്ചായിരിക്കും എന്നു മാത്രം. സൂക്ഷ്മജ്ഞാനം ഉണ്ടാക്കാൻ കഴിഞ്ഞില്ലെങ്കിലും ഒരേകദേശ വിവരമെങ്കിലും അറിയില്ലെങ്കിൽ ദിനചര്യകൾ താളംതെറ്റും. അപ്പോൾ രോഗംബാധിക്കും. സങ്കീർണ്ണമാവുകയും ചെയ്യും. വൈദ്യനെസംബന്ധിച്ച് രോഗനിഗമനം സാധിക്കാതെയും വരും.

# നാല്

ഋതുചര്യക്ക് ശേഷം രോഗപ്രതിരോധത്തെ ആശ്രയിച്ച് വിശദമായ ഒരു പാഠമാണ് നമ്മുടെ മുന്നിൽ എത്തുന്നത്. രോഗം വരാതിരിക്കാനുള്ള കരുതലുകളും ഉണ്ടെങ്കിൽ അതിന്റെ ശമനവുമാണ് മുഖ്യ വിഷയം. ആദ്യ മായ ഉപദേശം വായു, മലം, മൂത്രം തുമ്മൽ, ദാഹം, വിശപ്പ്, ഉറക്കം, ചുമ, ആയാസം കൊണ്ടുള്ള കിതപ്പ്, കോട്ടുവായ, കണ്ണീര്, ഛർദ്ദി, രേതസ്സ് (പുരുഷൻ) ആർത്തവം (സ്ത്രീകൾ) എന്നിവയുടെ വേഗത്തെ അതായത് ഉന്മുഖമായ പ്രവൃത്തിയെ പിടിച്ചു നിറുത്തരുത്, തടയരുത് എന്നാണ്. മേൽപ്പറഞ്ഞവയെല്ലാം ശരീരധർമ്മങ്ങളാണ്. അവയെ ഒരി ക്കലും തടയരുതെന്ന് പറയുന്നു. പിന്നീട് പറയുന്നത് അവയെ തടഞ്ഞാൽ ഓരോന്നു കൊണ്ടും സംഭവിക്കുന്ന വ്യാപത്തിനെക്കുറിച്ചാണ്. ആ വിഷയം ചുരുക്കമൊന്ന് വിവരിക്കാം. കീഴ്‌വായുവിനെ തടസ്സപ്പെടുത്തി യാൽ ഗുൻമൻ, ഉദാവർത്ത രോഗം, അപാനവായുവിനും, മലമൂത്ര ങ്ങൾക്കും അസ്വാതന്ത്ര്യം - കണ്ണിന് കേട്, ദഹനക്കുറവ്, ഹൃദ്രോഗം എന്നിവ വരുന്നതാണ്. മലത്തിനെ തടഞ്ഞാൽ ഉരുട്ടിക്കേറ്റൽ (പിണ്ഡി കോദ്വേഷ്ടം), ചീരാപ്പ് (പീനസം) തലവേദന, മേലോട്ടുള്ള വായുവിന് ചുഴൽച്ച, ഹൃദയത്തിനുപരോധം, വായിൽക്കൂടി മലം പുറത്തുവരുക എന്നി വയും, മുൻപറഞ്ഞ വായുരോധം കൊണ്ടുണ്ടാവുന്നവയും സംഭവിക്കാം. മൂത്രം പിടിച്ചു നിറുത്തിയാൽ അംഗഭംഗം (അവയവങ്ങൾ പൊട്ടുക), അഥ്മരി (മൂത്രക്കല്ല്), വസ്തിപ്രദേശം, ലിംഗം, കാൽതുട എന്നിവിടങ്ങ ളിൽ വേദന എന്നിവയും മുൻപറഞ്ഞതിൽ ഏറക്കുറെ ഉപദ്രവങ്ങളും വരും. വേഗരോധ വിഷയങ്ങളിൽ ഇത്രയും കാര്യങ്ങൾക്ക് ചെയ്യേണ്ട പ്രതിവിധിയാണ് പിന്നീട് പറയുന്നത്. അവിടെ മൂത്രരോധചികിത്സയി ലാണ് അവപീഡകം എന്ന പ്രത്യേകവിധിയനുസരിച്ചുള്ള സ്നേഹപാനം

പറയുന്നത്. ആ സ്നേഹപാനം അധികമാരും ഇപ്പോൾ ചെയ്യാറില്ല. ഇവിടെ ഞങ്ങൾ ചെയ്യാറുണ്ട്. അപാന വൈഗുണ്യത്തിന് അതിവിശിഷ്ട മായിട്ടാണ് അനുഭവം. ഇത്രയും വിഷയങ്ങൾ അപാനസംബന്ധിയായ വയാണ്.

അതിനുശേഷം അനന്തരവിഷയത്തിലേക്ക് കടക്കുന്നു. അധോവാ തവിഷയാനന്തരം ഊർദ്ധ്വവാതമായ ഉൽഗാരത്തെ (തേട്ടൽ) ആണ് എടു ക്കുന്നത്. ഉൽഗാരം എന്ന ശബ്ദം പറഞ്ഞിട്ടില്ലെങ്കിലും വാതം എന്ന് പറ യുമ്പോൾ മേലോട്ടുള്ളതുകൂടി ഉൾപ്പെടും. മൂലത്തിൽ ഉൽഗാരം കണ്ടി ല്ലല്ലോ എന്ന് സംശയം തോന്നാം. അതിന്റെ ന്യായമാണീ പറഞ്ഞത്. തേട്ടലിനെ തടഞ്ഞുനിർത്തിയാൽ രുചിക്ഷയം, വിറയൽ, ഹൃദയത്തിനും ഉരസ്സിനും സ്തംഭനം, മേൽവയർ വീർക്കൽ, ചുമ എന്നീ ഉപദ്രവങ്ങൾ ഉണ്ടാവാം. അതിന് ഹിധ്മാ (എക്കിട്ട്) ചികിത്സയാണ് വിധിക്കുന്നത്. തുമ്മൽ തടഞ്ഞാൽ തലവേദന, ഇന്ദ്രിയങ്ങൾക്ക് ബലക്ഷയം, മന്യാ സ്തംഭം എന്ന രോഗം, അർദ്ദിതം എന്നരോഗം ഇവയാണുണ്ടാവുക. അതിന്റെ പ്രതിവിധി തീക്ഷ്ണ ഗന്ധാദികളെക്കൊണ്ടോ സൂര്യനെ നോക്കിയോ പുകച്ചിട്ടോ തുമ്മലിനെ പ്രവർത്തിപ്പിക്കുകയാണ് വേണ്ടത്. തൃഷ്ണാവേഗരോധം കൊണ്ട് ശരീരശോഷം, തളർച്ച, ബാധിര്യം, മോഹാലസ്യം, തലചുറ്റൽ, ഹൃദ്രോഗം എന്നിവയുണ്ടാകുമെന്നാണ് കാണുന്നത്. അവിടെ ദാഹശമനവും ശീതോപചാരവും പ്രതിവിധിയായി പറയുന്നുണ്ട്. നിദ്രവേഗത്തെ തടഞ്ഞാൽ ബോധക്ഷയം, തലയ്ക്കും കണ്ണിനും കനം (ഗൗരവം) അലസത (ഒന്നിനും ഉത്സാഹമില്ലായ്മ) കോട്ടുവാ, ശരീരം നുറുങ്ങിനോവുക ഇവയാണുണ്ടാവുക. അതിന്റെ പ്രതി വിധിയായി ഉറങ്ങാനും ദേഹം തലോടാനും വിധിക്കുന്നു. ചുമയുടെ വേഗത്തെ തടഞ്ഞാൽ ചുമ വർദ്ധിക്കൽ, ശ്വാസംമുട്ട്, രുചിക്ഷയം, ഹൃദ്രോഗം, ശോഷം, എക്കിട്ട് ഇവയാണ് ഉപദ്രവിക്കുക. അതിന് കാസ രോഗചികിത്സയാണ് വിധിക്കുന്നത്. കിതപ്പ് എന്ന വേഗത്തെ തടഞ്ഞാൽ തുമ്മലും ഹൃദ്രോഗവും മോഹാലസ്യവും ഉണ്ടാകുമെന്ന് പറയുന്നു. അതിന്റെ പ്രതിവിധിയായി വിശ്രമവും വാതചികിത്സയും ചെയ്യുവാനും വിധിക്കുന്നു. കോട്ടുവാ എന്നവേഗത്തെ തടഞ്ഞാൽ തുമ്മലും ഹൃദ്രോ ഗവും ഉണ്ടാവുമെന്ന് പറയുന്നു. അവിടെയും പ്രതിവിധി വാതചികിത്സ തന്നെ. കണ്ണീരിന്റെ വേഗത്തെ തടഞ്ഞാൽ ചീരാപ്പ്, കണ്ണിനും തലയ്ക്കും ഹൃദയത്തിനും വേദന, മന്യാസ്തംഭം, അരുചി, തലചുറ്റൽ, ഗുൻമൻ എന്നിവയാണ് ഉത്ഭവിക്കുക. അതിന് പ്രതിവിധിയായി ധാരാളം കിടന്നു റങ്ങാനും മദ്യം കഴിക്കാനും ഇഷ്ടകഥകൾ കേൾക്കലും പറയുന്നു. ഛർദ്ദി എന്ന വേഗത്തെ തടഞ്ഞു നിർത്തിയാൽ വിസർപ്പം, കോഠം (വട്ടച്ചൊ റി), കുഷ്ഠം മുതലായ ത്വക്‌രോഗങ്ങൾ, കണ്ണുചൊറിച്ചിൽ പാണ്ഡ് എന്ന രോഗം പനി, കാസശ്വാസം, നെഞ്ഞ് കലിപ്പ് (നീറ്റം), കരിമുഖം, ദേഹമാ സകലം നീര് എന്നിവയാണുണ്ടാവുക. അതിന് കവിൾക്കൊള്ളൽ, രൂക്ഷാ ഹാരം കഴിച്ച് ഛർദ്ദിക്കൽ, വ്യായാമം, രക്തമോക്ഷം, വയറിളക്കൽ എന്നീ

ഉപക്രമങ്ങൾ പ്രതിവിധിയാണ്. ക്ഷാരലവണങ്ങളോട് കൂടിയ തൈലം തേച്ച് കുളിക്കാനും പറയുന്നുണ്ട്. ഇവിടെ ഒന്നു ചിന്തിക്കേണ്ട വിഷയമുണ്ട്. ഇന്നു ബസിൽ കയറിയാൽ ഛർദ്ദിവരുന്നവർക്ക് അതിനെ തടയാൻ കൂടി മുൻകൂട്ടി മരുന്നുകൾ കഴിക്കുന്ന കാലമാണ്, താല്ക്കാലികമായ പ്രാരാബ്ധം മാത്രം ഉദ്ദേശിച്ചാണ് അങ്ങനെ ചെയ്യുന്നത്. അനന്തരം വരുന്ന ആപത്തിനെക്കുറിച്ച് അറിഞ്ഞ് ചെയ്യുന്നതല്ലെങ്കിലും ഫലത്തിൽ അത് പിന്നേക്ക് വ്യാധിരൂപത്തിലല്ലേ ശരീരത്തെ ശല്യപ്പെടുത്തുക? പരിഷ്കൃതലോകത്തിൽ ഈ പ്രവൃത്തി ധാരാളമാണ് എന്നാണ് ഞാൻ മനസ്സിലാക്കുന്നത്. അതുകൊണ്ട് തന്നെ രോഗങ്ങളെ ക്ഷണിച്ചുവരുത്തുകയല്ലെ നാം ചെയ്യുന്നത് എന്ന് എല്ലാവരും സ്വയം ചിന്തിക്കേണ്ടതാണ്. അല്ലെങ്കിൽ വ്യാധികൾ അനുഭവിക്കേണ്ടി വരും എന്നു തീർച്ചയാണ്. രേതോ വേഗത്തെ തടഞ്ഞാൽ ശുക്ലസ്രവം, ഗുഹ്യഭാഗങ്ങളിൽ വേദന, നീര്, പനി, ഹൃദയത്തിന് ഉപദ്രവം, മൂത്രതടസ്സം, അംഗഭംഗം, വൃദ്ധി എന്ന രോഗം, അശ്മരി (മൂത്രക്കല്ല്), പൗരുഷം നഷ്ടപ്പെടുക എന്നിങ്ങനെ എല്ലാം ആപത്തുകൾ പറയുന്നുണ്ട്. സ്ത്രീകൾക്കുള്ള ആർത്തവവേഗത്തെ തടുത്താലുള്ള വിവരം ആചാര്യന്മാർ പറഞ്ഞു കാണുന്നില്ല. അന്ന് ഒരുപക്ഷേ, ആർത്തവനിയന്ത്രണ ഔഷധങ്ങൾ ഉണ്ടായിരിക്കില്ല. എന്നാൽ ഇന്ന് അങ്ങനെ അല്ല. അതിനനേകം പുതിയ മരുന്നുകൾ ഉണ്ട്. അവ പലരും ഉപയോഗിക്കുന്നുമുണ്ട്. അതിന്റെ ഉപദ്രവങ്ങളായി പലതും കാണുന്നുമുണ്ട്. ഗുന്മൻ (രക്തജം) ആർത്തവ ക്രമക്കേട്, ആർത്തവസംഗം, അമിതാർത്തവം, രക്തദുഷ്ടി, ആശയ (ഗർഭ) ദുഷ്ടി, ത്വക്ദോഷങ്ങൾ, ശ്വേതപ്രദരം തുടങ്ങിയ പലതും കാണുന്നു. ഇന്നാണെങ്കിൽ ആർത്തവത്തിന്റെ സമയം മാറ്റാനും സന്താനനിയന്ത്രണത്തിനുമടക്കം പലരും ഈ പ്രക്രിയ ചെയ്യുന്നതായും കേൾക്കുന്നു. പിന്നെ എങ്ങനെയാണ് രോഗം വരാതിരിക്കുക. വരാതിരുന്നാലല്ലെ അത്ഭുതപ്പെടേണ്ടത്! ഇവിടെ ശുക്ലനിരോധത്തിന് പ്രതിവിധി ശാസ്ത്രം വിധിക്കുന്നുണ്ട് കോഴിസൂപ്പ്, സുരാമദ്യം, നല്ലരിച്ചോറ്, വസ്തി, എണ്ണതേപ്പ്, തേച്ചിരിപ്പ് വസ്തി ശുദ്ധീകരണങ്ങളായ മരുന്നുകൾകൊണ്ട് സംസ്കരിച്ച പാല്, ഇഷ്ടഭാര്യമാർ ഇതൊക്കെ പ്രതിവിധിയായി കാണുന്നു.

വേഗരോധോത്ഭവരോഗങ്ങളിൽ ദാഹവും നോവും അധികമുണ്ടെങ്കിലും ക്ഷീണിതനാണെങ്കിലും മലം ഛർദ്ദിക്കുന്നവനാണെങ്കിലും ആ അവസ്ഥയിൽ ചികിത്സകൊണ്ട് കാര്യമില്ലെന്നും പ്രത്യേകം പറയുന്നുണ്ട്. ആ രോഗിയെ ചികിത്സിക്കരുതെന്ന് ശാസിക്കുന്നുണ്ട്.

രോഗങ്ങളെല്ലാം തന്നെയുണ്ടാവുന്നത് വേഗോദീരണം (നിർബ്ബന്ധപൂർവ്വം പ്രവർത്തിക്കുക) കൊണ്ടും വേഗധാരണം (തടയുക) കൊണ്ടുമാണെന്ന് ശാസ്ത്രം സിദ്ധാന്തിക്കുന്നു. വേഗോദിരണങ്ങളെക്കൊണ്ട് ഉണ്ടാകുന്ന ഉപദ്രവങ്ങൾ അതാതിടത്ത് യഥാക്രമം അനേകവിധം പ്രതിവിധികൾ പറഞ്ഞിട്ടുണ്ട്. എന്നാൽ സാമാന്യമായി വായു കോപിക്കുക എന്നത് എല്ലാത്തിലും ഉണ്ടാകുന്നതാണ്. അതുകൊണ്ട് അന്നപാനാദി

കളും ഔഷധങ്ങളും വാതാനുലോമനങ്ങളായിരിക്കണം. വാതാനുലോമനങ്ങളെന്നാൽ വായുവിനെ ക്ഷോഭിപ്പിക്കാതെ അനുനയപ്പെടുത്തുന്ന വയാവണമെന്നാണർത്ഥം. പ്രപഞ്ചത്തിൽ വായു ഒഴികെ ഒന്നും തന്നെ ചലനാത്മകമല്ല. ത്രിദോഷങ്ങളുടെ സ്ഥിതിയും മറിച്ചല്ല – "പിത്തം പംഗുഃ കഫഃ പംഗുഃ" എന്ന് ശാസ്ത്രം തന്നെ പറയുന്നുണ്ട്. പംഗു എന്നാൽ നടക്കാൻവയ്യാത്തവൻ എന്നർത്ഥമാണ്. പിത്തത്തെയും കഫത്തെയും കൊണ്ടുനടക്കുന്നത് വായു ആണെന്ന് താല്പര്യം. വായുവിഷമസ്ഥിതിയിലായാൽ മറ്റെല്ലാം വിഷമാവസ്ഥയിലാവും. അതുകൊണ്ട് വായുവിനെ അനുനയിപ്പിച്ചുകൊണ്ട് വേണം മറ്റെല്ലാം ചെയ്യാൻ എന്നാണ് താല്പര്യം.

"വേഗാൻനധാരയേൽ വേഗങ്ങളെ ധരിക്കരുത്, അതായത് ഒരിക്കലും തടസ്സപ്പെടുത്തരുതെന്ന തത്ത്വോപദേശമാണ് ഇതുവരെ പറഞ്ഞ് മനസ്സിലാക്കിത്തന്നത്. പ്രകരണം ഒന്ന് മാറിയാണിനി പറയുന്നത്. ഇതേവരെ പറഞ്ഞ വേഗങ്ങളെല്ലാം ശരീരവേഗങ്ങളാണ്. ശരീരം നിലനില്ക്കാഞ്ഞാൽ ജീവനും നിലനില്പുണ്ടാകുകയില്ലല്ലോ ആജീവരക്ഷാർത്ഥമായുള്ള കാര്യമാണ് ശരീരധർമ്മം. ആ ധർമ്മങ്ങളെയാണ് ചുരുക്കം വിവരിച്ചത്. പിന്നീട് ജീവനിലേക്ക് നേരിട്ട് പ്രവേശിക്കുകയാണ്. ജീവൻ നിലനില്ക്കുന്നത് ആത്മബലത്തിലാണ് ആത്മാവില്ലെങ്കിൽ ജീവനും അതില്ലെങ്കിൽ ആത്മാവും ഉണ്ടാവില്ല. ആത്മാവ് നിത്യമായതുകൊണ്ട് അത് തനിച്ച് നിലനില്ക്കുമായിരിക്കും. അതിന് തനിച്ച് ധർമ്മങ്ങൾ നടത്താനാവില്ല. ജീവനും മനസ്സും കൂടിയുണ്ടായാലേ പ്രവൃത്ത്യുന്മുഖമാവുകയുള്ളൂ, അതുകാരണം ആത്മവിഷയത്തിലേക്കാണ് അടുത്ത് എത്തിനോക്കേണ്ടത്. അവിടെയെത്തുമ്പോൾ ശരീരവേഗങ്ങളുടെ വിവരണത്തിൽനിന്ന് വളരെ വ്യത്യസ്തമാകുന്നു. അഥവാ വിപരീതം തന്നെയെന്ന് പറയാനും വിരോധമില്ല. മനസ്സിന്റെ വേഗങ്ങൾ ലോഭം, ഈർഷ്യ, ദ്വേഷം, മാത്സര്യം, രാഗം മുതലായവയാണ്. ലോഭം എന്നതിന് സാമാന്യമായി പിശുക്ക് എന്നുപറയാറുണ്ട്. അർത്ഥാപത്തിയുടെ അത്യന്തഭാവം നോക്കുമ്പോൾ അല്പം കൂടി പറയേണ്ടിവരും. സ്വാർത്ഥചിന്തയിൽ അവനവന് നേട്ടം കൂട്ടാൻവേണ്ടി വ്യയം ചെയ്യാതിരിക്കൽ എന്നുപറയേണ്ടിവരുമെന്ന് തോന്നുന്നു. ഈർഷ്യ എന്നതിന് അസൂയ എന്നർത്ഥം. അതായത് അന്യനെ നല്ലതായി കണ്ടുകൂടായ്ക എന്ന് താല്പര്യം. ദ്വേഷം എന്നതിന് വൈരം, ശത്രുത എന്നൊക്കെയാണ് അർത്ഥം, മാത്സര്യം എന്നതിന് മത്സരബുദ്ധി (പോര്) എന്നൊക്കെയാണ് അർത്ഥം. അവിടെയും അന്യന്റെ അഭിവൃദ്ധിയിൽ അസഹിഷ്ണുത വരും. രാഗം എന്നതിന് ഇഷ്ടം എന്നു തന്നെയാണ് പറയേണ്ടത്. ആചാര്യന്റെ മംഗളശ്ലോകത്തിൽ പ്രഥമ പദം തന്നെ രാഗമെന്നാണ് വെച്ചിരിക്കുന്നത്. "രാഗാദി രോഗാൻ" എന്നാണല്ലോ തുടക്കം മാനസികമായി വേറെയും വേഗങ്ങൾ ഉണ്ട്. പ്രധാനങ്ങൾ പറഞ്ഞു എന്നുമാത്രം. ഈ വേഗങ്ങളെ ധരിക്കണം എന്നാണ് ഉപദേശം. അതായത് ഒരിക്കലും പുറത്തുവിടരുത് എന്നുതന്നെ. ഇഹലോകത്തിലും പരലോകത്തിലും ഹിതം ആഗ്രഹിക്കുന്നവൻ ഏതുനേ

രത്തും മനോവേഗങ്ങളെ നിയന്ത്രിക്കുക തന്നെ വേണം. "മനശ്ചഞ്ചലമസ്ഥിരം" എന്നു ഗീതപറയുന്നത് സ്മരിക്കേണ്ടതാണ്. അത് ഒരിക്കലും ചലിക്കാതിരിക്കാത്തതാണ്. ഒരു നിയന്ത്രണവുമില്ലാതെ ഓടിപ്പാഞ്ഞുകൊണ്ടിരിക്കും യോഗസിദ്ധി കൈവരിച്ചവരും മുനിമാരും തപസ്സു ചെയ്യുന്നത് മനസ്സിനെ ഏകാഗ്രമാക്കാനാണ്. ഈ ഏകാഗ്രമാക്കലിലൂടെ മാത്രമേ മനസ്സിനെ ആത്മാവിനോടു യോജിപ്പിക്കാനാവൂ. ഇതുതന്നെയാണ് യോഗസിദ്ധാന്തവും. ഈ സാധർമ്മ്യം ആയുർവ്വേദത്തിൽ ഉടനീളം കാണാവുന്നതാണ്. ചിലഭാഗത്ത് സ്ഥൂലമായും ചിലേടത്ത് സൂക്ഷ്മമായും ആണ് പറയുന്നതെന്നുമാത്രമേ മാറ്റമുള്ളൂ.

വീണ്ടും ചികിത്സാവിഷയത്തിലേക്ക് തന്നെ തിരിക്കാം. ശരീരത്തിലുണ്ടായിരിക്കുന്ന മലങ്ങളെ അതായത് ത്രിദോഷങ്ങളെയും മലമൂത്രാദികളെയും യഥാസമയം നിർഹരണം ചെയ്യണം (പുറത്തു കളയണം) യഥാസമയം എന്നതിന് ഋതുചര്യാദ്ധ്യായത്തിൽ വിവരിക്കുന്നവിധമെന്നാണ് അർത്ഥം. അവിടെ വളരെ വിശദമായ വിവരണം നമുക്ക് തന്നിട്ടുണ്ട്. ശരീരം സദാ ക്രിയാത്മകമായതുകൊണ്ട് മലങ്ങൾ ഉണ്ടാക്കിക്കൊണ്ടിരിക്കും. അതാതു സമയങ്ങളിൽ അതിനെ കളഞ്ഞിട്ടില്ലെങ്കിൽ അത് രോഗകാരണവും കൂടുതൽ ഈട്ടംകൂടിയാൽ മരണകാരണവും ആവും. അതിനുള്ള ക്രമം രണ്ട് വിധത്തിൽ പറയുന്നുണ്ട്. അതിൽ ആദ്യത്തേത് ലംഘനമാണ്. ലംഘനമെന്നാൽ പട്ടിണികിടക്കുക എന്നർത്ഥമാണ്. പട്ടിണി കൊണ്ട് ശമനം വന്ന ദോഷങ്ങളെ പാചനൗഷധങ്ങളെകൊണ്ട് (പചിപ്പിക്കുന്നവ - പാകം വരുത്തുന്നവ) സുഖപ്പെട്ടുവെങ്കിൽ തന്നെ വീണ്ടും ചിലപ്പോൾ കോപിക്കാനിടയുണ്ട്. എന്നാൽ ശോധനചികിത്സ കൊണ്ട് ശമിച്ചദോഷം പിന്നീടൊരിക്കലും തലപൊക്കില്ല. വിധിപ്രകാരം ശോധനക്രിയകൊണ്ടു ദോഷനിർഹരണം വരുത്തി ശുദ്ധശരീരനായ സമയത്ത് അനുയോജ്യമായ രസായനമോ വൃഷ്യൗഷധമോ കാലമറിഞ്ഞ് ശീലിപ്പിക്കാൻ വിധിക്കുന്നു. അത് ഓരോ പ്രകൃതക്കാർക്കും പറ്റുന്നത് തെരഞ്ഞെടുത്ത് വേണ്ടവിധത്തിൽ ചെയ്യുന്നു. അശ്രദ്ധ അനർത്ഥത്തിനുകാരണമായേക്കും. ഔഷധോപചാരങ്ങളെക്കൊണ്ട് ക്ഷീണിച്ച ശരീരത്തെ പത്ഥ്യാഹാരത്തിലൂടെ ക്രമേണ പോഷിപ്പിക്കണം. നവര, ഗോതമ്പ്, ചെറുപയറ്, അനുയോജ്യമായ മാംസം (മാംസഭുക്കാണെങ്കിൽ), നെയ്യ് മുതലായവ ദീപനപാചനങ്ങളായ ഔഷധങ്ങളോടുകൂടി ശീലിപ്പിക്കാം. എണ്ണതേപ്പ്, തേച്ചിരിപ്പ്, തിരുമ്മൽ, കുളി, കഷായവസ്തി, സ്നേഹവസ്തി തുടങ്ങിയവകൊണ്ട് പരിചരിക്കണം. അങ്ങനെ പരിചരിച്ചാൽ ആ ശരീരത്തിൽ ജഠരാഗ്നി പൂർവ്വസ്ഥിതിയിൽനിന്ന് ഉത്തരോത്തരം ശക്തമാവും. അതുകാരണം ശരീരസ്ഥിതി സമീകൃതവും ബുദ്ധി, വർണ്ണം (നിറം) ഇന്ദ്രിയപൗഷ്കല്യം, പൗരുഷം, ആയുസ്സ് എന്നിവ വർദ്ധിക്കുകയും ചെയ്യും.

അനന്തരം ആഗന്തുകരോഗങ്ങളുടെ ഒരേകദേശസ്വഭാവമാണ് പഠിപ്പിക്കുന്നത്. ഗ്രഹങ്ങൾ, വായു (പ്രകൃതിവിരുദ്ധമായ കാറ്റ്) തീയ്യ്, ക്ഷതം (മുറിവ്, ചതവ് മുതലായവ) അംഗഭംഗം (കൈകാലൊടിയൽ) മുതലായ

വയും രാഗദ്വേഷഭയാദികളും ഇവയിൽ നിന്നും ഉണ്ടായ രോഗങ്ങളെ ആഗന്തുകങ്ങൾ എന്നുപറയുന്നു. അവയുടെ പ്രതിവിധിയും ഉപദേശിക്കുന്നുണ്ട്. പ്രജ്ഞാപരാധം ചെയ്യാതിരിക്കുക എന്നു പറഞ്ഞാൽ മനസ്സാക്ഷിക്ക് വിരുദ്ധമായി പ്രവർത്തിക്കാതിരിക്കുക എന്ന് മൊത്തം പറയുന്നതായിരിക്കും ഭേദം. വിശദീകരണത്തിന് പുറപ്പെട്ടാൽ വിഷമമമാണ് സംഭവിക്കുക. *അഷ്ടാംഗസംഗ്രഹ*ത്തിൽ പ്രജ്ഞാപരാധത്തെ കായവാങ്മാനസമായി മൂന്ന്വിധമുണ്ടെന്നു പറയുന്നുണ്ട്. ചരകൻ ഈ വിഷയത്തെ വളരെ ഏറെ വിപുലമാക്കി പറയുന്നുണ്ട്. വലുതാക്കുന്നേടത്തോളം സംശയം കൂടിവരുമെന്നുതോന്നുന്നു. ഇന്ദ്രിയങ്ങളെ (കണ്ണ് മുതലായവയെ) അമിതമായി ക്ലേശിപ്പിക്കാതിരിക്കുക, അനാവശ്യങ്ങളിലേക്ക് വിടാതിരിക്കുക സ്വയം ബോധം ഉണ്ടാകുക, ദേശത്തേയും കാലത്തേയും സ്വന്തമായും (ആത്മാവിനെ) മനസ്സിലാക്കുക. അഥർവ്വവിധിപ്രകാരമുള്ള ശാന്തിചെയ്യുക, സൽസ്വഭാവങ്ങളെ പിന്തുടരുക (അനുവർത്തിക്കുക), ഗ്രഹപ്പിഴയ്ക്ക് പരിഹാരം ചെയ്യുക മുതലായവയാണ് ആഗന്തുക വ്യാധി പരിഹാരമായി (വരാതിരിക്കാനായിട്ടും വന്നത് ശമിക്കാനായിട്ടും) പറയുന്നത്. ആഗന്തു രോഗങ്ങൾ അധികവും മാനസികമാണെന്ന് ആദ്യം സൂചിപ്പിച്ചിട്ടുണ്ട്. അതിന്റെ ഒരു ഏകദേശ വിവരണമാണിപ്പോൾ പറഞ്ഞത്. ഇതിൽനിന്നും ചില്ലറ മാറ്റങ്ങളോടെ വരുന്നവയും ഉണ്ട്. ശാസ്ത്രമാവുമ്പോൾ ഒരു പരിധിവരെയല്ലേ പറയാൻ പറ്റുകയുള്ളൂ. അതുകൊണ്ട് ആ വിഷയങ്ങൾ പ്രത്യുല്പന്ന മതിയായ വൈദ്യൻ വേണ്ടവിധത്തിൽ മനസ്സിലാക്കി അതാതു സന്ദർഭങ്ങളിൽ ഉചിതമായ പ്രതിവിധി ചെയ്യേണ്ടതാണ്.

പിന്നീട് സാമാന്യമായ, സാർവ്വത്രികമായ ചില പാഠങ്ങളാണ് ഉപദേശിക്കുന്നത്. ശീതകാലത്തുണ്ടാവുന്ന ദോഷസഞ്ചയത്തെ (കൂടിയവയെ) വസന്തർത്തുവിൽ ശോധനക്രിയകളിലൂടെ നിർഹരണം ചെയ്യണം. ശീതകാലമെന്നു പറഞ്ഞാൽ ഹേമന്തശിശിരർത്തുകളാണ്. ഗ്രീഷ്മത്തിലേതിനെ വർഷകാലത്ത് ശുദ്ധിവരുത്തണം. വർഷത്തിലുണ്ടാകുന്നതിനെ ശരത്ക്കാലത്ത് നിർഹരിക്കണം. ഇങ്ങനെ യഥാക്രമം യഥോചിതം കേടുകളെ നീക്കിക്കൊണ്ടിരുന്നാൽ ഒരിക്കലും രോഗബാധയില്ലാതെ കഴിഞ്ഞുകൂടാൻ സാധിക്കും എന്നാണ് ശാസ്ത്രം വിളംബരപ്പെടുത്തുന്നത്. നിത്യേന ആഹാരവിഹാരങ്ങൾ അനുകൂലമാക്കി ചിന്തിച്ച് വേണ്ടത് ചെയ്ത് വിഷയങ്ങളിൽ ആസക്തിയില്ലാതെ ദാനശീലനായി എല്ലാവരേയും ഒരുപോലെ കണ്ട് സത്യവ്രതനായി ക്ഷമാശീലനായി ആശ്രയിക്കുന്നവരിൽ സ്നേഹസമ്പന്നമായി കഴിഞ്ഞുകൂടുന്നവരിൽ ഒരിക്കലും രോഗം ബാധിക്കുകയില്ല എന്ന ഉപദേശത്തോടെ ആ ഒരു പ്രകരണം ആചാര്യൻ അവസാനിപ്പിക്കുകയാണ്.

# അഞ്ച്

**രോ**ഗാനുല്പാദനീയം എന്ന അദ്ധ്യായത്തിനുശേഷം ആചാര്യൻ എത്തിനോക്കുന്നത് ദ്രവ ദ്രവ്യവിജ്ഞാനീയ പ്രകരണത്തിലേക്കാണ്. ദ്രവ സ്വഭാവത്തിലുള്ള ദ്രവ്യങ്ങൾ എന്നാണ് ദ്രവദ്രവ്യം എന്നതിന്റെ അർത്ഥം. അവയെക്കുറിച്ചുള്ള അറിവ് അനിവാര്യമാണ്. അവയിൽ ഏറ്റവും പ്രധാനവും പ്രഥമവുമായത് വെള്ളം (പാനീയം) തന്നെയാണ്. അതുകൊണ്ട് അതിനെ വർഗ്ഗംതിരിച്ച് വിവരിക്കുന്നു. വെള്ളം പ്രപഞ്ചത്തിൽ അനുപേക്ഷണീയമാണ്. വെള്ളമില്ലാതെ ഒന്നും തന്നെ ഉണ്ടാവുന്നില്ല, ഉണ്ടായിട്ടില്ല, ഉണ്ടാവുകയുമില്ല. ആദ്യം വിവരിക്കുന്നത് ഗംഗാജലത്തെ (ആകാശത്തിലെ കാർമേഘങ്ങളിൽനിന്ന് നേരിട്ടെടുത്ത് സൂര്യചന്ദ്രരശ്മികളും കാറ്റുമേറ്റ വെള്ളം എന്നർത്ഥം)യാണ്. അത് ജീവനമാണ്. എന്നുവച്ചാൽ പ്രകൃതിക്ക് ഊർജ്ജത്തെ പ്രദാനം ചെയ്യുന്നതാണ്. തൃപ്തിയെ ഉണ്ടാക്കുന്നു. ഹൃദയത്തെ പ്രീതിപ്പെടുത്തുന്നു. സന്തോഷത്തെ ഉണ്ടാക്കുന്നു. ബുദ്ധിയെ തെളിയിക്കുന്നു. നേർമ്മയായതും അവ്യക്തരസങ്ങളോടുകൂടിയതുമാകുന്നു. തണുപ്പും ലഘുത്വവും (ഗുരുത്വത്തിന് വിപരീതം) ഉള്ളതും അമൃത സമാനവുമാകുന്നു. ഇതാണ് ഗംഗാബുവിന്റെ വിശകലനം. ഹിതാഹിതത്വ വിഷയത്തിൽ ഇത് ദേശത്തെയും കാലത്തെയും അപേക്ഷിച്ചിരിക്കും. നമ്മുടെ നാട്ടിലെ ഏറ്റവും വിശിഷ്ടമായ വെള്ളം തിരുവാതിര ഞാറ്റുവേലയിൽ പെയ്യുന്നതാണെന്ന് പറയാറുണ്ട്. അതിന് തക്കതായ കാരണവുമുണ്ട്. തിരുവാതിര ഞാറ്റുവേല കർക്കിടകത്തിലാണ് വരിക. ആ കാലത്താണല്ലോ എല്ലാ ചെടികളും മരങ്ങളും മഹാവൃക്ഷങ്ങളും പുതുവേരുകൾ പുറത്തേക്ക് പായിക്കുക. അവശ്യദ്രവ്യഗുണങ്ങൾ ആഗിരണം ചെയ്യാൻ പ്രകൃതി അനുവദിച്ച സമയമതാണെന്നാണല്ലോ അതിൽനിന്ന് മനസ്സിലാക്കേണ്ടത്.

ഗംഗാബുവിന്റെ ലക്ഷണം വിവരിക്കുന്നുണ്ട്. നല്ലരിച്ചോറ് വെള്ളി പ്പാത്രത്തിലാക്കി വെള്ളമൊഴിച്ചു വച്ചാൽ നുലവോ നിറമാറ്റമോ കാണു ന്നില്ലെങ്കിൽ ആ വെള്ളം ഗംഗാബുവാണ്. അങ്ങനെയുള്ള വെള്ളം കുടി ക്കാം. ഈ പറഞ്ഞതിൽനിന്ന് വ്യത്യസ്തമാണെങ്കിൽ ഗംഗാബുവല്ല. അതുപയോഗിക്കരുത്. ഇവിടെ ഗംഗാംബുവെന്ന പദം ഉപയോഗിച്ചത് ശ്രദ്ധേയമാണ്. ഗംഗാനദിയിൽ നിന്നെടുത്ത വെള്ളം എത്രകാലം വെച്ചാലും കേടുവരാറില്ല. ഇത് അനുഭവമാണ്. അതുകൊണ്ടുതന്നെയാണ് ഗംഗയിലെ കുളിക്ക് ഇത്രയും മാഹാത്മ്യം ഉണ്ടായത്. സമുദ്രജലത്തെ ക്കുറിച്ചാണ് പിന്നീട് വിവരിക്കുന്നത്. മുൻപറഞ്ഞ ഗുണങ്ങളിൽനിന്ന് വിപ രീതമായിക്കണ്ടാൽ സമുദ്രജലമായി കണക്കാക്കണം. അശ്വയുജമാസ ത്തിലൊഴികെ അതു കുടിക്കരുത്. ഗംഗാബു നല്ല വൃത്തിയുള്ള പാത്ര ത്തിൽ ദുഷിക്കാതെ സൂക്ഷിച്ചാൽ എപ്പോഴായാലും കുടിക്കാം. അതു കിട്ടിയില്ലെങ്കിൽ അതിനോടു ഏറ്റവും സാമ്യഗുണമുള്ള ഭൂമിയിൽ നില്ക്കുന്ന വെള്ളം ഉപയോഗിക്കാം. പക്ഷേ, വൃത്തിയുള്ള പ്രദേശത്ത് ധാരാളമായി വെയിലും കാറ്റും കൊള്ളുന്ന തെളിഞ്ഞ വെള്ളമായിരിക്ക ണം. ചെളിയും ചണ്ടിയും പുല്ലും ഇലകളുമുള്ളതും വെയിലും നിലാവും കാറ്റുമേല്ക്കാത്തതും പുതുമഴയ്ക്ക് വരുവൊലിച്ചോ മറ്റോ കെട്ടിക്കിട ക്കുന്നതും ഗുരുത്വമുള്ളതും കട്ടിക്കൂടിയതും നുരയുന്നതും കീടങ്ങളു ള്ളതും അത്യുഷ്ണമായതും പല്ലുകോച്ചുന്ന തണുപ്പുള്ളതും ഇടമഴയിൽ പെയ്യുന്നതും പുതുമഴയിലേതും മാറാല (ലൂതാ) മുതലായ കീടങ്ങളുടെ മലമൂത്രാദികളുള്ളതും ആയ വെള്ളം കുടിക്കരുത്. പടിഞ്ഞാറൻ സമു ദ്രത്തിലേക്ക് അതിശക്തിയായ ഒഴുക്കോടും തെളിഞ്ഞ വെള്ളത്തോടും കൂടിയ നദിയിലെ വള്ളം പഥ്യമായതാണ്. വിപരീത സ്വഭാവമുള്ളവ ഗുണം കൊണ്ടും വിപരീതം തന്നെയാണ്. ഗൗഡപ്രദേശത്തുള്ളവയും മാളവത്തിലുള്ളവയും കൊങ്കണത്തിലുള്ളവയും ആയ നദികളിലെ വെള്ളം ഉപയോഗിച്ചാൽ മൂലക്കുരു ഉണ്ടാകും. മഹേന്ദ്രപർവ്വതത്തിൽ നിന്നുള്ളതിലെയാണെങ്കിൽ ഉദരരോഗത്തെയും, മന്തിനെയും ഉണ്ടാക്കും. സഹ്യനിൽനിന്നുള്ളവയും വിന്ധ്യനിൽനിന്നുള്ളവയുമായ നദിയിലേതാ ണെങ്കിൽ കുഷ്ഠം, പാണ്ഡുരോഗം, ശിരോരോഗം എന്നിവയെ ഉണ്ടാക്കു ന്നു. പാരിയാത്രത്തിൽ നിന്നുത്ഭവിച്ചവ ത്രിദോഷഹരമായി പറയുന്നു. ഇതിൽ ചില അഭിപ്രായമാറ്റം മറ്റുചില ആചാര്യന്മാർ പ്രകടിപ്പിച്ചിട്ടുണ്ട്. വാഹടൻ ത്രിദോഷഹരമാണെന്നും ബലത്തെയും പൗരുഷത്തെയും ഉണ്ടാക്കും എന്നും പറഞ്ഞുകാണുന്നു. സമുദ്രജലം മൂന്നു ദോഷങ്ങ ളെയും വർദ്ധിപ്പിക്കുകയോ കോപിപ്പിക്കുകയോ ചെയ്യും. കുളം, കിണർ മുതലായവയിലെ വെള്ളത്തിന് പ്രാദേശികാടിസ്ഥാനത്തിൽ ഗുണത്തിന് വ്യത്യാസം വരുന്നതാകുന്നു. ആനൂപദേശത്ത് ആനൂപസ്വഭാവവും ജാംഗ ലദേശത്ത് ആ ദേശസ്വഭാവവും വെള്ളത്തിനുണ്ടാകുമെന്ന് അറിയണം. അല്പാഗ്നിയായവർ, ഗുന്മനമുള്ളവർ പാണ്ഡുരോഗികൾ, മഹോദരമുള്ള വർ, അതിസാരമുള്ളവർ, അർശസ്സുള്ളവർ (മൂലക്കുരു), ഗ്രഹണിയുള്ള

വർ (ശോഷികൾ), നീരുള്ളവർ എന്നിവർ വെള്ളം കുടിക്കരുത്. ദാഹം സഹിക്കാൻ വയ്യാതായാൽ അല്പം കുടിക്കാം. ശരത്ക്കാലവും വേനല്ക്കാലവും ഒഴിച്ചുള്ള സമയങ്ങളിൽ സ്വസ്ഥനാണെങ്കിലും വെള്ളം കൂടി കഴിയുന്നതും കുറയ്ക്കണം. ഭക്ഷണത്തിന്റെ ആദ്യത്തിലും മദ്ധ്യ ത്തിലും അവസാനത്തിലും വെള്ളം കുടിക്കുമ്പോൾ ഫലത്തിൽ മാറ്റ മുണ്ട്. ആദ്യത്തിലാണെങ്കിൽ കൃശാംഗരാകും. മദ്ധ്യത്തിലാണെങ്കിൽ സമ ന്മാരാകും (വേണ്ടുന്നവിധം). അവസാനം വെള്ളം കുടിക്കുന്നത് സ്ഥൗല്യ മുണ്ടാക്കും. തണുത്തവെള്ളം മദാത്യയരോഗത്തെയും തളർച്ചയേയും മൂർച്ഛാരോഗത്തെയും ഛർദ്ദിനെയും വിയർപ്പിനെയുംതലചുറ്റിനെയും ദാഹ ത്തെയും ചൂടിനെയും ചുട്ടുകത്തലിനെയും രക്തപിത്തത്തെയും വിഷ ത്തെയും ശമിപ്പിക്കുന്നതാണ്. ഉഷ്ണോദകം (ചുക്കുവെള്ളം)ദഹന ത്തെയും പചനത്തെയും കണ്ഠശുദ്ധിയെയും വസ്തിശുദ്ധിയെയും ചെയ്യുന്നതാണ്. എക്കിട്ട്, മേൽ വയറ് വീർപ്പ്, വാതവികാരങ്ങൾ, കഫവി കാരങ്ങൾ, പഞ്ചശോധനകർമ്മം കഴിഞ്ഞവർ, നവജ്വരം-ചുമ-പീനസം ആമബന്ധം - (ദഹിക്കായ്ക) ശ്വാസംമുട്ടു വിലക്കം - (വാരിവേദന) മുത ലായവയിൽ അത്യന്തം ഹിതമാണ്. ആ വെള്ളം തന്നെ തിളപ്പിച്ചാറിയ താണെങ്കിൽ നൂലുവുണ്ടാക്കാത്തതും ലഘുവും പിത്ത സംസൃഷ്ടവ്യാ ധികളിൽ ഹിതവുമാകുന്നു. അതുതന്നെ പഴകിയാൽ അഹിതവുമാണ്.

പാനീയ ജലത്തിന്റെ വിഷയത്തിൽ ഇനിയും പലവിവരങ്ങളും പ്രത്യേകഘട്ടത്തിൽ പറയുന്നുണ്ട്. ഈ ഘട്ടത്തിൽ തല്ക്കാലം അത് അവസാനിപ്പിക്കുന്നു. അടുത്തതായി പറയുന്നത് നാളികേരവെള്ളത്തെ ക്കുറിച്ചാണ്. അത് സ്നിഗ്ദ്ധഗുണമുള്ളതും മധുരരസത്തോടുകൂടിയതും ശുക്ലവൃദ്ധികരവും ശീതവീര്യവും ലഘുവുമാണ്. ദാഹത്തെയും പിത്ത വികാരത്തെയും വാതവികാരത്തെയും കുറയ്ക്കും. ദഹനശക്തി വർദ്ധി പ്പിക്കും. മൂത്രാശയത്തെ ശുദ്ധിവരുത്തുകയും ചെയ്യും. വർഷകാലത്ത് ആകാശജലം (ഗംഗാബു) വിശിഷ്ടവും നദീജലം നികൃഷ്ടവുമാണ്.

അടുത്ത് വിവരിക്കുന്നത് ദ്രവദ്രവ്യമായ ക്ഷീരവർഗ്ഗത്തെക്കുറിച്ചാണ്. പാലിന്റെ സാമാന്യഗുണങ്ങൾ - രസവും പാകരസവും മധുരമാണ്. മെഴു ക്കുകലർന്നതാണ്, ഓജസ്സിനെ വർദ്ധിപ്പിക്കുന്നതുമാണ്, ധാതുക്കളെ പോഷിപ്പിക്കും. വാതത്തെയും പിത്തത്തെയും ശമിപ്പിക്കുന്നതാണ്. ശുക്ല വൃദ്ധികരവുമാണ്, കഫത്തെ വർദ്ധിപ്പിക്കുന്നതാണ്. ഗുരുത്വമുള്ളതും ശീതവീര്യവുമാണ്. ഇങ്ങനെയാണ് പാലിന്റെ പൊതുവിലുള്ള സാമാന്യ ഗുണങ്ങൾ. ഇങ്ങനെ സാമാന്യം വിവരിച്ചതിനു ശേഷം വിശേഷത്തിലേക്ക് കടക്കുമ്പോൾ ആദ്യം വിവരിക്കുന്നത് പശുവിൻ പാലാണ്. അത് ജീവ നീയമാണ്. ജീവനീയം എന്നുവെച്ചാൽ ശരീരത്തിന്റെ ഓജസ്സിനെ വർദ്ധി പ്പിക്കുന്നത് എന്നർത്ഥമാണ്. രസായനമാണ് - രാസധാതുക്കളിലൂടെ പ്രവേശിച്ച് എല്ലാ ധാതുക്കളെയും പോഷിപ്പിക്കുന്നതാണ് എന്ന് താല്പര്യം. ക്ഷതം കൊണ്ട് (ചതവ്) ക്ഷീണിച്ചവർക്ക് വളരെ വിശിഷ്ട മാണ്. മേധാകരമാണ്, ബലകരമാണ്, മുലപ്പാലിനെ വർദ്ധിപ്പിക്കുന്നതാ

ണ്. മലത്തെ പുറത്തുകളയുന്നതാണ് (സരം) ക്ഷീണം, തലചുറ്റൽ, മദം, അശ്രീകരത്വം, ശ്വാസംമുട്ട്, ചുമ, ദാഹം, വിശപ്പ്, പഴകിയപനി, മൂത്രകൃച്ഛ്രം, രക്തപിത്തം എന്ന രോഗം ഇവയെ ശമിപ്പിക്കുന്ന ദിവ്യൗഷധമാണ്. പശുവിൻ പാലിന്റെ വിവരണം കഴിഞ്ഞ് എരുമപ്പാലിന്റെ വിവരങ്ങൾ പറയുന്നു. അത്യഗ്നിയുള്ളവർക്ക് വിശേഷമാണ്. ഉറക്കം കുറവായവർക്ക് സുഖനിദ്രയുണ്ടാക്കുന്നതാണ്. ശീതവീര്യവും ഗുരുത്വവും ഉണ്ട് എന്ന് പറയുന്നു. അപ്പോൾ അല്പം സ്തംഭനസ്വഭാവം ഉണ്ടാകാതെ വയ്യ. എരുമപ്പാലിന്റെ വിവരണത്തിന് ശേഷം ആട്ടിൻപാലിന്റെ സ്വഭാവത്തെപ്പറ്റി വിവരിക്കുന്നു. ആടുകൾ കുറച്ചെ വെള്ളം കുടിക്കുകയുള്ളൂ. വ്യായാമശീലന്മാരാണ്. എരുവും കയ്പും പ്രധാനമായ ആഹാരമാണവർ തിന്നുന്നത്. അതുകൊണ്ട് ആട്ടിൻപാൽ ലഘുവും ശോഷഹരവുമാണ് (ദേഹത്തെ പുഷ്ടിപ്പെടുത്തും) പനിയെ കുറയ്ക്കും, ശ്വാസംമുട്ട് ശമിപ്പിക്കും. രക്തപിത്തത്തെയും അതിസാരത്തെയും ജയിക്കുന്നതാണ്. ഒട്ടകത്തിന്റെ പാൽ അല്പം ഉഷ്ണവീര്യവും രൂക്ഷതയും ഉപ്പിന്റെ അംശവും കൂടിച്ചേർന്നതാണ് ലഘുവായതും (വേഗം ദഹിക്കുന്നത്). വാതരോഗം കഫോപദ്രവം, മേൽ വയർ വീർക്കൽ, കൃമിരോഗം, നീര് (ശോഫം) മഹോദരം, മൂലക്കുരു എന്നിവയ്ക്ക് വിശേഷമാണ്. സ്തന്യം (മുലപ്പാൽ) വാതപിത്തഹരമാണ്. രക്തജരോഗങ്ങളെ ശമിപ്പിക്കും. ചതവ് മുതലായവയിൽ വിശേഷമാണ്. കണ്ണിലുണ്ടാകുന്ന എല്ലാ രോഗത്തിനും വളരെ നല്ലതാണ്. തർപ്പണത്തിനും (തടം പിടിച്ചുനിർത്താൻ) ആശ്ച്യോതനം, (അടുത്ത് വിവരിക്കുന്നുണ്ട്) നസ്യം ഇവയ്ക്ക് ഉപയോഗിക്കാവുന്നതും ആണ്. ചെമ്മരിയാട്ടിൻപാല് ഹൃദയത്തിനുനന്നല്ല. ഉഷ്ണവീര്യമാണ്. വാതവ്യാധിയെ ശമിപ്പിക്കും. എക്കിട്ടിനെയും ശ്വാസംമുട്ടിനെയും പിത്തകഫങ്ങളുടെ വൃദ്ധിയേയും ഉണ്ടാക്കും. ആനയുടെ പാല് സ്ഥൈര്യത്തെ ഉണ്ടാക്കുന്നതാണ്. ഒറ്റക്കുളമ്പായ മൃഗങ്ങളുടെ പാല് ഉഷ്ണവീര്യവും ലഘുവുമാണ്. ശാഖാവാതഹരമാണ് (അംഗങ്ങളിൽ ഉണ്ടാക്കുന്ന വാതോപദ്രവങ്ങൾ) പുളിരസവും ലവണാംശവും കലർന്നതാണ്. ജഡതയെ (മന്ദത്വം) ഉണ്ടാക്കുന്നതുമാണ്. സാമാന്യമായി പാലുകളെല്ലാം തന്നെ പച്ചയാണെങ്കിൽ നൂലുണ്ടാക്കുന്നതും (അഭിഷ്യന്ദി) ഗുരുത്വമുള്ളതും ആകുന്നു. യുക്തി പോലെ പാകം ചെയ്താൽ ആ ദോഷം തീരുന്നതാണ്. അധികം കുറുക്കിയാൽ ഗുരുത്വംകൂടും ധാരോഷ്ണമാണെങ്കിൽ (കറന്ന ചൂടോടെ) അമൃതുപോലെയാണ്.

പാലിന്റെ വിവരണത്തിന് ശേഷം തൈരിന്റെ ഗുണദോഷങ്ങളാണ് അവതരിപ്പിക്കുന്നത്. തൈര് എന്നുവച്ചാൽ ഉറക്കമൊഴിച്ച് കലക്കി നെയ്യെടുക്കാത്തതിനെയാണ് പറയാറ്. അതിന്റെ പാകരസം അമ്ലമാണ്. മലബന്ധം ഉണ്ടാക്കും. ഗുരുത്വമുള്ളതാണ്. ഉഷ്ണവീര്യമാണ് വാതഹരവുമാണ്. മേദസ്സിനെയും ശുക്ലത്തെയും ബലത്തെയും വർദ്ധിപ്പിക്കും. കഫപിത്തവികാരങ്ങളെ ഉണ്ടാക്കും. ജഠരാഗ്നിയെ വർദ്ധിപ്പിക്കും. ശോഫത്തെ (നീര്) ഉണ്ടാക്കുന്നതാണ്. രുചികരവും അരുചിക്ക് ഔഷധവുമാണ്. വിറച്ച്

പനി (തുള്ളപ്പനി)യിലും വിഷമജ്വരത്തിലും പീനസരോഗത്തിലും മൂത്ര കൃച്ഛ്രത്തിലും ഹിതമാണ്. ഗ്രഹണിയിൽ കലക്കി നെയ്യെടുത്ത് ഉപയോഗിക്കാം. തൈര് (കലക്കാത്തത്) രാത്രി കഴിക്കരുത്. ചൂടോടെ കഴിക്കരുത്. വസന്തം, ഗ്രീഷ്മം, ശരത് ഈ കാലയളവിൽ ഉപയോഗിക്കരുത്. ചെറുപരുപ്പിന്റെ രസം (യൂഷം) തേൻ, നെയ്യ്, പഞ്ചസാര നെല്ലിക്ക ഇവയോടു കൂടാതെ കഴിക്കരുത്. ഈ എല്ലാ ഉപകരണങ്ങളുണ്ടെങ്കിൽപ്പോലും നിത്യം ഉപയോഗിക്കരുത്. പാലിൽ ഉറയൊഴിച്ച് തൈരാവുന്നതിന് മുമ്പ് ഉള്ള സമയത്ത് ആ ദ്രവ്യത്തെ മന്ദം എന്നാണ് പറയുക. അതും ഉപയോഗിക്കരുത്. മറിച്ചായാൽ പനി, വിസർപ്പമെന്ന ത്വക് രോഗം. കുഷ്ഠം, പാണ്ടുരോഗം, ഭ്രമം (തലചുറ്റൽ) എന്നിവയുണ്ടാവും. മോര് എന്നതിന്റെ വിവരണമാണടുത്തത്. അത് ലഘുവാണ്. ചവർപ്പും പുളിയുമാണ് രസം.. അഗ്നിബലമുണ്ടാക്കും (ദഹനം), കഫവാതകങ്ങളെ ജയിക്കുന്നതാണ്. ശോഫത്തെയും മഹോദരത്തെയും മൂലവ്യാധിയെയും ഗ്രഹണീരോഗത്തെയും മൂത്രതടസ്സത്തെയും അരുചിയെയും, പ്ലീഹാരോഗം, ഗുൻമ്മൻ, പാണ്ഡുരോഗം എന്നിവയെയും ശമിപ്പിക്കുന്നതാണ്. ഘൃത വ്യാപത്തിൽ പ്രതിവിധിയാണ്. കൂട്ടുവിഷത്തിനും (ഗരം) ഔഷധമാണ്. ഇത്രയും ഗുണദോഷവിചിന്തനം മോരിനെക്കുറിച്ചാണ് വിവരിച്ചത്.

മോര് എന്നുപറയുന്നതിനെപ്പറ്റിയും അറിയേണ്ടതുണ്ട്. പാല് ഉറയൊഴിച്ചാൽ തൈരാവും. അത് വെള്ളം ചേർത്ത് കലക്കി നെയ്യ്മാറ്റി രണ്ട് ദിവസം വച്ചാലാണ് മോര് എന്നു പറയുക. പണ്ടത്തെ സമ്പ്രദായത്തിൽ അന്നന്ന് കലക്കുന്ന മോര് ഭരണിയിലൊഴിച്ച് തെളി മെല്ലെ എടുക്കുക എന്നതാണ് പതിവ്. അതിനെയാണ് മോര് എന്നുപറയുന്നത്. അങ്ങനെ തുടർച്ചയായി വെക്കുകയാണ് പഴയ നടപടി. ശ്രദ്ധിക്കാതിരുന്നാൽ നാറും. അപ്പപ്പോൾ വക്കും ഉള്ളും തുടച്ച് ശീലയിട്ടടച്ചുവച്ചാൽ വളരെക്കാലം തുടർച്ചയായി കേടുവരാതിരിക്കും. ഇന്നതിനൊന്നും മെനക്കെടാറേയില്ല. അതിനും പുറമെ ഇപ്പോൾ പുറമെ നിന്നു വാങ്ങുകയാണെങ്കിൽ നെയ്യെടുക്കാത്ത പാലു കിട്ടുമോ എന്നുതന്നെ സംശയമാണ്. സ്വന്തം പശുക്കളുടെ പാലിനും പഴയ ഗുണങ്ങളില്ല. കാലിത്തീറ്റയുടെ തരമനുസരിച്ചിരിക്കും പാലിന്റെ തരവും.

അടുത്തതായി വിവരിക്കുന്നത് തൈരിൻ തെളി (മസ്തു)യുടെ ഗുണദോഷങ്ങളാണ്. അത് മലശോധനയുണ്ടാക്കുന്നതാണ്. സ്രോതശ്ശുദ്ധിയെ ചെയ്യുന്നതും വിഷ്ടംഭത്തെ (സ്തംഭനം) ഇല്ലാതാക്കുന്നതും ലഘുത്വത്തോടുകൂടിയതുമാണ്. ഇപ്പോൾ ഗവ്യങ്ങളിൽ പാല്, തൈര്, മോര്, തൈരിൻ തെളി എന്നിവയെ വിശദീകരിച്ചു കഴിഞ്ഞു. വെണ്ണയുടെ വിവരണത്തിലേക്ക് പ്രവേശിക്കുന്നു. വെണ്ണ പുത്തനാണെങ്കിൽ ശുക്ലത്തെ വർദ്ധിപ്പിക്കുന്നതും ശീതവീര്യവും നിറത്തെയും ബലത്തെയും ദഹനത്തെയും ഉണ്ടാക്കുന്നതുമാണ്. മലബന്ധം അല്പമുണ്ടാക്കും. വാതം, രക്തപിത്തം, ക്ഷയരോഗം, മൂലക്കുരു, അർദ്ദിതരോഗം (വായകോടൽ), ചുമ എന്നിവയെ ശമിപ്പിക്കുന്നതുമാകുന്നു. അതുതന്നെ പാലിൽ നിന്നെടുത്തതാണെങ്കിൽ

രക്തപിത്തം എന്ന രോഗത്തെ ശമിപ്പിക്കും. കണ്ണിലെ എല്ലാ രോഗങ്ങൾക്കും നല്ലതാണ്.

നെയ്യിന്റെ ഫലത്തെപ്പറ്റിയാണ് പിന്നീട് വിവരിക്കുന്നത്. ബുദ്ധിക്കും സ്മൃതിക്കും മേധയ്ക്കും അതിവിശിഷ്ടമാണ്. ആയുസ്സിനെ വർദ്ധിപ്പിക്കും. അഗ്നിബലത്തെയും ദേഹബലത്തെയും ഉണ്ടാക്കും. ശുക്ലവൃദ്ധികരമാണ്. കണ്ണിന് നന്മചെയ്യുന്നതാണ്. കുട്ടികൾക്കും വൃദ്ധന്മാർക്കും നല്ലതാണ്. പുംസവനമാണ്. ശരീര സൗന്ദര്യം വർദ്ധിപ്പിക്കും. സൗകുമാര്യം ഉണ്ടാകും. ശബ്ദത്തെ ശുദ്ധി വരുത്തും. നന്നാക്കും. ചതവു മുതലായവയുടെ ഉപദ്രവങ്ങൾ കുറയ്ക്കും. ക്ഷീണം കുറയ്ക്കും,. വിസർപ്പത്തെ ശമിപ്പിക്കും.ശസ്ത്രക്രിയകൊണ്ടോ തീപ്പൊള്ളൽകൊണ്ടോ ഉള്ള വിഷമങ്ങൾ തീർക്കും. വാതപിത്തങ്ങളെ ശമിപ്പിക്കും. വിഷഹരവും ഉന്മാദഹരവുമാണ്. ദേഹപുഷ്ടിയുണ്ടാക്കും. ശ്രീകരമാണ്. പനിയെ കുറയ്ക്കും. സ്നേഹദ്രവ്യങ്ങളിൽ വച്ച് ഉത്തമമാണ് പശുവിൻ നെയ്യ്. ശീതവീര്യമാണ്. പ്രായത്തെ നിലയ്ക്ക് നിർത്തും. വേണ്ടപോലെ ഔഷധങ്ങൾചേർത്ത് പാകപ്പെടുത്തിയാൽ എത്രയും ഇരട്ടി ഫലത്തെ വർദ്ധിപ്പിക്കുവാൻ സാധിക്കുന്നതാണ്. ആ ഫലവൃദ്ധിയനുസരിച്ച് കർമ്മസിദ്ധിയും ഉണ്ടാകും. ഈ വിധിയനുസരിച്ചാണ് ക്ഷീരബലവും ധാന്വന്തരവും യഷ്ടീശതപാകവും മറ്റുമാവർത്തിക്കുക എന്ന പ്രക്രിയ പ്രായോഗികമായിത്തീർന്നത്. ഘൃതം പഴകുംതോറും ഫലം കൂടും. ഫലത്തേക്കാൾ പ്രഭാവമാണ് വർദ്ധിക്കുക. മദം എന്ന വ്യാധി, അപസ്മാര രോഗം, മൂർച്ഛാരോഗം, തല, കണ്ണ്, ചെവി ഇവയിലെ രോഗം, യോനീ രോഗം എന്നിവയിൽ പുരാണ ഘൃതത്തിന് പ്രവൃത്തി ക്ഷമതകൂടും. വ്രണത്തെ ശുദ്ധിവരുത്തി ഉണക്കും. ഈ വിഷയത്തിൽ അല്പം വിവരങ്ങൾ കൂടി പറയേണ്ടി വരും. ഘൃതത്തിന് പഴക്കം അനുസരിച്ച് പേരിലും ചില ആചാര്യന്മാർ മാറ്റം ചെയ്ത് വിവരിക്കുന്നുണ്ട്. പത്തുകൊല്ലം, അമ്പതുകൊല്ലം, നൂറുകൊല്ലം അഞ്ഞൂറുകൊല്ലം, ആയിരം കൊല്ലം ഇങ്ങനെയുള്ളതിന് നാമാന്തരങ്ങൾ തന്നെ നല്കിയിട്ടുള്ളത് ശ്രദ്ധേയമാണ്. ക്ഷീരവികൃതിയാണ് പന്നീട് പറയുന്നത്. അതു പലതരമുണ്ട്. കീലാടം (അല്പം ക്ഷീരത്തിൽ ഏറെ മോര് ചേർത്തത്) പീയൂഷം (പ്രസവിച്ച ഉടനെ കിട്ടുന്ന പാലുകൊണ്ടുണ്ടാക്കുന്നത്) കൂർചികാ (തൈരും മോരും ചേർത്തുണ്ടാക്കുന്നത്), മോരണം (ടം) (അത് കീലാടം പോലെ തന്നെ ഉള്ളതാണ്.) അതിന് പിണ്ഡനം എന്നാണ് വടക്കുഭാഗത്ത് പറയുക. ഇവ ശുക്ലത്തെയും, നിദ്രയെയും കഫത്തെയും വർദ്ധിപ്പിക്കുന്നതാകുന്നു. വയറിന് സ്തംഭനത്തെ ഉണ്ടാക്കുന്നു. ഗുരുത്വത്തോടുകൂടിയതാണ്. എല്ലാ ദോഷങ്ങളെയും കോപിപ്പിക്കുന്നതുമാണ്. ഇത്രയും വിവരണങ്ങളോടുകൂടി ക്ഷീരവർഗ്ഗം എന്ന പ്രകരണം അവസാനിപ്പിക്കുകയാണ്.

അടുത്ത് ഇക്ഷുവർഗ്ഗമാണ്. അതായത് കരിമ്പിൻ വികൃതികളുടെ വിവരണമാണ് തുടങ്ങുന്നത്. കരിമ്പിൻ നീര് - ഗുരുത്വത്തോടും സ്നിഗ്ദ്ധതയോടും കൂടിയതാണ്. വിരേചനകരവും തടിപ്പിക്കുന്നതും കഫത്തെയും

മൂത്രത്തെയും വർദ്ധിപ്പിക്കുന്നതുമാകുന്നു. ശീതവീര്യവും ശുക്ലത്തെ വർദ്ധിപ്പിക്കുന്നതും രക്തപിത്തഹരവും കഴിക്കുമ്പോഴും അഗ്നി (ജഠരാഗ്നി) പാകത്തിലും മധുരവുമായിരിക്കും. കടയ്ക്കലും തലയ്ക്കലും കൃമികളോ ജന്തുക്കളോ കേടുവരുത്തുക, നീരെടുത്ത് കൂടുതൽ സമയം വെക്കുക. കരിമ്പാട്ടുന്ന സമയത്ത് അഴുക്ക് കലരുക എന്നിത്യാദികൊണ്ട് കരിമ്പിൻ നീര് വികൃതിയെ പ്രാപിക്കും. യന്ത്രദ്വാരാ ആട്ടുകയാണെങ്കിൽ അതു സംഭവിച്ചാൽ വിദാഹിയാവും. (കഴിച്ചാൽ ഉൾപ്പുഴുക്കമുണ്ടാക്കുന്നത്) വയറിന് സ്തംഭനമുണ്ടാക്കും. ഗുരുത്വവും കൂടും. പുണ്ഡരീക കരിമ്പാണെങ്കിൽ തണുപ്പ്, തൃപ്തി, മധുരം എന്നിവയും ഉത്തമവുമാണ്. അതിലും മേന്മകുറഞ്ഞതാണ് വാംശികം (നായ്ക്കരിമ്പ്) കമ്പെടുത്തതും കാന്താരപ്രദേശത്തും നേപ്പാളിലുമുണ്ടാകുന്നവയും അതിലും മേന്മകുറഞ്ഞതുമാണ്. മാത്രമല്ല അവയിൽ ക്ഷാരഗുണവും ചവർപ്പുമുണ്ടാകും. ഉഷ്ണവിര്യമാണ്. അല്പം വിദാഹം (ഉൾപ്പുഴുക്കം) ഉണ്ടാക്കുന്നതുമാണ്. ഫാണിതം എന്നത് (കരിമ്പിൻനീര് കുറിക്കിക്കൊഴുപ്പിച്ചത്) ഗുരുത്വത്തോടുകൂടിയതാണ്. അഭിഷ്യന്ദിയാണ്. (അഭിഷ്യന്ദി എന്നതിന് വെള്ളം ഒലിക്കുന്നത് അഥവാ ഉരുക്കുന്നത് എന്നൊക്കെയാണ് അർത്ഥം) ത്രിദോഷങ്ങളെയും വർദ്ധിപ്പിക്കുന്നതാണ്. മൂത്രശുദ്ധി വരുത്തുന്നതാണ്. കഴുകി മാലിന്യം കളഞ്ഞാൽ ദോഷം കുറയും. കഫത്തെ ഏറെ വർദ്ധിപ്പിക്കില്ല. മലമൂത്രബന്ധം തീർക്കുകയും ചെയ്യും. അല്ലെങ്കിൽ അതായത് ശുചിയാക്കാതെയിരുന്നാൽ കൃമികളെ ഉണ്ടാക്കും. അതു മജ്ജ വർദ്ധിപ്പിക്കും. രക്തത്തെയും മേദസ്സിനെയും മാംസത്തെയും കഫത്തെയും ഉണ്ടാക്കും. ഇവയെയെല്ലാം ദുഷിപ്പിക്കുകയും ചെയ്യും. ഗുളം (ശർക്കര) പഴകിയാൽ ഹൃദ്യവും പത്ഥ്യവുമാണ്. പുതിയത് കഫത്തെ വർദ്ധിപ്പിക്കുകയും ജഠരാഗ്നിബലത്തെ കുറയ്ക്കുകയും ചെയ്യും. മത്സ്യണ്ഡികാ-കൽക്കണ്ടം-പഞ്ചസാര ഇവ ഉത്തരോത്തരം നന്മയുള്ളവയാണ്. മത്സ്യണ്ഡിക എന്നതിന് മീൻകണ്ണി ശർക്കര എന്നൊരു ഭാഷയാണ് പറഞ്ഞുവരാറ്. ശർക്കരകളിൽ വിശിഷ്ടമാണെന്ന് മനസ്സിലാക്കാമെന്നല്ലാതെ അതിൽക്കൂടുതൽ പറയാനറിയില്ല. പണ്ടു ചില പ്രദേശങ്ങളിൽ ശർക്കര നാട്ടിൻപുറത്ത് ഉണ്ടാക്കിയിരുന്നു. കരിമ്പ് ചക്കിലാട്ടി നീരെടുത്ത് അടുപ്പത്ത് വച്ച് കുറുക്കിയാണ് ഉണ്ടാക്കുക. അങ്ങനെയുണ്ടാക്കി ഉരുട്ടി വലിയിക്കുകയാണ് പതിവ്. അതിൽ ലവണാംശവും ചുണ്ണാമ്പും മറ്റും കൂട്ടില്ല. അങ്ങനെയുണ്ടാക്കുന്നതായിരിക്കാം കൽക്കണ്ടവും പഞ്ചസാരയും. വിശദീകരണമർഹിക്കുന്നില്ലെങ്കിലും ഇതെഴുതുന്ന കാലത്തെ സംസ്കാരമല്ല ഇന്നത്തെ. പണ്ടു വെളുത്ത തരിപ്പഞ്ചസാരയില്ല. അല്പം മഞ്ഞ നിറത്തിൽ പൊടിയായിട്ടായിരുന്നു കിട്ടിയിരുന്നത്. ഇപ്പോൾ കിട്ടുന്ന കൽക്കണ്ടവും വ്യത്യാസമുണ്ടാവുമെന്നാണ് തോന്നുന്നത്. മത്സ്യണ്ഡികയെക്കാൾ നന്മ കൽക്കണ്ടത്തിനും അതിലും നന്മ പഞ്ചസാരയ്ക്കുമാണെന്നു ശാസ്ത്രം പറയുന്നു. അനന്തരം യാഷ ശർക്കര എന്നൊരിനത്തെക്കുറിച്ച് വിവരിക്കുന്നു. യാഷ ശർക്കര എന്നത് കൊടിത്തൂവയുടെ സ്വാരസമോ കഷാ

യമോ, ചേർത്തുണ്ടാക്കുന്നതാണെന്ന് വ്യാഖ്യാനത്തിൽ കാണുന്നു. അങ്ങനെയൊരെണ്ണം ഇപ്പോൾ ലഭ്യമാണെന്നു തോന്നുന്നില്ല. അതിന്റെ ഗുണങ്ങൾ മത്സ്യണ്ഡികയോട് തുല്യമാണണെന്നും പറയുന്നുണ്ട്. കയ്പും, മധുരവും, ചവർപ്പും കൂടിയതാണെന്നും കാണുന്നു. എല്ലാ ശർക്കരകളും ചുട്ടുനീറ്റം- ദാഹം (തൃഷ്ണാ) ഛർദ്ദി, മൂർച്ഛ, രക്തപിത്തം ഇവയെ ശമിപ്പിക്കുന്നതാണ്. കരിമ്പിൻനീരുകൊണ്ടുണ്ടാക്കുന്നവയിൽ വച്ച് ശ്രേഷ്ഠമായത് പഞ്ചസാരയും നികൃഷ്ടമായത് ഫാണിതവുമാണ്. ഇക്ഷു വികാരങ്ങളായ ദ്രവ്യങ്ങളെ വിവരിച്ചു. അടുത്തതായി തൽസാദൃശ്യമുള്ള തേനിന്റെ ഗുണദോഷവിചാരമാണ്.

തേൻ കണ്ണിന് ഹിതമാണ്. ഛേദിയാണ്. ഛേദി എന്നതിന് ദോഷങ്ങളെ ഛേദിക്കുന്നത് എന്നാണ് അർത്ഥം. ദാഹത്തിന് നല്ലതാണ്. കഫത്തെ കുറയ്ക്കുന്നതാണ്. വിഷഹരമാണ്. എക്കിട്ട്, രക്തപിത്തം ഇവയെയും ശമിപ്പിക്കുന്നതാണ്. പ്രമേഹം, കുഷ്ഠം, കൃമിരോഗം, ഛർദ്ദി, കാസശ്വാസം, അതിസാരം ഇവയെ ജയിക്കുന്നതാണ്. വ്രണത്തെ ശുദ്ധി വരുത്തി ഉണക്കുന്നതാണ്. വാതത്തെ വർദ്ധിപ്പിക്കുന്നതും രൂക്ഷവും ചവർപ്പും മധുരവുമടങ്ങിയതും ആകുന്നു. മധുശർക്കര എന്നൊന്നുണ്ട്. അത് വലിയ പാത്രത്തിൽ വളരെ തേൻ അധികകാലം വെക്കുമ്പോൾ പാത്രത്തിന്റെ അടിയിൽ ഉണ്ടാകുന്നതാണ്. ആ മധു ശർക്കരയും തേനിന്റെ ഗുണങ്ങളുള്ളതാണ്. തേൻ ചൂടോടെയും ചൂടുകാലത്തും ചൂടുകൊണ്ടു വിഷമിക്കുന്നവർക്കും ഉഷ്ണമുള്ളവ ചേർത്തും കഴിക്കരുതെന്നും അങ്ങനെ ഉപയോഗിച്ചാൽ ആപത്ത് വരുമെന്നും പറയുന്നു. എന്നാൽ വമനത്തിലുള്ള (ഛർദ്ദിപ്പിക്കൽ) ദ്രവ്യങ്ങളിലും കഷായവസ്തിയിലും ചൂടോടെ ഉപയോഗിക്കാം. കാരണം ആ വിഷയത്തിൽ ഔഷധം അകത്തുചെന്ന് പാകം പ്രാപിക്കാതെ ഉടനെ നിർഗ്ഗമിക്കുന്നു എന്നതു തന്നെ. ഇക്ഷുവർഗ്ഗം ഇത്രയും വിവരിച്ച് നിർത്തുന്നു.

അടുത്ത് മുന്നിൽ വരുന്നത് തൈലവർഗ്ഗമാണ്. തൈല ശബ്ദംകൊണ്ട് എണ്ണ എന്നാണ് നമ്മുടെ വ്യവഹാരം. ശബ്ദ വ്യുല്പത്തി നോക്കിയാൽ തില (എള്ള്)ത്തിൽ നിന്നുണ്ടാകുന്നത് എന്നാണെങ്കിലും സാമാന്യമായി പറയാറുണ്ട്, എണ്ണ എന്നതും തൽസദൃശം തന്നെ. “എൾ നൈ” എന്നതിന്റെ പ്രാകൃതമാണ് എണ്ണ. അതും സാമാന്യമായി പറഞ്ഞുവരുന്നു. ഏതു ബീജത്തിൽ നിന്നുണ്ടാകുന്നു എന്നതനുസരിച്ച് അതാതിന്റെ ഗുണമാണ് അതിനുണ്ടാവുക. എന്നാൽ അതിൽ പ്രധാനി എള്ളിൽ നിന്നെടുക്കുന്നതുതന്നെ. എള്ളെണ്ണ തീക്ഷ്ണമാണ്. വ്യവായിയാണ്. വ്യവായി എന്നതിന് വ്യാപ്തിശീലം എന്നുപറയാം. ഒരു തുള്ളി എണ്ണ വെള്ളത്തിൽ വീണാൽ ആ വെള്ളത്തിൽ മുഴുവൻ പരക്കുമല്ലോ. അതുതന്നെയാണ് വ്യവായിത്വം. ത്രിദോഷത്തെ ഉണ്ടാക്കും. (സേവിച്ചാൽ) കണ്ണിന് ദോഷം ചെയ്യും. സൂക്ഷ്മസ്വഭാവമുള്ളതാണ്. ഉഷ്ണവീര്യമാണ്. കഫത്തെ വർദ്ധിപ്പിക്കുകയില്ല. കൃശന്മാരെ തടിപ്പിക്കും. തടിയന്മാരെ മെലിയിപ്പിക്കും. മലബന്ധമുണ്ടാക്കും. കൃമിഹരമാണ്. വേണ്ടവിധത്തിൽ സംസ്കരിച്ചാൽ

എല്ലാ രോഗങ്ങളെയും ശമിപ്പിക്കും. ആവണക്കെണ്ണ കയ്പും എരിവും മധുരവും കലർന്ന രസത്തോടു കൂടിയതാണ്. ഗുരുത്വമുള്ളതാണ്. വിരേചനവുമാണ്. വൃദ്ധിരോഗം (തരിവീക്കം) ഗുന്മൻ, വാതകഫജങ്ങളായ രോഗങ്ങൾ, മഹോദരം, വിഷമജ്വരം, അരക്കെട്ട്, ഗുഹ്യപ്രദേശം, വയറ്, ഊര മുതലായ ഭാഗത്ത് വരുന്ന വേദനയെയും നീരിനെയും കുറയ്ക്കുന്നതാണ്. തീക്ഷ്ണഗുണവും ഉഷ്ണവീര്യവുമാണ്. വഴുപ്പുള്ളതും നുലവുണ്ടാക്കുന്നതുമാണ്. ചുകന്ന ആവണക്കിന്റെ എണ്ണയാണെങ്കിൽ ആ പറഞ്ഞവയ്ക്ക് ശക്തികൂടും. കടുക്കെണ്ണ എരുവോടുകൂടിയതും ഉഷ്ണവീര്യവുമാണ്. വാതഹരവുമാണ്. ലഘുവും രക്തപിത്തത്തെ ഉണ്ടാക്കുന്നതുമാണ്. വട്ടച്ചൊറി, കുഷ്ഠം, മൂലക്കുരു, വ്രണം, കൃമി ഇവയെ ജയിക്കുന്നതാണ്. താന്നി എണ്ണ മധുരരസമാണ്. ശീതവീര്യമാണ്. ഗുരുത്വമുള്ളതാണ്. പിത്തത്തെയും വാതത്തെയും ശമിപ്പിക്കുന്നതാണ്. മുടിക്കു വിശേഷമായതാണ്. വേപ്പെണ്ണ അത്യുഷ്ണമല്ല. കയ്പുരസമാണ്. കൃമിരംഗത്തെയും കുഷ്ഠത്തേയും കുറയ്ക്കുന്നതാണ്. കഫഹരമാണ്. അതസീതൈലവും (അതസി എന്നതിന് കാശാവ് എന്നുപറയുന്നു) കുസുംഭതൈലവും (കുസുംഭത്തിന് കുയുമ്പ് എന്നു കാണുന്നു) ഉഷ്ണവീര്യമാണ്. ത്വക്ദോഷം ഉണ്ടാക്കുന്നു. കഫപിത്തങ്ങളെ വർദ്ധിപ്പിക്കും. വസയും മജ്ജയും വാതഹരമാണ്. ബലകരവും കഫപിത്തങ്ങളെ വർദ്ധിപ്പിക്കുന്നതുമാണ്. ഇത്രയുമാണ് തൈലവർഗ്ഗത്തിൽ പറഞ്ഞിട്ടുള്ളത്. ഇനിയും അനേകം തൈലയോനീ ബീജങ്ങളുണ്ട്. അവയെല്ലാം പ്രത്യേകം നിഘണ്ടു നോക്കി മനസ്സിലാക്കേണ്ടതാണ്.

അടുത്തതായി പറയുന്നത് മദ്യവർഗ്ഗമാണ്. മദ്യത്തിന്റെ സാമാന്യഗുണങ്ങളാണ് ആദ്യം വിവരിക്കുന്നത്. അത് ജഠരാഗ്നിയെ ദീപിപ്പിക്കുന്നതാണ്. രുചിയെ വർദ്ധിപ്പിക്കും. തീക്ഷ്ണ സ്വഭാവവും ഉഷ്ണവീര്യവുമാണ്. സന്തോഷത്തെയും ദേഹപുഷ്ടിയെയും ഉണ്ടാക്കും. മധുരം കലർന്ന കയ്പ്പും എരിവും പുളിയുമാണ് രസം. വിപാകരസം പുളിയാണ്. മലത്തെ ഇളക്കുന്നതാണ്. ഈഷച്ചവർപ്പുണ്ടാകും. ശബ്ദം ആരോഗ്യം, പ്രതിഭാ, വർണ്ണം ഇവയെ ഉണ്ടാക്കുന്നതാണ്. ലഘുവാണ്. ഉറക്കം ഇല്ലാത്തവർക്കും ഏറിയവർക്കും ഹിതമാണ്. പിത്തരക്തങ്ങളെ ദുഷിപ്പിക്കും. കാർശ്യത്തിലും സ്ഥൌര്യത്തിലും ഹിതമാണ്. രൂക്ഷവും സൂക്ഷ്മവുമാണ് സ്ഥൌല്യത്തിലും ഹിതമാണ്. രൂക്ഷവും സൂക്ഷ്മവുമാണ്. സ്രോതഃശുദ്ധി വരുത്തുന്നതാണ്. വാതകഫങ്ങളെ ശമിപ്പിക്കുന്നതാണ്. യുക്തിക്കനുസരിച്ചായാൽ ഇങ്ങനെയെല്ലാമാണെങ്കിലും, മറിച്ചായാൽ വിഷം തന്നെയാണ്. ചൂടുള്ളവയോടുകൂടി മദ്യം കഴിക്കരുത്. വയറിളക്കിയ സമയത്തും വിശക്കുന്ന സമയത്തും കഴിക്കരുത്. അതിതീക്ഷ്ണമായതും അതിമൃദുവായതും കഴിക്കരുത്. മദ്യോപയോഗത്തിൽ പതിവുള്ള ഉപദംശങ്ങളോടുകൂടാതെ കഴിക്കരുത്. കലങ്ങിയ മദ്യം കഴിക്കരുത്. സുര എന്ന മദ്യം ഗുന്മത്തെയും മഹോദരത്തെയും മൂലക്കുരുവിനെയും ഗ്രഹണീരോഗത്തെയും ശമിപ്പിക്കുന്നതാണ്. വാതഹരമാണ്. മേദസ്സിനെയും

രക്തത്തെയും മൂത്രത്തെയും കഫത്തെയും ഉണ്ടാക്കുന്നതാണ്. മുലപ്പാൽ വർദ്ധിപ്പിക്കും. വാരുണി എന്ന മദ്യം ഏറക്കുറെ അതേ ഗുണങ്ങളോടു കൂടിയതാണ്. ഹൃദ്യത അധികമുണ്ട്. ലഘുവും തീക്ഷ്ണവുമാണ്. പരിണാമശൂല, ചുമ, ഛർദ്ദി, ശ്വാസംമുട്ടൽ, മലബന്ധം, മേൽവയറ് വീർപ്പ്, പീനസം, (ചീരാപ്പ്) ഇവയെ ശമിപ്പിക്കുന്നതും ആകുന്നു. ബിഭീതകീസുര (താന്നിക്കാത്തൊണ്ട് ചേർത്ത് ഉണ്ടാക്കുന്നത്) തീവ്രലഹരി ഉണ്ടാക്കുന്നതല്ല. ലഘുവാണ്, സാമാന്യമായി ദോഷം കുറഞ്ഞതാണ്. വ്രണത്തിലും പാണ്ഡുരോഗത്തിലും കുഷ്ഠത്തിലും അത്യന്തനിഷേധമില്ല. യവം കൊണ്ടുണ്ടാക്കുന്നത് യവസുര. അത് വയറിനെ സ്തംഭിപ്പിക്കും. ഗുരുവാണ് രൂക്ഷണവുമാണ്. മൂന്നു ദോഷങ്ങളെയും വർദ്ധിപ്പിക്കുകയും ചെയ്യും. അരിഷ്ടം എന്നത് മദ്യം തന്നെയാണ്. അത് ദ്രവ്യങ്ങളുടെ സ്വഭാവമനുസരിച്ച് എന്തുകൊണ്ടുണ്ടാക്കുന്നുവോ അതനുസരിച്ച് ഫലം ചെയ്യും. എല്ലാ മദ്യങ്ങളിലും വച്ച് ശ്രേഷ്ഠമാണ്. ഗ്രഹണി, പാണ്ഡുരോഗം, കുഷ്ഠം, മൂലക്കുരു, ശോഫം (നീര്), ശോഷം, മഹോദരം, പനി, ഗുൻമൻ, പ്ലീഹാരോഗം, കൃമി എന്നിവയെ ശമിപ്പിക്കും. ചവർപ്പും കയ്പ്പും കലർന്ന രസത്തോടു കൂടിയതും വാതത്തെ വർദ്ധിപ്പിക്കുന്നതുമാണ്. മാർദ്വീക മദ്യം (മുന്തിരിങ്ങ നീരു കൊണ്ടോ കഷായം കൊണ്ടോ ഉണ്ടാകുന്നത്) ലേഖനമാണ് എന്നുവച്ചാൽ ദോഷങ്ങളെ ഉരച്ചുകളയാൻ കഴിയുന്നത് എന്നർത്ഥമാണ്. ഹൃദയത്തിന് പ്രീതിയുണ്ടാക്കും. അത്യുഷ്ണമല്ല, മധുരരസമാണ്, വിരേചനവുമാണ്. വാതപിത്ത കോപങ്ങളെ ശമിപ്പിക്കും. പാണ്ഡുരോഗത്തെയും പ്രമേഹത്തെയും മൂലക്കുരുവിനെയും കൃമിയെയും നശിപ്പിക്കുന്നതാണ്. ഇതിൽനിന്ന് അല്പം മാറ്റമുണ്ട് ഖാർജ്ജൂരത്തിന്. ഈന്തപ്പഴം കൊണ്ടുണ്ടാക്കുന്നതാണത്. അത് വാതത്തെ വർദ്ധിപ്പിക്കും. ഗുരുത്വമുള്ളതുമാണ്. പഞ്ചസാരകൊണ്ടുണ്ടാക്കുന്ന മദ്യം നല്ല ഗന്ധമുള്ളതായിരിക്കും. മധുരരസമാണ്. ഹൃദയപ്രീതികരമാണ്, ലഘുവാണ്. അധികം ലഹരിയുണ്ടാവില്ല. അതുപോലെതന്നെ ഗുളം കൊണ്ടുണ്ടാക്കുന്ന മദ്യത്തിനെ ഗൗളം എന്നു പറയും. മലമൂത്രങ്ങളെ പുറത്തുകളയും. വായുവിനെയും ശമിപ്പിക്കും. തൃപ്തിയുണ്ടാക്കുന്നതാണ്. ദീപനവുമാണ്. കരിമ്പിൻ നീര് പച്ചയായി ഉണ്ടാക്കുന്നതിനും പാകം ചെയ്തുണ്ടാക്കുന്നതിനും ശീഥു എന്നാണ് പേര്. അത് വാതകഫങ്ങളെ വർദ്ധിപ്പിക്കും. സ്നേഹവികാരത്തെയും (മെഴുക്ക്, കോഷ്ഠദ്വാരാ, ദേഹത്തിലെത്താതെ വ്യാപത്തുണ്ടാക്കുന്നത്.) കഫത്തിന്റെ വികാരത്തെയും ശമിപ്പിക്കും. മേദോഹരമാണ്. ശോഫത്തെയും മഹോദരത്തെയും അർശസ്സിനെയും ശമിപ്പിക്കുന്നതാണ്. അതിൽ പാകം ചെയ്തുണ്ടാക്കുന്ന ശീഥുവാണ് ഉത്തമം. മദ്ധ്വാസവം (തേനുകൊണ്ടുണ്ടാക്കുന്നത്) ഛേദിയാണ്. ഛേദി എന്നതിന് ഇഴയുന്ന കഫത്തെ മുറിച്ചുകളയുന്നത് എന്നർത്ഥം. പ്രമേഹത്തെയും പീനസത്തെയും ചുമയെയും ശമിപ്പിക്കും. ശുക്തം എന്നതിന്റെ വിവരണമാണ് അടുത്തത്. അതിന്റെ പരിഭാഷ ചുത്തപ്പുളി എന്നു കാണുന്നു. അത് തേനും ശർക്കരയും വെപ്പുകാടിയും മറ്റും ചേർത്ത്

മൂന്നുദിവസം വച്ച് പുളിപ്പിക്കുന്നതാണ്. അത് പലവിധത്തിൽ പല ആചാര്യന്മാർ പറയുന്നുണ്ട്. അത് രക്തപിത്തങ്ങൾക്കും കഫത്തിനും നുലവുണ്ടാക്കും. വാതശമനമാണ്. ഉഷ്ണവീര്യമാണ്. തീക്ഷ്ണവും രൂക്ഷവും പുളിരസത്തോടുകൂടിയതും ആണ്. ഹൃദയപ്രീതികരമാണ്. രുചികരവും വിരേചനവുമാണ്. അഗ്നിദീപ്തി ഉണ്ടാക്കും. തൊട്ടാൽ തണുത്തിരിക്കും. പാണ്ഡുരോഗത്തെയും കൃമിയെയും നശിപ്പിക്കും. കണ്ണിന് നല്ലതല്ല. ശർക്കരകൊണ്ടും കരിമ്പിൻ നീരുകൊണ്ടും മദ്യംകൊണ്ടും മുന്തിരിനീരുകൊണ്ടും ശുക്തമുണ്ടാക്കാം. അത് യഥാക്രമം ലഘുത്വത്തോടു കൂടിയതാണ്. കിഴങ്ങുകൾ, വേരുകൾ, ഫലങ്ങൾ മുതലായവ ചതച്ചിട്ടു പുളിപ്പിക്കുന്നതിനെ ആസവം എന്നുപറയും. ശാണ്ഡാകി എന്നൊന്നുണ്ട്. കാലാമ്ലം എന്നും ഒന്നുണ്ട്. അവയുടെ വിധി ഗ്രന്ഥാന്തരങ്ങളിലുണ്ട്. ഇവ രുചിയെ ഉണ്ടാക്കുന്നതും ലഘുവുമാണ്. പിന്നീട് വിവരിക്കുന്നത് ധാന്യാമ്ല (വെപ്പുകാടി)ത്തെപ്പറ്റിയാണ്. ധാന്യാമ്ലം ഉണ്ടാക്കാൻ ഒരു പ്രത്യേക വിധിയുണ്ട്. അത് ഗ്രന്ഥാന്തരങ്ങളിൽ വിശദമായി പറയുന്നതുകൊണ്ട് നിർമ്മാണം ഇവിടെ പറയുന്നില്ല. ഗുണദോഷവിചിന്തനം മാത്രമാണ് ചെയ്യുന്നത്. വെപ്പുകാടി വിരേചനമാണ്. ഉഷ്ണവീര്യവും തീക്ഷ്ണവുമാണ്. പിത്തത്തെ വർദ്ധിപ്പിക്കും. തൊട്ടാൽ തണുത്തിരിക്കും. കിതപ്പിനെയും ക്ഷീണത്തെയും കുറയ്ക്കും. രുചിയെയും ദീപനത്തെയും വർദ്ധിപ്പിക്കും. മൂത്രാശയസംബന്ധമായ വേദനയെ കുറയ്ക്കും. കഷായ വസ്തിയിൽ വേണ്ടതാണ്. ഹൃദയപ്രീതിയുണ്ടാക്കും. ലഘുവാണ്, വാതകഫഹരവുമാണ്. ഇതേ ഗുണങ്ങൾ തന്നെയാണ് സൗവീരകത്തിനും തുഷോദകത്തിനും അവയുടെ നിർമ്മാണ വിധിയും വേറെ പറയുന്നുണ്ട്. കൃമി, ഹൃദ്രോഗം, ഗുന്മൻ, അർശസ്സ്, പാണ്ഡുരോഗം ഇവയെ ശമിപ്പിക്കുന്നതാണ്. യവം ഉമികളഞ്ഞും കളയാതെയും ഇതുണ്ടാക്കാറുണ്ട്.

പിന്നീട് മൂത്രവർഗ്ഗമാണ്. വിവരിക്കുന്നത് പശു. ആട്, ചെമ്മരിയാട്, എരുമ, ആന, കുതിര, ഒട്ടകം, കഴുത ഇവയുടെ മൂത്രം പിത്തത്തെ വർദ്ധിപ്പിക്കും. രൂക്ഷവും തീക്ഷ്ണവും ഉഷ്ണവീര്യവുമാണ്. ഉപ്പുരസം കലർന്ന എരുവോട് കൂടിയതാണ്. കൃമിരോഗം, ശോഫം (നീര്), മഹോദരം, മേൽവയർ വീർപ്പ്, പരിണാമശൂല (വയറുവേദന), പാണ്ഡുരോഗം ഇവയെ ശമിപ്പിക്കും. കഫവാതങ്ങളെ കുറയ്ക്കും. ഗുന്മൻ, അരുചി, വിഷം, ശ്വിത്രം (പാണ്ട്), കുഷ്ഠം, മൂലരോഗം ഇവയേയും ശമിപ്പിക്കും. ലഘുവാണ്. ഇത്രയും വിവരങ്ങളാണ് ഈ അദ്ധ്യായത്തിൽ നമുക്ക് തരുന്നത്.

# ആറ്

**അ**ടുത്തപ്രകരണം അന്നസ്വരൂപത്തെക്കുറിച്ചുള്ള വിവരണമാണ്. ആ വിഷയം ഒരുവിധം വിശദമായി പറയുന്നുണ്ടെങ്കിലും ഇങ്ങനെയുള്ളവ മുഴുവനായും പറയുക എന്നത് സാദ്ധ്യമല്ല. എങ്കിലും ഒരുവിധം എല്ലാംതന്നെ ഉൾപ്പെടുത്താൻ ശ്രമിച്ചിട്ടുണ്ട്. രക്തം, മഹാൻ, കളമം, തൂണകം, ശകുനാഹൃതം, ശാരാമുഖം, ദീർഘശൂകം (ശൂകം ഓവ്), ലോധ്രശൂകം, സുഗന്ധികം, പുണ്ഡ്രം, പാണ്ഡു, പുണ്ഡരീകം, പ്രമോദം, ഗൗരം, ശാരീബം, കാഞ്ചനം, മഹിഷം, ശൂകം, ദൂഷ്കം, കുസുമാണ്ഡകം, ലാംഗലം, ലോഹവാലി, ശീതം, ഭീരുകം, പതംഗം, തപനീയം മുതലായ ശൂകധാന്യങ്ങളും അതുപോലെയുള്ളവയും ശുഭങ്ങളാണ്. അതായത് ദോഷം ചെയ്യാത്തവയാണ്. വിപാകരസം മധുരമാണ്. സ്നിഗ്ദ്ധതയുള്ളതാണ്. ശുക്ലവൃദ്ധികരങ്ങളാണ്. മലത്തെ ബന്ധിക്കും (ഉറയ്ക്കും). മലം കുറയ്ക്കും, അവയുടെ അനുരസം ചവർപ്പാണ്. പത്ഥ്യമാണ്. (നല്ലത്) ലഘുത്വമുള്ളതാണ്. ശീതവീര്യമാണ്. മൂത്രത്തെ വർദ്ധിപ്പിക്കുന്നവയുമാണ്. ആശൂകധാന്യങ്ങളുടെ മലയാളംഭാഷ കാണുന്നത് കുറിക്കാം. രക്തം (ചെന്നെല്ല്) മഹാൻ (പെരും ചെന്നെല്ല്)- കളമം (കളപ്പാരിച്ചെന്നല്ല്), ശാരാമുഖം (വെൺചെന്നല്ല്)- ദീർഘശൂകം (നെടുവാലിച്ചെന്നെല്ല്) ലോധ്രുശൂകം (വെളുവാലിച്ചെന്നെല്ല്), തപനീയം (പൊൻവർണ്ണച്ചെന്നല്ല്)- പതംഗതപനീയങ്ങൾക്ക് ഒരു വ്യതിയാനമേ ഉള്ളൂ. ഇവയെ ശൂകധാന്യവർഗ്ഗത്തിലാണ് പറയുന്നത്. അവയിൽവച്ച് ഏറ്റവും ഉത്തമം ചെന്നെല്ലാണ്. ക്രമേണ മേന്മ കുറഞ്ഞുവരുന്നവയാണ്. യവകം, (യവച്ചെന്നെല്ല്) ഹായനം (ആണ്ടുവിളച്ചെന്നെല്ല്) പാംസു (പൊടിച്ചെന്നെല്ല്) വാപ്യം (കൈവരച്ചെന്നെല്ല്) നൈഷദം (വേഴച്ചെന്നല്ല്) ഇവ മധുരരസവും ഉഷ്ണവീര്യവും ഗുരുത്വമുള്ളതും സ്നിഗ്ദ്ധങ്ങളും വിപാകത്തിൽ പുളിക്കുന്നതും

കഫപിത്തങ്ങളെ വർദ്ധിപ്പിക്കുന്നതും മല മൂത്രങ്ങളെ പുറത്തുകളയുന്നതുമാണ്. അതിലേറ്റവും ഉത്തമം നൈഷധമാണ്. പിന്നാക്കം ദോഷങ്ങളാണ്. പിന്നീട് പറയുന്നത് ഷഷ്ടികമാണ്. ഷഷ്ടികം (നവര). അത് സ്നിഗ്ദ്ധമാണ്. മലബന്ധമുണ്ടാക്കും. ലഘുവാണ് (വേഗം ദഹിക്കുന്നത്). മധുരരസമാണ്. മൂന്നുദോഷങ്ങളെയും ശമിപ്പിക്കുന്നതാണ്. വ്രിഹിധാന്യങ്ങളിൽ വച്ച് ഏറ്റവും ഉത്തമവുമാണ്. അത് വെളുത്തതും കറുത്തതും രണ്ടുതരമുണ്ട്. വെളുത്തതിന് മേന്മകൂടും. മഹാവ്രീഹി (പെരുന്നെല്ല്) കൃഷ്ണവ്രീഹി (കരിന്നെല്ല്) ജതുമുഖം (പുഴുക്കണ്ണിനെല്ല്) കുക്കുടാണ്ഡം (കോഴിക്കുട്ടൻ നെല്ല്) ലാബാക്ഷ (ഉളിമുകത്തിനെല്ല്) പാരാവതകം (പുറാപ്പുറത്തിനെല്ല്) സൂകരം (പന്നിക്കുട്ടൻ നെല്ല്), വരകം (കരിങ്കുറുവ) ഉദ്ദാളകം (കമുകിൻ പൂത്താട) ഉജ്ജാലം (വലനെല്ല്) ചീതം (ചിറ്റേനി നെല്ല്) ശാരദം (മോടൻ) ദർദ്ദുരം (നറുനെല്ല്) ഗന്ധനം (നറുമ്പാണ്ടിനെല്ല്) കുരുവിന്ദം (കുരാൽ നെല്ല്) ഇവ ക്രമേണ മേന്മ കുറഞ്ഞതാണ്. പറഞ്ഞവയിൽനിന്ന് വ്യത്യസ്തമായ വ്രീഹികൾ എല്ലാം തന്നെ പിത്തത്തെ വർദ്ധിപ്പിക്കുന്നതും ഗുരുത്വമുള്ളതും മലമൂത്രങ്ങളെ പുറത്തുകളയുന്നതും പുകച്ചിലുണ്ടാക്കുന്നതുമാണ്. പാടലം എന്നത് മൂന്നു ദോഷങ്ങളെയും വർദ്ധിപ്പിക്കും.

ശൂകധാന്യത്തിനു ശേഷം വർഗൈക്യം കാരണം തൃണധാന്യത്തെക്കുറിച്ചുള്ള വിവരങ്ങളാണ് അവതരിപ്പിക്കുന്നത്. കംഗു (തിന) കൊദ്രവം (വരക്) നീവാരം (വരിന്നെല്ല്) ശ്യാമാകം(ചാമ) മുതലായവ ശീതവീര്യമാണ്, ലഘുവാണ്. തൃണധാന്യങ്ങൾ സാമാന്യമായി വാതകോപമുണ്ടാക്കുന്നു. ലേഖനമാണ് (ദോഷങ്ങളെ ഉരച്ചുകളയുന്നത്) കഫപിത്തങ്ങളെ ശമിപ്പിക്കുകയും ചെയ്യും. അവയുടെ പ്രത്യേകതകളെക്കുറിച്ച് പറയേണ്ടതുണ്ട്. അവയിലെ തിനയും വരകും ഈ രണ്ടെണ്ണത്തിൽ ആദ്യത്തേത് മുറിഞ്ഞ അംഗങ്ങളെ സന്ധാനം (കൂടി യോജിപ്പിക്കുക) ചെയ്യും. വരക് മലബന്ധമുണ്ടാക്കും. തൊട്ടാൽ തണുപ്പാണ്. വിഷഹരവുമാണ്. തൃണധാന്യങ്ങളിലെയവാദികളെക്കുറിച്ചു ചിന്തിക്കാം. ദോഷമായതും ശീതവീര്യമായതും ഗുരുത്വമുള്ളതും വിരേചനവും മലത്തെ വർദ്ധിപ്പിക്കുന്നതും വാതത്തെ വർദ്ധിപ്പിക്കുന്നതുമാണ്. യവം ശുക്ലവൃദ്ധിയെയും ആർത്തവശുദ്ധിയെയും ഉണ്ടാക്കുന്നതാണ്. മൂത്രകഫങ്ങളെയും മേദോദോഷങ്ങളെയും പിത്ത കഫങ്ങളെയും ജയിക്കുന്നതാണ്. പീനസം, ശ്വാസംമുട്ടൽ, ചുമ, ഊരുസ്തംഭം എന്ന വാതം, കണ്ഠരോഗങ്ങൾ, ത്വക് രോഗങ്ങൾ എന്നിവയേയും ശമിപ്പിക്കും. യവകം (പടുതോര) യവത്തെക്കാൾ ഗുണം കുറഞ്ഞതാണ്. മുളം കട്ട എന്ന ധാന്യം അതിരൂക്ഷവും അത്യുഷ്ണവീര്യവുമാണ്. ഗോതമ്പ് ശീതവീര്യമാണ്. ശുക്ലത്തെ വർദ്ധിപ്പിക്കും. ഗുരുത്വമുണ്ട്. സ്നിഗ്ദ്ധമാണ്. ഊർജ്ജം തരുന്നതാണ്. സന്ധാനീയമാണ് (മുറിവിനെക്കൂട്ടിച്ചേർക്കുന്നത്). മധുരരസമാണ്. വാതപിത്തഹരമാണ്. വിരേചനമാണ്. ശരീരത്തിന് സ്ഥൈര്യത്തെ (ഉറപ്പ്) ഉണ്ടാക്കുന്നതുമാണ്. നന്ദീമുഖി (ഞാരക്കാലീ) പത്ഥ്യമാണ് (നല്ലത്) ശീതവീര്യത്തോടുകൂടി

യതും ലഘുവും ചവർപ്പും മധുരവും കലർന്ന രസത്തോടു കൂടിയതും ആണ്. പിന്നീട് പറയുന്ന പയറുവർഗ്ഗത്തിൽ (ശിംബീധാന്യം) ചെറുപയറ്, തുവര, ചാണമ്പയറ് മുതലായവ മലബന്ധമുണ്ടാക്കും. ചവർപ്പും മധുരവുമാണ് രസം. വിപാകത്തിൽ എരുവാവും. ശീതവീര്യവും ലഘുവുമാണ്. മേദസ്സിനെയും കഫത്തെയും രക്തപിത്തത്തെയും കുറയ്ക്കും. ലേപനത്തിനും ധാരയ്ക്കും വിശേഷമാണ്. അതിലുത്തമം ചെറുപയറാണ്. വാതരോഗം അധികം ഉണ്ടാക്കില്ല. കളായം (കടല) വാതത്തെ അധികം കോപിപ്പിക്കും. വലിയ പയറ് വാതത്തെ വർദ്ധിപ്പിക്കും. രൂക്ഷവും മലത്തെ വർദ്ധിപ്പിക്കുന്നതുമാണ്, ഗുരുവുമാണ്, മുതിര ഉഷ്ണവീര്യവുമാണ്. വിപാകത്തിൽ പുളിക്കും, ശുക്ലത്തെയും അശ്മരിയെയും കുറയ്ക്കും - ശ്വാസംമുട്ട്, പീനസം, ചുമ, മൂലക്കുരു, കഫവാതരോഗങ്ങൾ ഇവയെ ശമിപ്പിക്കും രക്തപിത്തത്തെ ഉണ്ടാക്കുകയും ചെയ്യും. അവര വാതത്തെയും രക്തപിത്തത്തെയും മുലപ്പാലിനെയും മൂത്രത്തെയും വർദ്ധിപ്പിക്കും - ഗുരുവാണ്. വിരേചനമാണ്. ഉൾപുഴുക്കം ഉണ്ടാക്കും കണ്ഠത്തിനും ശുക്ലത്തിനും നന്നല്ല. ശോഫ (നീര്)ത്തെയും വിഷത്തെയും ശമിപ്പിക്കും. ഉഴുന്ന് സ്നിഗ്ദ്ധമാണ്. ദേഹബലത്തെയും ശുക്ലത്തെയും വർദ്ധിപ്പിക്കും, വിരേചനമാണ്. ഗുരുവും ഉഷ്ണവീര്യവുമാണ്. വാതഹരമാണ്. മധുരരസവുമാണ്. മലത്തെ ഇളക്കും. പെരുംചണ്ടിപയറും നായ്ക്കുരണവിത്തും ഉഴുന്നിനെപ്പോലെതന്നെയാണ്. എള്ള് ഉഷ്ണവീര്യമാണ്. തൊട്ടാൽ തണുപ്പാണ്. മുടിക്ക് വിശേഷമാണ്. ബലത്തെ വർദ്ധിപ്പിക്കും- ഗുരുവുമാണ്. മൂത്രത്തെ കുറയ്ക്കും. വിപാകം കടുവാണ്. മേധയെയും അഗ്നിബലത്തെയും കഫത്തെയും വർദ്ധിപ്പിക്കും. അകത്തിക്കുരു സ്നിഗ്ദ്ധവും മധുരവുമാണ്. കയ്പുംകൂടിയതുമാണ് ഉഷ്ണവീര്യമാണ്. ഗുരുവാണ് കഫപിത്തങ്ങളെ വർദ്ധിപ്പിക്കും. ഗുരുവാണ്. ശുക്ലത്തെ ക്ഷയിപ്പിക്കും. കണ്ണിന് നന്നല്ല. വിപാകത്തിൽ കടുരസമാണ് (എരുവ്) കുയിമ്പിൽബീജവും സമാനഗുണത്തോടുകൂടിയതാണ് കുയുമ്പ് എന്നു പറയുന്നത്. ചപ്പങ്ങമാണെന്ന് പാഠ്യം പറയുന്നു. ശിംബീധാന്യത്തിൽ ഉഴുന്നും ശൂകധാന്യത്തിൽ യവകവുമാണ്. (പടുതോര) ഏറ്റവും മോശമായവ. ഏതു ധാന്യങ്ങളും പുതുതാണെങ്കിൽ ഗുരുവും അഭിഷ്യന്ദിയുമാണ് (കഫത്തെ ഉരുക്കുന്നത്). ഒരു കൊല്ലം പഴകിയാൽ ലഘുവാകും. വേഗം വിളയുന്നവയും അതുപോലെതന്നെ ഉമി കളഞ്ഞ് സൂപ്പാക്കി വറുത്തിട്ട് (വേണ്ടപോലെ) ഉപയോഗിക്കേണ്ടതുമാണ്. ഇതോടുകൂടി ശൂകധാന്യങ്ങളുടെയും ശിംബീധാന്യങ്ങളുടെയും പ്രകരണം അവസാനിപ്പിക്കുന്നു.

അനന്തരം ഉണ്ടാക്കിയ ആഹാരവിഷയത്തിലേക്ക് പ്രവേശിക്കുകയാണ്. മണ്ഡം (തെളിക്കഞ്ഞി) പേയാ (കായക്കഞ്ഞി) വിലേപി (കുഴക്കഞ്ഞി) ഓദനം (ചോറ്) ഇവ പിന്നാക്കം പിന്നാക്കം ലഘുത്വത്തോടുകൂടിയതാണ്. അതായത് ഏറ്റവും ലഘുമണ്ഡം, ഏറ്റവും ഗുരുചോറ്, ഉത്തമം മണ്ഡമാണ്. അത് വാതാനുലോമമാണ്. ദാഹം, ക്ഷീണം ഇവയെ

കുറയ്ക്കും. ശേഷിച്ച ദോഷങ്ങളെ കളയും. ദഹനമുണ്ടാക്കും. ധാതു സാമ്യം വരുത്തും. സ്രോതസ്സുകൾക്ക് മാർദ്ദവമുണ്ടാക്കും. വിയർപ്പുണ്ടാക്കും. അഗ്നിയെ ശക്തിപ്പെടുത്തും. പേയാ എന്നത് (കായക്കഞ്ഞി) വിശപ്പ്, ദാഹം, ക്ഷീണം, ബലക്കുറവ്, വയറിന്റെ ഉപദ്രവങ്ങൾ, പനി ഇവയെ ശമിപ്പിക്കും. ത്രിദോഷങ്ങളെയും ധാതുമലങ്ങളെയും അനുനയിപ്പിക്കും. പത്ഥ്യമാണ് (ഹിതം). ജഠരാഗ്നിയെ ദീപിപ്പിക്കുകയും ആഹാരത്തെ ദഹിപ്പിക്കുകയും ചെയ്യും. വിലേപി (കുഴക്കഞ്ഞി) മലത്തെ പിടിക്കും. ഹൃദയപ്രീതിയുണ്ടാക്കും. ദാഹംകുറയ്ക്കും. ദഹനം വർദ്ധിപ്പിക്കും. വ്രണങ്ങൾ, കണ്ണിൽ ദീനം, പഞ്ചശോധനങ്ങൾ കഴിഞ്ഞവർ, ദുർബ്ബലന്മാർ, സ്നേഹപാനം ചെയ്യുന്നവർ, മുതലായവർക്ക് അനുയോജ്യമാണ്. ഓദനം (ചോറ്) അരി വൃത്തിയാക്കി കഴുകി ഊറ്റി വേവിച്ച് വാർത്ത് ആവി പോയതാവണം. അത് ലഘുവാണ്. അതുതന്നെ ദീപനീയങ്ങളായ മരുന്നുകൾ ചേർത്ത് കഷായത്തിൽ അരി വറുത്തുണ്ടാക്കുന്നതാണെങ്കിൽ ഏറ്റവും ലഘുവുമാണ്. ഇപ്രകാരമല്ലാത്തതും പാൽ, മാംസം മുതലായവയോടു കൂടിയുണ്ടാക്കുന്നവയും ഇതിന്റെ വിപരീതമാണ്. ഗുരുവുമാണ്. ഇപ്രകാരം ദ്രവ്യങ്ങളുടെ പ്രവൃത്തി ചേരൽ, അളവ്, എന്നിവയെ കാലത്തിനും ദേശത്തിനും പ്രായത്തിനും പ്രകൃതിക്കും വ്യാധിക്കും അനുസരിച്ച് കണക്കാക്കി പ്രവർത്തിക്കേണ്ടതാണ്. ഭക്ഷണവിഷയത്തിലെ പ്രധാനമായവയാണ് ഇതേവരെ പറഞ്ഞത്.

രസം എന്ന ശബ്ദത്തെക്കൊണ്ട് മാംസരസത്തെയാണ് അപഗ്രഥിക്കുന്നത്. അതു തടിപ്പിക്കുന്നതാണ്. മനസ്സിന് പ്രീതികരമാണ്. ശുക്ലത്തെ വർദ്ധിപ്പിക്കും. കണ്ണിന് നല്ലതാണ്. വ്രണഹരമാണ്. ചെറുപയറുകൊണ്ടുണ്ടാക്കിയ രസം ശോധന കർമ്മങ്ങൾ ചെയ്തവർക്കും വ്രണരോഗികൾക്കും കണ്ഠരോഗമുള്ളവർക്കും കണ്ണിൽ ദീനമുള്ളവർക്കും പത്ഥ്യമാണ്. (ഹിതം) മുതിരകൊണ്ടുള്ള രസം വാതഹരമാണ്. ഗുന്മൻ തൂനി-പ്രതൂനി എന്നീ രോഗങ്ങളിൽ ഹിതമാണ്. ഈ പറഞ്ഞ രോഗങ്ങൾ ചികിത്സിതത്തിൽ വിവരിക്കുന്നുണ്ട്. പിണ്ണാക്കുകൊണ്ടുണ്ടാക്കുന്നവ (അങ്ങനെ ചില ഭക്ഷണപദാർത്ഥങ്ങളുണ്ട്) വരട്ടിലക്കറി. വിരൂഢധാന്യം (മുളപ്പിച്ചവ) ചാണ്ഡാകീവടകം (അതിന് ചുണ്ടാങ്കി എന്ന ഭാഷ കാണുന്നു) ഇവയൊന്നും കണ്ണിന് നന്നല്ല. ത്രിദോഷങ്ങളെയും കോപിപ്പിക്കും. രസാള (അത് പാല് പ്രത്യേകതരത്തിൽ ഉറയൊഴിച്ച് ഔഷധങ്ങൾ ചേർത്ത് കലക്കിയതാണ്.) ശരീരപുഷ്ടിയുണ്ടാക്കും. ശുക്ലത്തെ വർദ്ധിപ്പിക്കും.സ്നിഗ്ദ്ധതയെ വർദ്ധിപ്പിക്കും. ബലകരമാണ്, രുചി വർദ്ധിപ്പിക്കും. പാനകം എന്ന പാനീയം കിതപ്പിനെയും വിറയലിനെയും ദാഹത്തെയും ക്ഷീണത്തെയും തീർക്കും. മനസ്സിന് തൃപ്തിയുണ്ടാക്കും. ഗുരുവാണ്. വയറിന് അല്പം സ്തംഭനമുണ്ടാകും. മൂത്രത്തെ വർദ്ധിപ്പിക്കും. ഹൃദ്യമാണ്. ദ്രവ്യാശ്രിതമായ ഗുണഭേദവുമുണ്ടാക്കും. പാനകത്തിന് വെപ്പുകാടി എന്ന് പാഠ്യത്തിൽ പറയുന്നുണ്ടെങ്കിലും അത് പ്രായോഗികമായി തോന്നിയില്ല. ഇപ്പോൾ പാനകം എന്നുപറയാറുള്ളത് ശർക്കരവെള്ളത്തിൽ ചുക്കും ജീരകവും

പൊടിച്ചിട്ട് തിളപ്പിച്ചതിനെയാണ്. ഉഴുന്നുകൊണ്ടുണ്ടാക്കുന്ന സൂപ്പ് മലത്തെ വർദ്ധിപ്പിക്കും യൂഷം - രസം - സൂപ്പ്, ശാകം (ഇലക്കറി) ഇവ ക്രമത്തിൽ ഗുരുത്വം കൂടുന്നവയാണ്. നേർമ്മ, കട്ടി, പുളി ഇവയിലും സ്വാദിലും വേറെ വേറെയിരിക്കും.

അനന്തരം മലരിന്റെ ഗുണദോഷം വിചിന്തനം ചെയ്യുന്നു. അത് ദാഹം ഛർദ്ദി, അതിസാരം (വയറിളക്കം) പ്രമേഹം എന്നിവയെ ശമിപ്പിക്കുന്നു. മേദസ്സിനെയും കഫത്തെയും കുറയ്ക്കും. ചുമ, പിത്തവികാരങ്ങൾ ഇവയെ ശമിപ്പിക്കും. ദഹനശക്തി വർദ്ധിപ്പിക്കും. ലഘുവാണ്. ശീതവും ഗുരുവുമാണ്. പൃഥുകം (അവിൽ) ഗുരുത്വമുള്ളതാണ്. ശരീരബലത്തെ വർദ്ധിപ്പിക്കും. കഫത്തെയും വിഷ്ടഭത്തെയും (വയറിന് സ്തംഭനം) ഉണ്ടാക്കും. ഊമൻ മലർ (ധാനാ)വിഷ്ടഭത്തെ ഉണ്ടാക്കും. രൂക്ഷമാണ്. തൃപ്തിയെ ഉണ്ടാക്കും. മേദസ്സിനെയും കഫത്തെയും കുറയ്ക്കും. മലർപ്പൊടി ലഘുവാണ്. (വേഗം ദഹിക്കുന്നത്) വിശപ്പ്, ദാഹം, കിതപ്പ് ഇവയെയും നേത്രരോഗത്തെയും വ്രണത്തെയും ശമിപ്പിക്കും. അനുപാനത്തോടെയാണെങ്കിൽ സന്തർപ്പണമാണ്. (ഉടൻ ദേഹത്തിന് ബലമുണ്ടാക്കുക) മലർപ്പൊടി കഴിക്കുമ്പോൾ ഇടയ്ക്കിടെ വെള്ളം കുടിച്ചുകൊണ്ടരുത്. രണ്ടുപ്രാവശ്യം കഴിക്കരുത്. രാത്രി കഴിക്കരുത്, തനിച്ച് കഴിക്കരുത്, ഭക്ഷണശേഷം കഴിക്കരുത്, പല്ലുകൊണ്ട് കടിച്ച് കഴിക്കരുത്. ഇത്രയും പറഞ്ഞതിൽനിന്ന് മലർപ്പൊടി വെള്ളത്തിൽ കൊഴുപ്പിച്ച് കലക്കി കഴിക്കയാവും വേണ്ടതെന്ന് കരുതാം. പിണ്ണാക്ക് രൂക്ഷമാണ്. ദേഹത്തെ ക്ഷീണിപ്പിക്കുന്നതാണ്. വയറിന് സ്തംഭനം വരുത്തും. കണ്ണിന് ദോഷം ചെയ്യും. നുണ്ണിറച്ചി (ഇത് ചെറുതായി അരിഞ്ഞ് ചുക്ക്, ജീരകം മുതലായവ ചേർത്ത് സംസ്കരിച്ച മാംസമെന്നർത്ഥമാണ്) ഗുരുവാണ്. സ്നിഗ്ദ്ധതയുണ്ടാക്കുന്നതാണ്. ബലത്തെയും ശരീരത്തിന് ഉപചയത്തെയും ഉണ്ടാക്കുന്നതാണ്. ഇത് അമാംസ്യമായും പറയുന്നുണ്ട്. അത് ചെറുപയർ മുതലായവകൊണ്ടാണ് പറയുന്നത്. അതാത് ദ്രവ്യങ്ങളെ അനുസരിച്ച് ഫലത്തിലും മാറ്റമുണ്ടാകും. ശിംബീധാന്യങ്ങളെല്ലാം എടുക്കാമെന്നു കരുതണം. വെണ്ണീറ്റു തീയിൽ ചുട്ടത്. കല്ലുപഴുപ്പിച്ച് പാകം ചെയ്യുന്നത്, വറുക്കുന്നത്, ചൂളയിൽ വേവിക്കുന്നത്, കനലിൽ വേവിക്കുന്നത് ഇവ ഏതാണെങ്കിലും ക്രമത്തിൽ ഗുരുത്വം കൂടും. അതുകൊണ്ട് കനലിൽ ചുട്ടത് ഏറ്റവും ലഘുവും വെണ്ണീറ്റു തീയിൽ ചുട്ടത് ഏറ്റവും ഗുരുവുമാണെന്ന് അറിയണം.

ഈ പ്രകരണം അവസാനിപ്പിച്ച് അടുത്തതായി മാംസവർഗ്ഗത്തെ വിവരിക്കുന്നു. പുള്ളിമാൻ, കേഴമാൻ, കുരാൽമാൻ, മരമാൻ, പെരുച്ചെവിമാൻ, മാന്തൊമാൻ, മുയൽ, മറിമാൻ, തോൽകൊമ്പൻ, എട്ടടിമാൻ, ഇവയെ മൃഗങ്ങൾ എന്നാണ് പറയുക. മൃഗം എന്നതിന് തിരഞ്ഞുനടന്ന് സ്വയംഭക്ഷിക്കുന്നവയെന്നാണർത്ഥം (ഭക്ഷണം ശേഖരിക്കുന്നവ), ചീവൽപക്ഷി, കുതികുലുക്കി, കുറുമ്പുള്ള്, ചെങ്ങാലിപ്പുള്ള്, കക്കരാപുള്ള്, കപിതാരിപ്പുള്ള്, തേറ്ററിപ്പെട്ട, ചെമ്പോത്ത്, വാവൽ, കാട, കാടയടിയൻ രണ്ടു

തരം. തിത്തിരിപ്പുള്ള്, ഇരുവാൽചാത്തൻ, മയിൽ, കോഴി, കൊത്തി, കാക്ക ത്തമ്പുരാൻ, ഐകണ്ണംപീച്ചി,. വീതച്ചങ്ങാലി, വാഴപ്പഴുത്തി, വണ്ണാത്തി പ്പുള്ള് ഇവ വിഷ്കിര വർഗ്ഗത്തിൽ പെട്ടവയാണ്. അതായത് കാൽകൊണ്ട് ചികഞ്ഞ് ഭക്ഷണം കണ്ടെത്തിത്തിന്നുന്നതാണ് എന്നർത്ഥം. വെൾവട്ട ച്ചാവൽ, നത്ത്, കടുവാച്ചാത്തൻ, തത്ത(കിളിസാമാന്യം) പഞ്ചവർണ്ണക്കി ളി, കട്ടയുടുപ്പൻ, കുയിൽ, വെൺപ്രാവ്, മാടപ്രാവ്, കുരിയിൽ ഇവ പ്രത്യു ദങ്ങളാണ്. പ്രത്യുദങ്ങൾ എന്നതിന് കൊത്തിത്തിന്നുന്നത് എന്നർത്ഥം. തവള ഉടുമ്പ്, പാമ്പ്, മുള്ളൻ തുടങ്ങിയവ ബിലേശയങ്ങളാണ്. മാളത്തിൽ (പൊത്തിൽ) കിടക്കുന്നവയെന്നർത്ഥം. (മുതലായവ എന്നുപറഞ്ഞു കൊണ്ട് വേറെയും ഉണ്ടെന്ന് കരുതണം) പശു, കഴുത, പെൺകുതിര, ഒട്ടകം, കുതിര പുള്ളിപ്പുലി, സിംഹം, കരടി, കുരങ്ങൻ, പൂച്ച, എലി, പുലി, ചെന്നായ, കീരി, ചെറുപുലി, നരിവിരട്ടി, കുറുക്കൻ, പരുന്ത്, കാട്ടു കാക്ക, നാനൂരഉണ്ണി, കാക്ക, എറിവെള്ളാടൻകുതൾ ഞാറൽപക്ഷി, കഴു കൻ, കൂമൻ, കരുമാരക്കുരിക്ക്, പുകയുണ്ണിക്കുരിക്ക്, വണ്ടുകൊല്ലി ഈ മൃഗങ്ങളും പക്ഷികളും പ്രസഹങ്ങളാണ്. പ്രസഹങ്ങൾ എന്നുള്ളതിന് വലിഞ്ഞ് ഭക്ഷിക്കുന്നവ എന്നാണ് വിവരണം. ചവയ്ക്കാതെ വിഴുങ്ങു ന്നവ എന്നുകൂടി പറയേണ്ടിവരും.

പന്നി, പോത്ത്, കുടമാൻ, കുഴൽമാൻ, ചേങ്കവരി മാൻ, ആന, കരി ഞ്ചമരിമാൻ, വെൺചമരിമാൻ, വാൾമാൻ, ആൾമാൻ എന്നിവ മഹാമൃഗ ങ്ങളാണ്. അരയന്നം, പണ്ടാരം കോഴി കടൽമേൽ കോഴി, കൊക്ക് അഥവാ, കൊറ്റി, കാരന്നം, നാവ, വെള്ളിപ്പക്ഷി, നീർപൊന്മ, ചക്രവാകം, നീർക്കാക്ക, അണ്ണൻപക്ഷി (ക്രൗഞ്ചം) മുതലായവ അപ്ചരങ്ങളാണ്. അതായത് വെള്ളത്തിൽ യഥേഷ്ടം സഞ്ചരിക്കാൻ കഴിയുന്നവയാണ് എന്നർത്ഥം.

മത്സ്യങ്ങളെയാണ് അടുത്ത് പറയുന്നത്. മത്സ്യങ്ങൾ എന്നു പറ ഞ്ഞാൽ വെള്ളത്തിൽ ഉണ്ടായി അവിടെത്തന്നെ ജീവിക്കുന്നവ എന്നർത്ഥം. ചെങ്കവരി മീൻ, കെണ്ടമീൻ, ആമ, ചീങ്കണ്ണി, ഞണ്ട്, മുത്തു ച്ചിപ്പി, ശംഖ്, നീർനായ, ഞെവുഞ്ഞി, പരൽമീൻ, ആരൽമീൻ, തിങ്കൾ മീൻ, കൊഴുമീൻ, സ്രാവ്, മകരമത്സ്യം, മുതല, തിമിംഗലം, (ഇതിന് എരി മീൻ എന്നാണ് ഭാഷ കാണുന്നത്) പരൽമീൻ വേറെ ചെമ്മീൻ മുതലാ യവ ജലജന്തുക്കളാണ്. ഇപ്രകാരം മാംസ്യങ്ങളെ എട്ടുവിധമായി തിരി ച്ചിട്ടുണ്ട്. ഇവയിൽ കോലാടും ചെമ്മരിയാടും എവിടെയും (ആനൂപ-ജംഗല സാധാരണ ദേശങ്ങൾ) വളർന്നതുകൊണ്ട് ദേശാനുസൃതമായ മാറ്റങ്ങൾ മാംസത്തിൽ ഉണ്ടാകും. ഈ വർഗ്ഗീകരിച്ചവയിൽ ആദ്യത്തെ മൃഗം വിഷ്കിരം, പ്രതുദങ്ങൾ, ജാംഗലങ്ങളാണ്. അവസാനം പറഞ്ഞ മഹാമൃഗങ്ങളും ജലചാരികളും മത്സ്യങ്ങളും ആനൂപങ്ങളാണ്. ബിലേ ശയപ്രസഹങ്ങൾ സാധാരണങ്ങളാണെന്നും അറിയണം. അതിൽ ജാംഗ ലമാംസങ്ങൾ മലബന്ധമുണ്ടാക്കുന്നവയാണ്. ശീതവീര്യവും ലഘുവു മാണ്. പിത്താധികത്തിലും വാതമദ്ധ്യത്തിലും അല്പ കഫ സംസൃഷ്ട

ത്തിലും സന്നിപാതത്തിലും ഹിതമാണ്. മുയലിന്റെ മാംസം ദീപനമാണ്. വിപാകത്തിൽ കടുരസമാണ്. മലബന്ധം ഉണ്ടാക്കും രൂക്ഷമാണ്. വർത്തകാദികൾ അല്പമായി ഉഷ്ണവീര്യവുമാണ്. ഗുരുത്വവും സ്നിഗ്ദ്ധതയും ഉള്ളവയാണ്. തടിപ്പിക്കുന്നവയാണ്. അവയിൽ ഉത്തമം തിത്തിരിയാണ്. മേധയെയും അഗ്നിയെയും ബലത്തെയും ശുക്ലത്തെയും വർദ്ധിപ്പിക്കുന്നതാണ്. അല്പം മലബന്ധം ഉണ്ടാക്കും. വാതാധികമായ സന്നിപാതത്തിൽ ഹിതമാണ്. സ്നിഗ്ദ്ധതയുള്ളതാണ്. ജാംഗലാനൂപദേശത്തിനനുസരിച്ച് മാറ്റങ്ങളുമുണ്ടാകും. അത്ര തന്നെ നല്ലതല്ല മുയലിൻ മാംസം. എന്നാൽ ശോത്രവികാരങ്ങൾ (ചെവിയിലെ ദീനം) ശബ്ദവൈകല്യം, കണ്ണിൽ ദീനം, പ്രായവിഷയമായ കാര്യം ഇതിലൊക്കെ പത്ഥ്യം തന്നെയാണ്. അതുപോലെ കോഴിമാംസവും കണക്കാക്കാം. ശുക്ലവൃദ്ധികരമാണ്. നാടനാണെങ്കിൽ ഗുരുത്വം കൂടും. കഫത്തെ വർദ്ധിപ്പിക്കും. കൃകരമാംസം മേധാകരമാണ്. ദഹനം വർദ്ധിപ്പിക്കും. ഹൃദയപ്രീതിയുണ്ടാക്കും. ഉപചക്രകവും അതുപോലെതന്നെ. കാണകപോതമാംസം ഗുരുവാണ്. ലവണരസം കലർന്നതാണ്. എല്ലാ ദോഷത്തെയും വർദ്ധിപ്പിക്കുന്നതുമാണ്. ചടകമാംസം കഫത്തെ വർദ്ധിപ്പിക്കും, സ്നിഗ്ദ്ധമാണ്. വാതഹരമാണ്. ശുക്ലത്തെ വർദ്ധിപ്പിക്കുന്നതുമാണ്. ഈ പറഞ്ഞവ യഥോത്തരം ഗുരുത്വവും, ഉഷ്ണവും, സ്നിഗ്ദ്ധതയും മധുരവും കൂടിയവയുമാണ്. മൂത്രത്തെയും ശുക്ലത്തെയും വർദ്ധിപ്പിക്കും. ബലകരമാണ്. വാതശമനമാണ്. കഫപിത്തങ്ങളെ വർദ്ധിപ്പിക്കും. എന്നാൽ ഈ പറഞ്ഞ സാമാന്യത്തിൽനിന്ന് വ്യത്യസ്തമായി ചില വിശേഷങ്ങളുണ്ട്. മഹാമൃഗങ്ങൾ സാമാന്യേന ശീതവീര്യമാണെങ്കിലും ക്രവ്യാദങ്ങളും (മാംസഭുക്കുകൾ) പ്രഹസങ്ങളും ലവണരസം കലർന്നതും വിപാകത്തിൽ എരുവാകുന്നതും മാംസവൃദ്ധികരങ്ങളുമാണ്. പഴകിയമൂലവ്യാധി, ഗ്രഹണി, ശോഷം എന്നിവയിൽ ഹിതമാണ് ആട്ടിൻമാംസം അതിശീതവും അതിഗുരുവും അതി സ്നിഗ്ദ്ധവും അല്ല. ദോഷങ്ങളെ വർദ്ധിപ്പിക്കാത്തതും ആണ്. മനുഷ്യശരീര ധാതുക്കളോട് തുല്യ സ്വഭാവമുള്ളത് കാരണം അഭിഷ്യന്ദിയല്ല. ദേഹപുഷ്ടി ഉണ്ടാക്കുകയും ചെയ്യും. എന്നാൽ ചെമ്മരിയാടിന്റെ മാംസം ഇതിൽ വിപരീതമാണ്. പക്ഷേ, ശരീരപുഷ്ടിയുണ്ടാക്കും. പശുവിൻ മാംസം, വരട്ടുചുമ, കിതപ്പ്, അത്യഗ്നി, വിഷമജ്വരം (നിയമമില്ലാത്ത പനി) പീനസം, കാർശ്യം (ശോഷിക്കുക), കേവലവാതങ്ങൾ എന്നിവയെ ശമിപ്പിക്കുന്നവയാണ്. പോത്തിൻ മാംസം കൂടുതൽ ചൂടാണ്. ഉറക്കം വർദ്ധിപ്പിക്കും. ശരീരബലമുണ്ടാക്കും. അതുപോലെ തന്നെയാണ് പന്നിമാംസവും പക്ഷേ, അത് കിതപ്പ് തീർക്കും. രുചിയെയും ശുക്ലത്തെയും ബലത്തെയും ഉണ്ടാക്കും. മത്സ്യങ്ങൾ പൊതുവേ കഫത്തെ ഉണ്ടാക്കുന്നവയാണ്. ചെമ്മീൻ- മൂന്നുദോഷങ്ങളെയും വർദ്ധിപ്പിക്കും. ലാബം-രോഹിതം ഗോധാ - ഏണം എന്നിവ അതാതു വർഗ്ഗത്തിൽ ശ്രേഷ്ഠങ്ങളാണ്. ഉടനെ കൊന്നതിന്റെ മാംസമാകണം. ശുദ്ധമാകണം (കലർപ്പ്, രോഗം ഇവ പാടില്ലെന്നർത്ഥം) മദ്ധ്യവയസ്കരായ

മൃഗങ്ങളാവണം. അങ്ങനെ ഉള്ളവയെ ഉത്തമമായി പറയുന്നു. ചത്തതിന്റെയും കൃശമായതിന്റെയും രോഗം കൊണ്ടോ വെള്ളത്തിൽ വീണോ വിഷമേറ്റോ ചത്തതിന്റെയും മാംസം പാടില്ല. പഴകി നാറിയാലും പാടില്ല. ആൺമൃഗം, പെൺമൃഗം ഇവയുടെ ശരീരഭാഗങ്ങളിലെ മാംസത്തിന് ഗുണഭേദമുണ്ട്. ആൺമൃഗത്തിന്റെ പൂർവ്വാർദ്ധമായ ശരീരഭാഗം ഗുരുത്വം കൂടും. പൂർവ്വാർദ്ധം എന്നു പറഞ്ഞാൽ നാഭി മുതൽ മേൽപ്പോട്ട്. പെൺമൃഗമാണെങ്കിൽ പശ്ചാർദ്ധമാണ് ഗുരുത്വം കൂടുക. പശ്ചാർദ്ധം എന്നാൽ നാഭി മുതൽ കീഴ്പ്പോടുള്ള ഭാഗമാണ്. ഗർഭിണിയും ഗുരുവാണ്. നാൽക്കാലികളിൽ പെൺമൃഗം ലഘുത്വം കൂടിയതാണ്. പക്ഷിവർഗ്ഗത്തിൽ ആൺപക്ഷിയാണ് ലഘുത്ത്വം കൂടിയത്. ശിരസ്സ്- സ്കന്ധപ്രദേശം, തുട, പൃഷ്ഠഭാഗം, അരക്കെട്ട്, ഒടിപ്രദേശം ഇവയ്ക്ക് ക്രമത്തിൽ ഗൗരവം (ഗുരുത്വം) കൂടുതലാണ്. ആമ പക്വാശയങ്ങളിൽ ആദ്യത്തേതിന് ഗുരുത്വം കൂടും. രക്തം തൊട്ടുള്ള ധാതുക്കൾക്ക് ക്രമത്തിൽ ഗുരുത്വം കൂടും. മാംസത്തേക്കാൾ ഗുരുത്വം ഉള്ളതാണ് വൃഷണം. ലിംഗം, വൃക്കകൾ, ഗുദം എന്നിവ. ഇത്രയും വിവരിച്ചതിന് ശേഷം മാംസവർഗ്ഗം അവസാനിപ്പിക്കുന്നു (വൃക്കകൾക്ക് വിലാക്കോല് എന്നാണ് ഭാഷ യകൃത്ത് വലത്തുപുറത്തെ ഉതിരക്കൂറ് എന്ന് ഭാഷ.)

അടുത്തതായി ശാകവർഗ്ഗമാണ് നമ്മുടെ മുന്നിലെത്തുന്നത്. ശാകം എന്നതിന് കറിയുണ്ടാക്കാൻ ഉപയോഗിക്കുന്ന ഇലകൾ എന്നാണ് അർത്ഥം. ഇതിൽ ചില കിഴങ്ങുകളും വരുന്നുണ്ട്. അവയുടെ കുനുന്നില എന്നർത്ഥമെടുത്താലും വിരോധമില്ല. പാഠാ (പാടവള്ളിക്കിഴങ്ങ്), ശടികച്ചൂരി (ഇല, കിഴങ്ങ്), ശ്രൂഷ - നിലവാക (ഇല), സുനിഷ്ണ്ഡം -നീരാരൽ (ഇല), സതീനകം ചണ്ണ (ഇലയും കിഴങ്ങും), രാജക്ഷവം - കാട്ടുതൃത്താവ് (ഇല) വാസ്തുകം - വാസ്തുച്ചീര (ഇല) ഇവ മൂന്നു ദോഷങ്ങളെയും ശമിപ്പിക്കുന്നവയും ലഘുവും അല്പം മലബന്ധം ഉണ്ടാക്കുന്നവയും ആകുന്നു. അവയിൽ വച്ച് ദീപനീയ ഗുണവും ശുക്ലവൃദ്ധികരത്വവും കൂടിയതാണ് നീരാരൽ ഗ്രഹണി, അർശസ് ഇവയെ ശമിപ്പിക്കുന്നതാണ്. കാട്ടുതൃത്താവ് മലത്തെ ഇളക്കുന്നതാണ് വാസ്തുച്ചീര, കാകമാചി - കരിന്തക്കാളി എന്നു ഭാഷ. ത്രിദോഷഹരമാണ്. കുഷ്ഠത്തെ ശമിപ്പിക്കും. ശുക്ലത്തെ വർദ്ധിപ്പിക്കും. ഉഷ്ണവീര്യമാണ്. രസായനഗുണത്തോടുകൂടിയതാണ്. മലത്തെ ഇളക്കും. സ്വരത്തെ നന്നാക്കുകയും ചെയ്യും. ചർങ്ങേരി- പുളിയാരില - പുളിരസമാണ്. ദഹനത്തെ വർദ്ധിപ്പിക്കുന്നതാണ്. ഗ്രഹണീരോഗം, മൂലക്കുരു, വാതകഫരോഗങ്ങൾ ഇവയെ ശമിപ്പിക്കും. ഉഷ്ണവീര്യമാണ്. മലത്തെ പിടിക്കും ലഘുവാണ്. പടവലം - സപ്തലാ (ബ്രഹ്മി) - അരിഷ്ഠം (വേപ്പ്) ശാർങ്ങേഷ്ടാ (കുറിച്ചൂലി) അവൽഗുജം (കാർകോകിൽ) അമൃത് (ചിറ്റമൃത്) വേത്രാഗ്രം (വിരവിൻകഴുത്ത്) ഇത് ഓടക്കഴുത്ത് എന്ന് അല്ലെങ്കിൽ ആണ്ടാൻ മുള എന്നു മനസ്സിലാക്കേണ്ടിവരുന്നു. ബൃഹതി (ചെറുവഴുതിന) വാശാ (ആടലോടകം) കുതളി (കാട്ടുചിറ്റെള്ള്) തിലപർണ്ണിക (നെയ്യുണ്ണി) മണ്ഡൂകപർണ്ണി

മുത്തിൽ കർക്കോടകം (പാവിട്ട) കാരവേല്ലം (കയ്പ) പർപ്പടം - അതു കയ്പ വർഗ്ഗം തന്നെ. നാളീകളായം (കരിഞ്ചണ്ണ) ഗോജിഹ്വാ (പൊന്നങ്ങാണി)- വാർത്താകം (തക്കാരി വഴുതിന) വനതിക്തകം (ചുണ്ട) കരീരം (അഗസ്തി) കൂലകം (കയ്പൻപടവലം) നന്ദി - (നന്ത്യാർവട്ടം) കുചേലാ (കുഴച്ചിൽ) ശകുലാദനീ (നറുംപാണൽ) കഠില്ലം (തവിഴാമ) കേബുകം (തിങ്ങളൂരി) കോശാതകം (പുട്ടൽ പീരം) കർക്കശം (പെരുമ്പീരം) ഇവ കയ്പുരസമാണ്. വിപാകത്തിൽ എരുവാണ്. മലത്തെ പിടിക്കും. വാതത്തെ വർദ്ധിപ്പിക്കുകയും കഫപിത്തങ്ങളെ കുറയ്ക്കുകയും ചെയ്യും. ഇത്രയും സാമാന്യമായി പറയുന്നതിനുശേഷം വിശേഷം പ്രത്യേകം പറയുന്നുണ്ട്. പടവലം ഹൃദയപ്രീതിയുണ്ടാക്കും. കൃമിരോഗത്തെ ശമിപ്പിക്കും. വിപാകരസം മധുരമാണ്. രുചി വർദ്ധിപ്പിക്കും. ബൃഹതി പിത്തത്തേയും ദീപനത്തേയും വർദ്ധിപ്പിക്കും. മലത്തെ ഇളക്കും. വാതഹരമാണ്. ബൃഹതീദ്വയം - ചെറുവഴുതന - വെൾവഴുതന - ആടലോടകം - ഛർദ്ദിയേയും ചുമയേയും രക്തപിത്തത്തേയും ശമിപ്പിക്കുന്നതാണ്. കയ്പയ്ക്ക അല്പം എരുവുള്ളതും ദഹനം വർദ്ധിപ്പിക്കുന്നതും കഫത്തെ കുറയ്ക്കുന്നതുമാണ്. തക്കാരി വഴുതിന എരിവോടും കയ്പോടും കൂടിയതാണ്. ഉഷ്ണവീര്യമാണ്. മധുരവിപാകമാണ്. കഫവാതങ്ങളെ ശമിപ്പിക്കും. ഈഷൽ ക്ഷാരഗുണമുണ്ട്. ദഹനത്തെ വർദ്ധിപ്പിക്കും. ഹൃദയപ്രീതികരമാണ്. പിത്തത്തെ വർദ്ധിപ്പിക്കും. രുചിയുണ്ടാക്കും. അകത്തി മേൽവയറ് വീർപ്പുണ്ടാക്കും. ചവർപ്പു മധുരം കയ്പ് ഇവയോടു കൂടിയതാണ്. കോശാതകം (പുട്ടൽപീരം) അവൽഗുജം (കാർകോകിൽ അരി) ഇവയ്ക്ക് മലത്തെ ഇളക്കുവാനുള്ള സാമർത്ഥ്യം കൂടിയുണ്ട്. ജഠരാഗ്നിയെ ബലപ്പെടുത്തുകയും ചെയ്യും. തണ്ഡുലീയം (ചെറുചീര) ശീതവീര്യമാണ്. രൂക്ഷവും മധുരവിപാകവുമാണ്. മദത്തെയും പിത്ത വികാരങ്ങളെയും വിഷത്തേയും രക്തജവികാരങ്ങളെയും ശമിപ്പിക്കും. ഗൃഞ്ജനം പുനർമ്മുരിഞ്ഞ (കാട്ടുമുരിങ്ങ) വാതപിത്തഹരമാണ്. സ്നിഗ്ദ്ധവും, ശീതവീര്യവും ഗുരുത്വമുള്ളതും മധുരവും തടിപ്പിക്കുന്നതും, ശുക്ലത്തെ വർദ്ധിപ്പിക്കുന്നതും ആണ്. പാലാക്യ(ചെഞ്ചീര) ഗുരുത്വമുള്ളതും മലത്തെ ഇളക്കുന്നതുമാണ്. ഉപോദക (വശളച്ചീര) മദത്തെ കുറയ്ക്കുന്നതാണ്. ചുച്ചു (നീർച്ചീര) ചെഞ്ചീരയുടെ ഗുണങ്ങളുള്ളതാണ്. പക്ഷേ, മലത്തെ ഇളക്കില്ല. വിദാരി- മുതക്ക് - വാതപിത്ത ഹരമാണ്. മൂത്രത്തെ വർദ്ധിപ്പിക്കും. മധുരരസവും, ശീതവീര്യവുമാണ്. ജീവന്തീ അടപതിയൻ (അടക്കൊതിയൻ) എന്നു കാണുന്നു. ഓജസ്കരമാണ്. തടിപ്പിക്കുന്നതാണ്. കണ്ഠശുദ്ധി വരുത്തുന്നതാണ്. ഗുരുവാണ്. ശുക്ലത്തെ വർദ്ധിപ്പിക്കുന്നതാണ്. രസായന ഗുണത്തോടു കൂടിയതാണ്. കണ്ണിന് ഉത്തമ ഔഷധമാണ്. എല്ലാ ദോഷങ്ങളെയും ശമിപ്പിക്കുന്നതാണ്. മധുരരസമാണ്. ശീതവീര്യമാണ്. ഇത്രയും പറഞ്ഞത് ശാകവർഗ്ഗമാണ്. ശാകവർഗ്ഗം എന്നതിന് പച്ചക്കറി വർഗ്ഗം എന്ന് കണക്കാക്കിയാൽ മതി.

ഇനി പറയുന്നത് ഫല ശാകങ്ങളെക്കുറിച്ചാണ്. കുശ്മാണ്ഡം - കുമ്പ

ളങ്ങ, തുംബം (ചുര), കാലിംഗം (കുമ്മട്ടി), കക്കാരു (കക്കരി) ഏർവ്വാരു (വെള്ളരിക്ക) തിനിശം, (കോവാ) ത്രപുസം, (തവുക്ക), ചീനാകം (വട്ടച്ചുര) ചിൽഭിടം (കാട്ടുവെള്ളരി) ഇവ കഫവാതങ്ങളെ വർദ്ധിപ്പിക്കുന്നതാണ്. മലത്തെ ഇളക്കും, വയറിന് സ്തംഭനം ഉണ്ടാക്കും. അഭിഷ്യന്ദി (കഫത്തെ ഉരുക്കുന്നത്) ആണ്, വിപാകരസം മധുരമാണ്. ഗുരുത്വമുള്ളതാണ്, വല്ലീഫലങ്ങളിൽ ഉത്തമം കുമ്പളങ്ങയാണ്. അത് വാതപിത്തങ്ങളെ ശമിപ്പിക്കും. മൂത്രാശയ ശുദ്ധി വരുത്തും, ശുക്ലത്തെ വർദ്ധിപ്പിക്കും. ത്രപുസം വിശേഷിച്ച് മൂത്രത്തെ വർദ്ധിപ്പിക്കുന്നതാണ്. തുംബം അതി രൂക്ഷമാണ്. മലബന്ധം ഉണ്ടാക്കുന്നതുമാണ്. കാലിംഗം, ഊർവ്വാരു, ചിൽബിടം ഇവ ഇളയതാണെങ്കിൽ പിത്തഹരമാണ്. ശീതവീര്യമാണ്. പക്വമാണെങ്കിൽ ഫലം മറിച്ചാണ്. പഴുത്ത് ഞെട്ടറ്റുവീണവ ക്ഷാരഗുണത്തോടുകൂടിയതാണ്. പിത്തത്തെ വർദ്ധിപ്പിക്കും. കഫവാതങ്ങളെ ശമിപ്പിക്കും. ദീപനീയമാണ്, രുചികരമാണ്. ഹൃദയപ്രീതിയുണ്ടാക്കുന്നതാണ്. അഷ്ഠീല (വയറ്റിലുണ്ടാക്കുന്ന പ്രത്യേകതരം ഗുന്മൻ)യേയും മേൽവയർ വീർപ്പിനെയും ശമിപ്പിക്കുന്നതാണ്. ലഘുവുമാണ്. താമരവളയം (മൃണാളം) ബിസം (താമരത്തണ്ട്) ശാലൂകം (നീർച്ചേമ്പ്), താമരക്കിഴങ്ങെന്നും പക്ഷമുണ്ട്) കുമുദം (ആമ്പൽ) ഉൽപ്പലം (ചെങ്ങഴിനീർ) നന്ദീമാഷം (കുളിരിച്ചേമ്പ്) കേലൂടം (നേർക്കിഴങ്ങ്) ശൃംഗാടകം (വൻക്കൊട്ടക്കിഴങ്ങ്) കശേരുകം, (കുഴിമുത്തങ്ങ) ക്രൗഞ്ചാദനം (കണ്ണാമ്പൽ) അംഗലോഡ്യം (താമരമൊട്ട്) ഇവയെല്ലാം രൂക്ഷവും മലബന്ധമുണ്ടാക്കുന്നതും ശീതവീര്യവും ഗുരുത്വത്തോട് കൂടിയതുമാണ്. ജലജമായ കന്ദശാകമാണ് ഇതുവരെ പറഞ്ഞത്.

ഇനി പത്രശാകത്തെ (കറിയിലകൾ) പറ്റിപ്പറയുന്നു. കളംബൂ (വേള) നാളിക (ചെറുവേള) മാഷം (ചെറുചെഞ്ചീര) കഠിഞ്ജുകം (കൂർക്കിൽ) കുതുംബകം (കരിന്തുമ്പ) ചില്ലി (പെരുഞ്ചീര) ലടാകം (കരിംകൂവളം) ലോണിക, (ഉപ്പൂറ്റി) കൂരൂടകം (വേലിപ്പരുത്തി) ഗവേധുകം (തിരുന്നി) ജീവന്തക (തണ്ടുചുവന്ന വാസ്തുച്ചീര) കസ്തു (ലതാകസ്തൂരി) ഏളകജം (തകര) യവശാകം (ചീര) സുവച്ചില, (ചെമ്പൂഞെരിഞ്ഞിൽ) ആളുപങ്ങൾ (തോട്ടുചേമ്പ്, വാകച്ചേമ്പ്, നീർച്ചേമ്പ്, പെരുഞ്ചേമ്പ്, ചെറുചേമ്പ്, നീലച്ചേമ്പ്) അതുപോലെ ഉഴുന്നില, ചെറുപയറില, മുതലായവ. തിരുതാളി ഇവയുടെ ഇലകൾ മധുരരസമാണ്. രൂക്ഷമാണ്. ലവണരസമാണ്. വാതകഫങ്ങളെ വർദ്ധിപ്പിക്കും. ഗുരുവാണ് ശീതവീര്യമാണ്. മലമൂത്രങ്ങളെ വർദ്ധിപ്പിക്കും. സാമാന്യമായി അല്പം സ്തംഭനം വയറിനുണ്ടാക്കിയെ ദഹിക്കുകയുള്ളൂ. അവ വാട്ടിപ്പിഴിഞ്ഞ് നീരുകളഞ്ഞ് മെഴുക്കു ചേർത്ത്പുരട്ടിയാൽ കൂടുതൽ ദോഷം ചെയ്യില്ല. ഇല നേർത്ത പെരുഞ്ചീര, വാസ്തുച്ചീരപോലെയാണ്. തക്കാരി, മുഞ്ഞ, വരണം, (നീർമാതളം) ഇവ മധുരവും കയ്പും കലർന്നതാണ്. കഫവാതഹരവുമാണ്. വർഷാഭുക്കൾ- നെട്ടില - ചാരണ (വെളുത്തതും ചുവന്നതും രണ്ടുതരം തമിഴാമയുണ്ട്) കാളശാകം (കറിവേപ്പ്) ഇവ മൂന്നും ക്ഷാരഗുണത്തോടു കൂടി

യതും എരിവും ചവർപ്പും കലർന്നതുമാകുന്നു. ദഹനത്തെ പുഷ്ടിപ്പെടുത്തും വിരേചനമുണ്ടാക്കും കൂട്ടുവിഷം, സർവ്വാംഗശോഫം ഇവയെ ശമിപ്പിക്കും. വാതരോഗങ്ങളെ ശമിപ്പിക്കുകയും ചെയ്യും. ചിരിവില്വാങ്കുരം- ഞെട്ടാവൽത്തുമ്പ് അഗ്നിദീപ്തിയുണ്ടാക്കും. കഫത്തെയും വാതത്തെയും ശമിപ്പിക്കും. വിരേചനമാണ്. ശതാവര്യങ്കുരം- ശതാവരിക്കുരുന്ന് കയ്പ് രസമാണ്. ശുക്ലത്തെ വർദ്ധിപ്പിക്കുന്നതാണ്. മൂന്ന് ദോഷങ്ങളെയും ശമിപ്പിക്കുന്നതാണ്. വംശകരീരം, (മുളങ്കൂമ്പ് എന്ന് ഭാഷ) ആണ്ടാൺ മുളവെളുപ്പ് മാറുന്നതിന് മുമ്പ് - ഇത് രൂക്ഷമാണ്. വയറ്റിൽ വിദാഹത്തെ ഉണ്ടാക്കുന്നതും വാതത്തെയും പിത്തത്തെയും വർദ്ധിപ്പിക്കുന്നതുമാണ്. മീനങ്ങാണി (പത്തുരം) ദീപനത്തെ വർദ്ധിപ്പിക്കും. കയ്പുരസമാണ്. പ്ലീഹാരോഗം, മൂലക്കുരു, ഇവയെ ശമിപ്പക്കും. കഫവാതരോഗങ്ങളെ ശമിപ്പിക്കുകയും ചെയ്യും. കാസമർദ്ദം (പൊന്നാവിരം) കൃമിഹരമാണ്. ചുമകുറയ്ക്കും. നൂലുവിനെ നശിപ്പിക്കും. വിരേചനമാണ്. കുയുമ്പില രൂക്ഷമാണ്. പുളിരസമാണ്. ഗുരുത്വമുള്ളതും പിത്തത്തെ വർദ്ധിപ്പിക്കുന്നതും വിരേചനവുമാണ്. സാർഷപം (കടുകിന്റെ ഇല) ഗുരുവാണ്. ഉഷ്ണവീര്യമാണ്. മലമൂത്രങ്ങളെ തടയും. മൂന്നു ദോഷങ്ങളെയും വർദ്ധിപ്പിക്കും. മൂലവരിക്കിഴങ്ങ് ഇളയത്. സ്വാദു വേർതിരിക്കാൻ പറ്റാത്തതുമാണ്. അല്പം ക്ഷാരഗുണമുള്ളതാണ്. അല്പം കയ്പുണ്ടാകും. അങ്ങനെയുള്ളത് (മൂലകം) എല്ലാ ദോഷങ്ങളെയും ശമിപ്പിക്കും. ലഘുവാണ്. ഉഷ്ണവീര്യമാണ്. ഗുന്മൻ, ചുമ, ക്ഷയരോഗം, ശ്വാസംമുട്ടൽ, വ്രണങ്ങൾ, നേത്രരോഗങ്ങൾ, ഗളരോഗം (തൊണ്ടയിൽ) ഒച്ചയടപ്പ്, അഗ്നിമാന്ദ്യം, ഉദാവർത്തരോഗം, പീനസം ഇവയെ ശമിപ്പിക്കുകയും ചെയ്യും. അതുതന്നെ മൂത്താൽ രസവും വിപാകരസവും എരുവാണ്. ഉഷ്ണവീര്യവുമാണ്. മൂന്നു ദോഷങ്ങളെയും വർദ്ധിപ്പിക്കുന്നതാണ്. ഗുരുവും അഭിഷ്യന്ദീയുമാണ്. (കഫത്തെ ഉരുക്കുന്നത്) അതുതന്നെ മെഴുക്കുചേർത്ത് വാട്ടിയാൽ വാതഹരവുമാണ്. അതുതന്നെ ഉണക്കിയതാണെങ്കിൽ വാതഹരമാണ്. എല്ലാംതന്നെ പച്ചയാണെങ്കിൽ ത്രിദോഷങ്ങളെ കോപിപ്പിക്കുന്നവയാണ്. പിണ്ഡാലു - ഈഴുവച്ചേമ്പ് - വാതകഫങ്ങളെ ശമിപ്പിക്കുന്നു. കടുരസമാണ്. ഉഷ്ണവീര്യവുമാണ്. പിത്തത്തെ വർദ്ധിപ്പിക്കുന്നതുമാണ്. കുഠേരം - കഞ്ജകം (തുളസി എന്നു പക്ഷം) ശിഗ്രു (മുരിഞ്ഞ) സുരസം (തൃർത്താവ്) സുമുഖം (അനിച്ചിൽ) ആസുരീ (ചെറുകടുക്) ഭൂസ്തൃണം (പൂതണക്ക്) ഫണിജ്ജംകം, (മണികഞ്ജകം) അർജ്ജകം (കരിങ്കഞ്ജകം) ജംബീരം, (ചോനകനാരങ്ങ)- ചെറുനാരങ്ങതന്നെ (ഇവ മലബന്ധമുണ്ടാക്കും. ആമത്തെ വരുത്തും. ഉൾപ്പുഴുക്കം ഉണ്ടാക്കും. കടുരസമാണ്. രൂക്ഷവും ഉഷ്ണവീര്യവുമാണ്. ഹൃദ്യവുമാണ്. അഗ്നിദീപ്തിയും പചിപ്പിക്കലും ചെയ്യുന്നതാണ്. കണ്ണിന് നന്നല്ല. ശുക്ലത്തെ കുറയ്ക്കും. കൃമിഹരമാണ്. തീക്ഷ്ണമാണ്. ലഘുവാണ്. ദോഷങ്ങളെ ഇളക്കിത്തീർക്കുന്നവയുമാണ്. സുരസം (തുളസി) ഏക്കിട്ട്, ശ്വാസം മുട്ട്, വിഷം, ചുമ, വാരിവേദന, ദുർഗ്ഗന്ധം, ഇവയെ കുറയ്ക്കും, സുമുഖമെന്നത്

(തുളസിവിശേഷം) അതിവിദാഹിയല്ല. കൂട്ടുവിഷത്തെയും സർവ്വാംഗ ശോഫത്തെയും (നീര്) കുറയ്ക്കും - ലശുനം (വെള്ളുള്ളി) അതിതീക്ഷ്ണവും അത്യുഷ്ണവുമാണ്. വിപാകരസം എരുവുമാണ്. വിരേചനമാണ്. ഹൃദ്യമാണ്. മുടിക്ക് നല്ലതാണ് ഗുരുവാണ്. ശുക്ലവൃദ്ധികരമാണ്. മൃദുവാണ്. സ്നിഗ്ദ്ധമാണ്. രുചിയും ദഹനവും ഉണ്ടാക്കുന്നതാണ്. ശ്വിത്രം, കുഷ്ഠം, ഗുന്മൻ, മൂലക്കുരു, പ്രമേഹം, കൃമിരോഗം, കഫവാതോപദ്രവങ്ങൾ- എക്കിട്ട്- പീനസം- ചുമ- ശ്വാസംമുട്ടൽ ഇവയെ ശമിപ്പിക്കുന്നതാണ്. രക്തപിത്തത്തെ ഉണ്ടാക്കുകയും ചെയ്യും. പലാണ്ഡു (ഈരുള്ളി - ചുവന്ന ചെറിയ ഉള്ളി) മുൻപറഞ്ഞ ഗുണങ്ങൾ അല്പം കുറയുമെന്നു മാത്രം. കഫത്തെ വർദ്ധിപ്പിക്കും. പിത്തത്തെ അധികം വർദ്ധിപ്പിക്കില്ല. കഫവാതജമായ മൂലക്കുരുവിന്ന് ഹിതമാണ്. സ്വേദിപ്പിക്കുന്നതിനും (കിഴിയുണ്ടാക്കി കാച്ചിക്കുത്തുക) സേവിക്കുന്നതിനും നല്ലതാണ്. ഗൃഞ്ജനകം (ചെന്താളുള്ളി എന്നു ഭാഷ) അത് തീക്ഷ്ണമാണ്. മലബന്ധമുണ്ടാക്കും. പിത്തത്തിന് ഹിതമല്ല. സൂരണം (കാട്ടുചേന) ദഹനമുണ്ടാക്കും. രുചികരമാണ് - കഫത്തെ കുറയ്ക്കും, ലഘുവാണ്. വിശേഷിച്ച് മൂലക്കുരുവിന് നല്ലതാണ്. ഭൂകന്ദം (കൂണ്) എല്ലാദോഷങ്ങളെയും വർദ്ധിപ്പിക്കും. ഇല, പൂവ്, കായ, തണ്ട്, കിഴങ്ങ് ഇവയിൽ ക്രമേണ ഗുരുത്വം കൂടുന്നതാണ്. ഏറ്റവും ലഘുപത്രവും ഏറ്റവും ഗുരുകന്ദുവും ആണെന്നർത്ഥം.

ശാകവർഗ്ഗത്തിൽ ശ്രേഷ്ഠമായത് അടപതിയനാണ്. മോശമായത് കടുകുമാണ്. ഇത്രയും വിവരണത്തോടുകൂടി ശാകവർഗ്ഗം അവസാനിപ്പിക്കുന്നു.

വർഗ്ഗീകരണത്തിൽ അടുത്തത് ഫലങ്ങളാണ്. അവയെ വിവരിക്കുന്നു. ആദ്യമേ പറയുന്നത് ദ്രാക്ഷാ - (മുന്തിരി) അതിന് ഫലോത്തമത്വം തന്നെ കൊടുത്തിരിക്കുന്നു. അത് ശുക്ലത്തെ വർദ്ധിപ്പിക്കും. കണ്ണിന് വിശേഷമാണ്. മലമൂത്രങ്ങളെ പുറത്തുകളയും. സ്വാദും വിപാകരസവും മധുരവുമാണ്. സ്നിഗ്ദ്ധമാണ്. അല്പം ചവർപ്പ് കലർന്നതാണ്. ശീതവീര്യമാണ്. ഗുരുവുമാണ്. വാതത്തേയും രക്തപിത്തത്തേയും വായ്ക്ക് കയ്പിനെയും മദാത്യയരോഗത്തെയും ദാഹത്തേയും, ചുമയേയും പനിയേയും ശ്വാസം മുട്ടലിനേയും ഒച്ചയടപ്പിനെയും ക്ഷത (ചതവ്)ത്തേയും ക്ഷയരോഗത്തേയും ശമിപ്പിക്കുന്നതാകുന്നു. ഡാഡീമം - താളിമാതളം ഏറിയ പിത്തത്തെ ജയിക്കും. ത്രിദോഷ ശമനമാണ്. ഇതൊക്കെ മധുരമുള്ളതിന്റെ വിവരമാണ്. പുളിയുള്ളതുമുണ്ട്. അതിന്റെയല്ല. പിത്തവിരോധിയല്ല. അത്യുഷ്ണമല്ല. പുളിയുള്ള താളീമാതളം, വാതകഫ രോഗങ്ങളെ ശമിപ്പിക്കുന്നതാണ്. രണ്ടും ഹൃദ്യമാണ്. ലഘുവാണ്. സ്നിഗ്ദ്ധമാണ്. മലബന്ധമുണ്ടാക്കുന്നതാണ്. രുചിയും ദഹനവും വർദ്ധിപ്പിക്കും, മോചം, (വാഴപ്പഴം) ഖർജ്ജൂരം, (ഈത്തപ്പഴം), പനസം (ചക്കപ്പഴം) (വരിക്കച്ചക്ക എന്ന് ഭാഷ) നാളികേരം, (തേങ്ങ) പരുഷകം (ചിറ്റീന്തൽ), ആമ്രാതം (അമ്പാഴം), താലം (കരിമ്പനപ്പഴം), കാശ്മര്യം (കുമിഴിൻ പഴം),

രാജാദനം (പഴമൂൺ പാലപ്പഴം) മധൂകജം (ഇരിച്ചപ്പഴം), സൗവ്വീരം (ചിറ്റിലന്ത), ബദരം (ലന്ത) അങ്കോലം (അഴിഞ്ഞിൽ) ഫൽഗു (പേയത്തിചുഴലിക്കായ എന്നും പറയും) ശ്ലേഷ്മാതകം (നറുവിരി) വാതാമം (കുളുർമാവ്) അഭിഷുകം (നീർവെട്ടി) അക്ഷോളം (അക്കോളം) മുകുളകം (പൂവ്വം) നികോചകം (വാർമാവ്) ഊരുമാണം (മരവാഴ) പ്രിയാളം (മുരൾ) ഇവ തടിപ്പിക്കുന്നവയാണ്. ഗുരുവാണ് ശീതവീര്യമാണ്. ശരീരത്തെ ബാധിക്കുന്ന ക്ഷയത്തെയും ശമിപ്പിക്കും. ദാഹശമനമാണ് രക്തപിത്തത്തെക്കുറയ്ക്കും. വിപാകരസം മധുരമാണ്. സ്നിഗ്ദ്ധമാണ്. വിഷ്ടംഭത്തെ (സ്തംഭനം) ഉണ്ടാക്കുന്നതാണ്. കഫത്തെയും ശുക്ലത്തെയും വർദ്ധിപ്പിക്കും. അവയിൽ പരൂഷകം വാതഹരവും പിത്തകരവുമാണ്- ഇത് പച്ച ഈന്തിന്റെ ഗുണങ്ങളാണ്- അതുതന്നെ പഴുത്താൽ മധുരവുമാണ്. രക്തത്തെ ശമിപ്പിക്കുകയും ചെയ്യും. അവയിൽ താലഫലം പിത്തത്തെയും വർദ്ധിപ്പിക്കും. കാശ്മര്യ്യമാകട്ടെ ശീതവീര്യമാണ്. മലമൂത്രങ്ങളുടെ തടസ്സം തീർക്കും- മുടിക്ക് വിശേഷമാണ്. മേധാകരമാണ്. രസായ ഗുണമുള്ളതാണ്. കുളിർമാവു മുതൽക്കുള്ളവ ഉഷ്ണവീര്യമാണ്. കഫപിത്തങ്ങളെ വർദ്ധിപ്പിക്കും. വീരേചനമാണ് ഏറ്റവും വാതഹരമാണ്. സ്നിഗ്ദ്ധമാണ്. ഉഷ്ണവീര്യമല്ല. ഇതൊക്കെയാണ് പ്രിയാളത്തിൽ ഫലശ്രുതി. അതിന്റെ മജ്ജാ മധുരമാണ്. ശുക്ലത്തെ വർദ്ധിപ്പിക്കും. പിത്തത്തെയും വാതത്തെയും ശമിപ്പിക്കും. കോലമജ്ജയും അതേഗുണത്തോടുകൂടിയതാണ്. ദാഹത്തെയും ചുമയെയും ഛർദ്ദിയെയും കുറയ്ക്കും - കപിത്ഥം (വ്ളാങ്കായ) ഇത് പച്ചയാണെങ്കിൽ തൊണ്ടയെ കേടുവരുത്തും. ത്രിദോഷങ്ങളെ വർദ്ധിപ്പിക്കുകയും ചെയ്യും. പഴുത്താൽ മൂന്നുദോഷങ്ങളെ ശമിപ്പിക്കും എക്കിട്ട്, ഛർദ്ദി ഇവയെക്കുറയ്ക്കും. രണ്ടും മലബന്ധമുണ്ടാക്കും. വിഷഹരവുമാണ്. ജാംബവം (ഞാവൽപ്പഴം) ഗുരുവാണ്. വയറിന്ന് സ്തംഭനത്തെ ഉണ്ടാക്കും. ശീതവീര്യമാണ്. വാതത്തെ ഏറ്റവും കോപിപ്പിക്കും. മലമൂത്രങ്ങളെ പിടിക്കും. തൊണ്ടയ്ക്ക് നന്നല്ല. കഫപിത്തങ്ങളെ ശമിപ്പിക്കും. മാങ്ങാ (ആമ്രം) വാതത്തെയും രക്തപിത്തത്തെയും വർദ്ധിപ്പിക്കും. ഇങ്ങനെയാണ് അണ്ടിയുറയ്ക്കുന്നതിന് മുമ്പ്. അണ്ടിയുറച്ചാൽ കഫപിത്തഹരമാണ്. പഴുത്തമാങ്ങാ ഗുരുവാണ്. മധുരവും പുളിയുമാണ് സ്വാദ്. കഫത്തെയും ശുക്ലത്തെയും വർദ്ധിപ്പിക്കും. വൃക്ഷാമ്ലം (മരപ്പുളി) മലബന്ധമുണ്ടാക്കും. രൂക്ഷവും ഉഷ്ണവുമാണ്. വാതകഫഹരമാണ്. ശമീഫലം (വഹ്നിയുടെ കായ) ഗുരുവാണ്- ഉഷ്ണവീര്യമാണ്- മുടിക്ക് നന്നല്ല- രൂക്ഷമാണ്. പീലു (ഉക ഇത് കാപ്പിയാണ് എന്നൊരു പക്ഷമുണ്ട്) പിത്തത്തെ കോപിപ്പിക്കും കഫവാതങ്ങളെ ശമിപ്പിക്കും വിരേചനമാണ്. പ്ലീഹാരോഗം, മൂലക്കുരു, കൃമിരോഗം, ഗുന്മൻ ഇവയെ ശമിപ്പിക്കും. കയ്പു കലർന്ന മധുരമാണ് രസം. അത്യുഷ്ണവീര്യമല്ലാത്ത ഉക-ത്രിദോഷങ്ങൾക്ക് ഹിതമാണ്. മാതളനാരങ്ങതൊണ്ട് (മാതുളംഗത്വക്ക്) കയ്പും എരിവും കലർന്നരസമാണ്. സ്നിഗ്ദ്ധമാണ് വാതഹരമാണ്. അതിൽ ഉള്ളിലെ കഴമ്പ് മധുരരസമാണ്. തുടിപ്പിക്കുന്ന

താണ് വാതപിത്തഹരവുമാണ്. ഗുരുവാണ് അതിന്റെ കേസരം (അല്ലി) ലഘുവാണ്. ചുമ-ശ്വാസംമുട്ട് -എക്കിട്ട്- മദാത്യയരോഗം - വായവരൾച്ച - വാതകഫരോഗങ്ങൾ- മലബന്ധം- ഛർദ്ദി- അരുചി- ഗുന്മൻ- മഹോദരശം- മൂലക്കുരു- പരിണാമശൂല- ദഹനക്കുറവ് - ഇവയെ ശമിപ്പിക്കും. ചേരിൻകായുടെ തൊലിക്കുള്ളിലെ കഴമ്പ് തോല് ഇവ തടിപ്പിക്കുന്നതാണ്. മധുരരസമാണ്. ശീതവീര്യവുമാണ്. അതിന്റെ കുരു (ഭല്ലാതകാസ്ഥി) അഗ്നിസമാനമാണ്. മേധാകരമാണ് കഫവാതങ്ങളെ ഏറ്റവും ശമിപ്പിക്കുന്നതുമാണ്. പാരാവതം - ചെറുനാരങ്ങ - (ഈളിനാരകം എന്നും പറയും) അത് മധുരമായും- പുളിയായും- ശീതവീര്യമായും- ഉഷ്ണവീര്യമായും രണ്ടുതരമുണ്ട്. ഗുരുവാണ്. രുചിയുണ്ടാക്കും അത്യഗ്നിയേ ശമിപ്പിക്കും. ആരുകം (മുള്ളിൻപഴം) മധുരരസമാണ് രുചികരവുമാണ്. പഴുത്തത് വേഗം ദഹിക്കും. അത്യുഷ്ണവും അതിഗുരുവും അല്ല. അധികമായി ദോഷങ്ങൾ ഉണ്ടാക്കില്ല. മുന്തിരി - ചിറ്റീന്ത്- ഇവ പച്ചയിൽ പുളിയാണ്. പിത്തകഫങ്ങളെ വർദ്ധിപ്പിക്കും. ഗുരുവാണ്. ഉഷ്ണവീര്യമാണ്. വാതഹരമാണ് വിരേചനമാണ്. കരമർദ്ദകം (കിളാക്കായ) അതും ഇതുപോലെ തന്നെ. കോലം (ലന്താ) കർക്കന്ധു (പെരുന്തുരടിക്കായ) ലികുചം (ഐയിനപ്പഴം, ചക്ക) ആമ്രാതകം (അമ്പാഴം), ആരുകം (മുൾപ്പഴം), ഐരാവതം (പെരുനാരകം), ദന്തശഠം (ചോനകനാരകം, സതുദം (ഞാവൽപ്പഴം) മൃഗലിണ്ഡി (ഓടപ്പവം) ഇവ പുളിയാണ്. പഴുത്തുണങ്ങിയ കരമർദ്ദകം പിത്തത്തെ ഏറെ വർദ്ധിപ്പിക്കില്ല. അമ്ലീക - (പിണർപ്പുളി) അങ്കോലം (അഴിഞ്ഞിൽ) ഇവയുടെ ഫലം ഉണങ്ങിയത് ദഹനം ഉണ്ടാക്കുന്നു. വിരേചനമാണ്. ദാഹത്തേയും കിതപ്പിനേയും തളർച്ചയേയും കുറയ്ക്കും. ലഘുവാണ്. കഫവാതഹരമാണ്.

ഫലങ്ങളിൽ വച്ച് ഏറ്റവും നന്നല്ലാത്തത് ലികുച ഫലമാണ്. മഞ്ഞ്, തീയ്, ചുടുകാറ്റ്, ഇവയേറ്റതും വ്യാളാദി മൃഗങ്ങളുടെ ഉമിനീര് പുരണ്ടതും ജന്തുക്കൾ കേടുവരുത്തിയതും വെള്ളത്തിൽ വീണതും ഭൂമിയിലല്ലാതെയുണ്ടായതും ഋതുകാലാനുസൃതമല്ലാതെയുണ്ടായതും മറ്റു ധാന്യം കലർന്നുണ്ടായതും പഴകി വീര്യം പോയതും ദ്രവിച്ചതും ആയ ധാന്യങ്ങൾ ഉപേക്ഷിക്കണം. ശാകമാണെങ്കിൽ മെഴുക്കില്ലാതെ പാകം ചെയ്തതും നിർമ്മാണച്യുതി വന്നതും സ്വാദില്ലാത്തതും മങ്ങിയതും ഉപയോഗിക്കരുത്. മൂലകം മാത്രം ഉണങ്ങണം. ഫലങ്ങൾക്കും കൂവളമൊഴിച്ച് സാമാന്യമായി ഇത് ബാധകമാണ്...

അടുത്തതായി പറയുന്നത് പലതരം വൈവിദ്ധ്യമുള്ള ഔഷധങ്ങളുടെ ഒരു ഏകദേശരൂപമാണ്. ലവണങ്ങൾ (ഉപ്പുകൾ) എല്ലാംതന്നെ വിഷ്യന്ദിയാണ്. വിഷ്യന്ദി എന്നതിന് ശരീരന്തർഗ്ഗതമായ ജലാംശദ്വാരാ കഫാദികളെ ഉരുക്കി സ്രവിപ്പിക്കുന്നത് എന്നർത്ഥമാണ്. കൂടിക്കിടക്കുന്ന അഴുക്കുകളെയും ഇങ്ങനെ ചെയ്യുന്നു. വാതഹരമാണ്. പാകത്തെ (പഴുപ്പിനെ) ഉണ്ടാക്കും. തീക്ഷ്ണമാണ്. ഉഷ്ണവീര്യമാണ്. രുചികരമാണ്. കഫപിത്തങ്ങളെ വർദ്ധിപ്പിക്കുകയും ചെയ്യും. ഇത്രയും കാര്യങ്ങൾ

ഉപ്പിന്റെ സാമാന്യ സ്വഭാവമാണ്. പ്രത്യേക വിവരണം ഇനി പറയുന്നു. സൈന്ധവം (ഇന്തുപ്പ്), അല്പം മധുരം കലർന്നതാണ്. ശുക്ലവൃദ്ധികരമാണ്. ഹൃദ്യമാണ്. മൂന്നു ദോഷങ്ങളെയും ജയിക്കുന്നതാണ്. ലഘുവാണ്. ഉഷ്ണവീര്യമല്ല. കണ്ണിന് ഹിതമാണ്. ഉൾപ്പഴുക്കം ഉണ്ടാക്കുന്നതല്ല. ദഹനം വർദ്ധിപ്പിക്കും.

തുവർച്ചിലയുപ്പ് (സൗവർച്ചലം) ഹൃദ്യമാണ്. ലഘുവാണ്. നല്ല ഗന്ധത്തോടുകൂടിയതാണ്. ഉൽഗാര (തേട്ടൽ) ശുദ്ധിവരുത്തും. വിപാകരസം എരുവാണ്. മലബന്ധം കുറയ്ക്കും. ദഹനമുണ്ടാക്കും. രുചി വർദ്ധിപ്പിക്കും. വിളം (വിളയുപ്പ്) മേലോട്ടും കീഴോട്ടുമുള്ള വായുവിനെ അനുലോമ (വേണ്ടവിധം) മാക്കും. ദഹനമുണ്ടാക്കും. മലബന്ധം, മേൽവയർ വീർപ്പ്, സ്തംഭനം, പരിണാമശൂല, വയറിന്റെ കനം ഇവയെ ഇല്ലാതാക്കും. സാമുദ്രം (മർക്കലയുപ്പ്) ഗുരുവാണ്. വിപാകത്തിൽ മധുരമാണ്. കഫത്തെ വർദ്ധിപ്പിക്കുന്നതാണ്. ഔൽഭിദം (ഉവരുപ്പ്) കയ്പ്പും എരുവും കലർന്ന രസമാണ് ക്ഷാരഗുണമാണ്. തീക്ഷ്ണമാണ്. ഉൽക്ലേദം (നുലവ്) ഉണ്ടാക്കുന്നതാണ്. കൃഷ്ണം (കാരുപ്പ്) തുവർച്ചിലയുപ്പിന്റെ ഗുണങ്ങൾ തന്നെ ഗന്ധമൊഴികെ- അതായത് തുവർച്ചിലയുപ്പിന് സുഗന്ധമാണ്. കാരുപ്പിന് ദുർഗ്ഗന്ധമാണ് എന്നർത്ഥം. രോമകം (മയിരുപ്പ്)- ലഘുവാണ്. പാംസൂത്ഥം (പൊടിയുപ്പ്). ഇതല്പം ക്ഷാരഗുണം കൂടിയുള്ളതാണ്. ലവണങ്ങളുടെ ഉപയോഗത്തിൽ ഇതുപ്പ് തുടങ്ങിയവയെ ഉപയോഗിക്കണം- അതായത് ഉപ്പ് എന്നുപറയുന്നിടത്ത് ഇന്തുപ്പും രണ്ടുപ്പുകൾ എന്നുപറഞ്ഞാൽ- ഇന്തുപ്പ്- തുവർച്ചിലയുപ്പുകളും മൂന്നുപ്പ് എന്നുപറഞ്ഞാൽ ഈ ക്രമത്തിൽ പിന്നത്തേയും അങ്ങനെയെടുക്കണമെന്ന് താല്പര്യം.

അടുത്തതായി ക്ഷാരങ്ങളെയാണ് പറയുന്നത്. യവശൂകജം (ചവൽക്കാരം) ഗുന്മൻ- ഹൃദ്രോഹം- ഗ്രഹണി- പാണ്ഡുരോഗം- പ്ലീഹാരോഗം, മേൽവയർ വീർപ്പ്, കണ്ഠരോഗങ്ങൾ ശ്വാസംമുട്ടൽ, മൂലക്കുരു, മറ്റു കഫവാത രോഗങ്ങൾ എന്നിവയെ ശമിപ്പിക്കുന്നതാണ്. സൗവർച്ചലം (തുവർച്ചിലക്കാരം) ഏറ്റവും തീക്ഷ്ണവും ഉഷ്ണവീര്യവുമാണ്. കൃമിഹരമാണ്. ലഘുവാണ്. പിത്തത്തെയും രക്തത്തെയും ദുഷിപ്പിക്കും പഴുപ്പുണ്ടാക്കും. ഛേദിയാണ്. (ദോഷങ്ങളെ മുറിച്ചുകളയുന്ന) ഹൃദയത്തിന് നന്നല്ല, മുറിവുണ്ടാക്കുന്നതാണ് (കണ്ഠം മുതലായ ഭാഗത്ത്) എരിവും ഉപ്പുരസവുമുള്ളതുകൊണ്ട് ശുക്ലത്തിനും ഓജസ്സിനും മുടിക്കും കണ്ണിനും നന്നല്ല. കായം (ഹിംഗു) വാതകഫരോഗങ്ങൾ, മേൽവയർ വീർപ്പ്, പരിണാമശൂല ഇവയെ ശമിപ്പിക്കും. പിത്തത്തെ വർദ്ധിപ്പിക്കും. വിപാകരസം എരുവാണ്. രുചികരമാണ്. ദഹനവും പചനവും വർദ്ധിപ്പിക്കും ലഘുവാണ്.

ത്രിഫലാ വിവരണമാണ് പിന്നീട് ഹരീതകീ, കടുക്കാ, ചവർപ്പാണ്. വിപാകരസം മധുരമാണ്. രൂക്ഷമാണ്. ഉപ്പുരസം കലർന്നതാണ്. ലഘുവാണ്. ദീപനവും പാചനവുമാണ്. മേധാകരമാണ്. പ്രായത്തെ നില

നിർത്തുന്നതാണ്. ഉഷ്ണവീര്യമാണ്. വിരേചനകരമാണ്. ആയുഷ്കരമാണ്. ബുദ്ധിക്കും ഇന്ദ്രിയങ്ങൾക്കും ബലമുണ്ടാക്കുന്നു. കുഷ്ഠം (തൊലിക്കുള്ള നിറമാറ്റം), ഒച്ചയടപ്പ്, പഴകിയ പനി (വിഷമജ്വരം) ശിരോരോഗം കണ്ണിൽ ദീനം, പാണ്ഡുരോഗം, ഹൃദ്രോഹം, കാമില, ഗ്രഹണീരോഗം, ശോഷം, ശോഫം, (നീര്) അതിസാരം, പ്രമേഹം, മോഹാലസ്യം, ഛർദ്ദി, കൃമിരോഗം, ശ്വാസംമുട്ടൽ, ചുമ, വായിൽ വെള്ളം വരൽ, മൂലക്കുരു, പ്ലീഹാരോഗം, മേൽവയർവീർപ്പ്, കൂട്ടുവിഷം, മഹോദരം, മലബന്ധം, സ്രോതോരോധം, ഗുന്മൻ, ഊരുസ്തംഭം, അരുചി എന്നീ രോഗങ്ങളെ ശമിപ്പിക്കും. കഫവാതജങ്ങളായ മറ്റു പല ഉപദ്രവങ്ങളെയും ശമിപ്പിക്കും. ആമലകം (നെല്ലിക്ക) ഈ പറഞ്ഞ ഗുണങ്ങളെല്ലാമുണ്ട്. അമ്ലരസമാണ്. ശീതവീര്യമാണ്. അക്ഷം (താന്നിക്ക) അതും ഏറക്കുറെ ഈ ഗുണങ്ങളോട് കൂടിയതാണ്. വിപാകരസം എരുവാണ്. ശീതവീര്യമാണ്. മുടിക്ക് നല്ലതാണ്. ഈ മൂന്നും കൂടിയാൽ രസായനങ്ങളിൽ ഉത്തമമാണ്. ത്രിഫലയെന്നുപേര്. കണ്ണിൽ ദീനത്തിന് വിശേഷം, വ്രണത്തെ ഉണക്കും. തൊലിപ്പുറമെയുള്ള നുലവ്, മേദോദോഷം, അവയെ കുറയ്ക്കും. പ്രമേഹത്തിനും രക്തസംബന്ധമായ രോഗങ്ങൾക്കും ശമനം ചെയ്യും. ത്വക്ക് (ഇലവംഗത്തൊലി) പത്രം, (പച്ചില) ഏലം (ഏലത്തരി) കേസരം, (നാഗപ്പൂവ്) ഈ നാലെണ്ണം കൂടിയതിനെ ചതുർജാതം എന്നും കേസരം ഒഴികെ മൂന്നെണ്ണമാണെങ്കിൽ ത്രിജാതകം എന്നും പറയും. ഇതു പിത്തത്തെ കോപിപ്പിക്കുന്നതും തീക്ഷ്ണവും ഉഷ്ണവീര്യവും രൂക്ഷവും, ദീപനവും രുചിയുണ്ടാക്കുന്നതും ആകുന്നു. മരിചം (കുരുമുളക്), രസവും വിപാകരസവും എരുവാണ്. ലഘുവാണ്, കഫഹരവുമാണ്. തിപ്പലി - പച്ചയാണെങ്കിൽ കഫത്തെ വർദ്ധിപ്പിക്കും. മധുരരസവും ശീതവീര്യവുമാണ്. ഗുരുവും സ്നിഗ്ദ്ധവുമാണ്. എന്നാൽ അതുണക്കിയാൽ ഇതിനു വിപരീതം ആകും. അപ്പോൾ സ്നിഗ്ദ്ധവും ശുക്ലവൃദ്ധികരവും എരുവുമാവും. വിപാകരസം മധുരമാണ്. വാതം, കഫം, ശ്വാസംമുട്ട്, ചുമ ഇവയെ കുറയ്ക്കും. വിരേചനമാണ്. തിപ്പലി രസായനവിധിയനുസരിച്ചല്ലാതെ വേറെ ഉപയോഗിക്കരുത്, നാഗരം- (ചുക്ക്) ദഹനം വർദ്ധിപ്പിക്കും. ശുക്ലത്തെ ഉണ്ടാക്കും. മലത്തെ ഉറപ്പിക്കും. ഹൃദയത്തിന് നല്ലതാണ്. മലബന്ധം തീർക്കും രുചികരമാണ്. ലഘുവാണ് വിപാകരസം മധുരമാണ്. സ്നിഗ്ദ്ധമാണ്. ഉഷ്ണവീര്യമാണ്. കഫവാതങ്ങളെ ജയിക്കുന്നതുമാണ്. ആർദ്രകം (ഇഞ്ചി) ഇതുപോലെ തന്നെ. ഈ മൂന്നു കൂടിയാൽ ത്രികടു എന്നാണ് പറയുക. സ്ഥൗല്യം ദഹനക്കുറവ്, ശ്വാസംമുട്ട്, ചുമ, മന്ത്, പീനസം ഇവയെ ജയിക്കുന്നതാണ്. ചവികാ (കാട്ടുമുളക്) പിപ്പലി മൂലം, (കാട്ടുതിപ്പലി - വേര്) ഇവയ്ക്ക് തിപ്പലിയുടെ ഗുണങ്ങളിൽനിന്ന് വലിയ മാറ്റങ്ങളില്ല. ചിത്രകം- കൊടുവേലി ഇത് ദഹനത്തിൽ അഗ്നിപോലെ തന്നെയാണ്. നീര്, മൂലക്കുരു, കൃമിരോഗം, കുഷ്ഠം ഇവയെ ശമിപ്പിക്കുന്നതാണ്. കുരുമുളകൊഴികെ ബാക്കി അഞ്ചെണ്ണം കൂടിയാൽ പഞ്ചകോലം എന്നു പറയും. ഗുന്മൻ, പ്ലീഹാരോഗം, മഹോദരം, മേൽവയർ

വീർപ്പ്, വയർവേദന, (ശൂല) ഇവയെ ജയിക്കും. ഏറ്റവും ദീപനം ഉണ്ടാക്കുന്നതും ആണ്. വില്വം (കൂവളവേര്), കാശ്മര്യം (കുമിഴിൻ വേര്), തർക്കാരി (മുഞ്ഞവേര്), പാടലം (പൂപ്പാതിരിവേര്), ഡുംഡുകം (പലകപ്പയ്യാനി വേര്), ഈ അഞ്ചെണ്ണത്തെ മഹത്പഞ്ചമൂലം എന്നുപറയുന്നു. കഫവാതങ്ങളെ ശമിപ്പിക്കുന്നു. ചവർപ്പും കയ്പ്പുമാണ് രസം. ഉഷ്ണവീര്യമാണ്. ബൃഹതീദ്വയം (ചെറുവഴുതിന വേര്, വെൾവഴുതന വേര്), അംശുമതീദ്വയം (ഓരിലവേര്, മൂവില വേര്), ഗോക്ഷുരകം, (ഞെരഞ്ഞിൽ), ഈ അഞ്ചെണ്ണത്തെ ചെറുപഞ്ചമൂലം എന്നുപറയുന്നു. വിപാകരസം മധുരമാണ്. അതിതീക്ഷ്ണവും ഉഷ്ണവുമല്ല. എല്ലാ ദോഷങ്ങളെയും ജയിക്കുന്നതാണ്. ബലാ (കുറുന്തോട്ടി) പുനർന്നവം (തവിഴാമ) ഏരണ്ഡം, (ആവണക്ക്), സൂപ്യപർണ്ണീദ്വയം, (കാട്ടുഴുന്ന്, കാട്ടുപയർ), ഈ അഞ്ചെണ്ണത്തെ മദ്ധ്യമപഞ്ചമൂലം എന്നുപറയുന്നു. കഫവാതഹരമാണ്. പിത്തത്തെ ഏറെ വർദ്ധിപ്പിക്കില്ല വിരേചനമാണ്. അഭീരു - (ശതാവരി) വീരാ (കോവ വേര്) ജീവന്തീ - (അടപതിയൻ കൊതിയൻ എന്നും) ജീവകം - (ചീവകം), ഋഷഭകം (എടവകം), ഈ അഞ്ചെണ്ണം കൂടിയാൽ ജീവന പഞ്ചമൂലം എന്നാണ് പറയുക. അത് കണ്ണിന് നല്ലതാണ്. ശുക്ലവൃദ്ധികരമാണ്. പിത്തത്തേയും കഫത്തേയും ശമിപ്പിക്കുന്നതാണ് ദർഭ- (ദർഭവേര്), കാശം, (കൂശവേര്), ആറ്റുദർഭയെന്നും പക്ഷം) ഇക്ഷു, (കരിമ്പിൻ വേര്), ശരം (അമവേര്), ശാലി (വരിനെല്ലിൻ വേര്), ഈ അഞ്ചെണ്ണം കൂടിയാൽ തൃണപഞ്ചമൂലമാണ്. പിത്തഹരവുമാണ്. ഇപ്രകാരം ആഹാരസാധനങ്ങളെയും ഔഷധങ്ങളെയും അല്പാല്പമായി വർഗ്ഗീകരിച്ചു പറഞ്ഞു. ഈ പറഞ്ഞതിന് പുറമേ, കാലദേശാദിഭേദങ്ങളിലൂടെ ഇനിയും അനേകം അറിയാനുണ്ട്. അവ അന്വേഷിച്ച് വേണ്ടവിധത്തിൽ അറിയുക തന്നെ വേണം. കാലദേശങ്ങൾ മാത്രമല്ല കൂട്ടിച്ചേർക്കൽ മാത്ര എന്നിവയും അറിയേണ്ടതുണ്ട്. ആ വിഷയങ്ങളിൽ അഷ്ടാംഗ സംഗ്രഹത്തിൽ കൂടുതൽ വിവരങ്ങൾ പറയുന്നുണ്ട്. ഗ്രന്ഥാന്തരങ്ങളിലും കൂടുതലായി പറയുന്നുണ്ട്. അതെല്ലാമന്വേഷിച്ച് അറിയുക തന്നെ വേണം. ഈ അദ്ധ്യായം ഇങ്ങനെ സമാഹരിക്കുകയും ചെയ്യുന്നു.

# ഏഴ്

**അ**ടുത്തതായി അന്ന (ഭക്ഷണം) രക്ഷാവിധാനത്തെപ്പറ്റിയാണ് വിചിത്രമായി വിവരിക്കുന്നത്. ഭരണകർത്താവ് (രാജാവ്) അവനവന്റെ നിവാസസ്ഥലത്തിനടുത്തുതന്നെ പ്രാണാചാര്യനെ (വൈദ്യനെ) കൂടി താമസിപ്പിക്കണം. അയാൾ എല്ലാകാര്യങ്ങളിലും ശ്രദ്ധിക്കുകയും ഹിതാഹിതങ്ങളെ അറിഞ്ഞ് പാകപ്പെടുത്തുകയും ചെയ്യണം. പ്രത്യേകിച്ച് രാജാവിന്റെ അന്നപാനങ്ങളെ വിഷവിമുക്തമാണെന്ന് ഉറപ്പു വരുത്തണം. കാരണം യോഗക്ഷേമം (സമൂഹക്ഷേമം) രാജാവിലിരിക്കുന്നതാണ്. ആ യോഗക്ഷേമത്തിൽ അധിഷ്ഠിതമാണ് ധർമ്മാർത്ഥസുഖങ്ങൾ. ധർമ്മം അർത്ഥത്തിനും അർത്ഥം സുഖത്തിനും കാരണമാകുന്നു എന്നർത്ഥം. അതുകൊണ്ടാണ് രാജാവിന്റെ ഭക്ഷണാദികളിൽ നിഷ്കർഷിക്കണമെന്നുപറയുന്നത്. വിഷവിമുക്തമാണെന്നറിയാനുള്ള പരീക്ഷണങ്ങളെയാണ് ഇനി പറയാൻ പോകുന്നത്. ഓദനം - ചോറ് വിഷം കലർന്നതാണെങ്കിൽ കിണുക്കും. വെള്ളമൊലിക്കുംപോലെയിരിക്കും. ഊറ്റിയാൽ വെള്ളം കിട്ടില്ല. വേവാൻ താമസിക്കും. വെന്തുകഴിഞ്ഞാൽ പഴഞ്ചോറുപോലിരിക്കും. മയിൽക്കഴുത്തിനെപ്പോലെ ആവിയുണ്ടാകും. അതു മോഹാലസ്യത്തെയും മൂർച്ഛയെയും പ്രസേകത്തെയും (വായിൽ വെള്ളംതെളിയൽ) ഉണ്ടാക്കുന്നതാണ്. നിറം, വാസന മുതലായവ ഉണ്ടാകില്ല. നുലയും, നക്ഷത്രം പോലെ മിന്നിത്തിളങ്ങും. ഇത്രയും വിഷസംസൃഷ്ടമായ ചോറിന്റെ സ്വഭാവമാണ് പറഞ്ഞത്. അനന്തരം ഉപദംശങ്ങളുടെ (വ്യഞ്ജനം) വിഷസംമ്പൃഷ്ടമായ ലക്ഷണമാണ് വിവരിക്കുന്നത്. ഉപ്പേരി മുതലായവ വേവിച്ച് വാങ്ങിയ ഉടനെതന്നെ ഉണങ്ങി (വരണ്ട്)യിരിക്കും. നീലിച്ചും നുരയുമുണ്ടാകും. ദ്രവവ്യഞ്ജനമാണെങ്കിൽ അതിൽ നോക്കിയാൽ കാണുന്ന നമ്മുടെ പ്രതിച്ഛായ ചെറുതായോ വലുതായോ കാണും. പ്രതിച്ഛായ കണ്ടില്ലെന്നും വരാം. മകുളിൽ ചില രേഖകൾ കാണുക.

പകുപ്പ് തോന്നുക (നടമുറിഞ്ഞ ഛായ), ഇളക്കിനോക്കിയാൽ നൂലു പോലെ കാണുക, പൊള്ളകളുണ്ടാവുക, മുറിഞ്ഞപോലെ തോന്നുക, സ്വാദുമാറുക ഇവയൊക്കെയുണ്ടാകും. ഇതിൽ ഇവയിൽ അവസാനത്തെ മൂന്നെണ്ണം രാഗത്തിനും ഷാഡവത്തിനും ശാകത്തിനും മാംസത്തിനും മാത്രം ബാധകമായതാണ്. മാംസരസത്തിൽ നീലനിറത്തിലുള്ള രേഖ കാണാം. പാലാണെങ്കിൽ ചുവന്ന രേഖയാകും. തൈരാണെങ്കിൽ കറുപ്പു കലർന്ന രേഖയാവും. മോരിലാണെങ്കിൽ മഞ്ഞയോ കറുപ്പോ ആവും. നെയ്യിലാണെങ്കിൽ വെള്ളം പോലെയിരിക്കും. തൈരിൻ തെളിയിൽ നാനാ വർണ്ണമാകും. കാടിയിൽ കറുപ്പായിരിക്കും. മദ്യത്തിലും വെള്ളത്തിലുമാണെങ്കിൽ കറുപ്പുതന്നെ. തേനിൽ മഞ്ഞനിറം, എണ്ണയിൽ ചുവപ്പ്, ഫലങ്ങളിൽ വിഷം കലർന്നാൽ പച്ച പഴുക്കും. പഴുത്തതിലാണെങ്കിൽ ചീയും. ആർദ്രങ്ങളോ ശുഷ്കങ്ങളോ ആയ ദ്രവ്യങ്ങളിൽ വാട്ടവും നിറമാറ്റവുമുണ്ടാകും. മൃദുക്കളായവ കഠിനമാകും. കഠിനങ്ങളായവ മൃദുവാകും. മാലയിലാണ് വിഷം കലർന്നതെങ്കിൽ അറ്റം മുറിയും. വാട്ടവും ഗന്ധ വ്യത്യാസവും വരും. വസ്ത്രത്തിലാണ് വിഷം പറ്റിയതെങ്കിൽ വട്ടത്തിൽ കരുവാളിക്കും. നൂലുനുറുങ്ങും. പൊടിയും സുവർണ്ണാദി ധാതുദ്രവ്യങ്ങളിലും മുത്തിലും മരംകൊണ്ടുള്ള ഉപകരണങ്ങളിലും കല്ലിലും രത്നാദികളിലും ആണെങ്കിൽ ചെളി പുരണ്ടപോലെയിരിക്കും. സ്നിഗ്ദ്ധതയും തൊടുമ്പോഴത്തെ സുഖവും തിളക്കത്തിന് കുറവും ഉണ്ടാകും. മൃണ്മയത്തിലുള്ള വസ്തുക്കളാണെങ്കിൽ തിളക്കമുണ്ടാകും. ഇത്രയുമാണ് വിഷം കലർന്ന ദ്രവ്യങ്ങളുടെ വിശദീകരണങ്ങൾ.

അടുത്തതായി വിഷാദാതാവിന്റെ ലക്ഷണമാണ് പറയുന്നത്. വിഷം കൊടുക്കുന്നവന്റെ മുഖം കരുവാളിച്ചും ശുഷ്കവുമായിരിക്കും. ലക്ഷ്യബോധമില്ലാത്ത നോട്ടമാവും. വിയർക്കും. വിറയ്ക്കും. സ്തംഭിക്കും. പേടിച്ചവനെപ്പോലെയിരിക്കും. നടക്കുമ്പോൾ ഇടർച്ചയുണ്ടാകും. കോട്ടുവായ ഉണ്ടാകും. ഇത്രയും വിഷദാതാവിന്റെ ലക്ഷണമാണ്. വിഷംകലർന്ന അന്നത്തെ തീയിലിട്ടാൽ ഒരുഭാഗം തിരിഞ്ഞുകത്തും. ചടപട എന്ന പൊട്ടലുണ്ടാകും. മയിൽക്കഴുത്തുപോലെ പുകയും. കത്തും. കത്തിയില്ലെന്നു വരും. ഗന്ധവുമുണ്ടാകും. വിഷം കലർന്ന ഭക്ഷണപദാർത്ഥങ്ങളിൽ ഈച്ചയിരുന്നാലും കഴിച്ചാലും മരിക്കും.

കാക്കയാണ് കഴിച്ചതെങ്കിൽ അതിന്റെ ഒച്ചയടയ്ക്കും. ശുകം ദാത്യൂഹം, ശാരിക (അന്യത്ര വിവരണമുണ്ട്) എന്നിവ വിഷാന്നദർശനം കൊണ്ടുതന്നെ ശബ്ദിച്ച് (ആക്രോശം) തുടങ്ങും. അരയന്നത്തിന്റെ നടത്തമിടറും. ജീവഞ്ജീവം (പക്ഷിവിശേഷം) തളരും. ചകോരത്തിന്റെ (ചെമ്പോത്ത്) കണ്ണിലെ ചുവപ്പ് നഷ്ടപ്പെടും. ക്രൗഞ്ചപ്പക്ഷി മദിക്കും. കപോതം, പരഭൃത്ത്, ദക്ഷം, ചക്രവാകം (പക്ഷിവിശേഷങ്ങൾ) എന്നിവ ജീവൻ വെടിയും. പൂച്ചയ്ക്ക് ഉദ്വേഗമുണ്ടാകും (ക്ഷോഭം) കുരങ്ങനാണെങ്കിൽ വിഷാന്നം കണ്ടാൽത്തന്നെ മലവിസർജ്ജനം ചെയ്യും. മയിലിന് വിഷാന്നം കണ്ടാൽ സന്തോഷമുണ്ടായി പീലി വിടർത്തി ആടും. മയിലിന്റെ ദർശനം കൊണ്ടുതന്നെ വിഷത്തിന്റെ ശക്തികുറയുകയും ചെയ്യും.

ഭക്ഷണദ്രവ്യങ്ങളെ വിഷം കലർന്നതാണോ എന്ന് ഈ വിധത്തിൽ മനസ്സിലാക്കി ഉപേക്ഷിക്കണം. ഉപേക്ഷിക്കുക എന്നത് വെറുതെ കളയുക എന്നു മനസ്സിലാക്കിയാൽ പോരാ. മറ്റു ജീവജാലങ്ങൾക്കുപോലും ആപത്തുവരാത്ത വിധത്തിൽ ഉപേക്ഷിക്കണം. അതായത് കത്തിച്ചുകളയുകയോ കുഴിച്ചിടുകയോ ചെയ്യണം. കാണുക വരെയുള്ള കാര്യങ്ങളാണ് ഇതേവരെ വിവരിച്ചത്.

തൊട്ടാലുണ്ടാകുന്ന ആപത്തുകൾ വിവരിക്കാൻ പോകുന്നു. വിഷം കലർന്നവ തൊട്ടാൽ ചൊറിയും, ചുട്ടു കത്തും, അത് പ്രാദേശികമായി പ്രത്യേകിച്ച് ഉണ്ടാകും. പനിക്കും. വേദനയുണ്ടാകും. പൊളുകൻ പുറപ്പെടും. തരിക്കും. നഖരോമങ്ങൾ പൊഴിയും. നീരുവരും. അങ്ങനെയുള്ള സന്ദർഭങ്ങളിൽ വിഷഹരങ്ങളായ ഔഷദങ്ങളെക്കൊണ്ട് ധാരകോരണം. രാമച്ചം, ചന്ദനം, പതിമുകം, ഓമത്തൊലി, താലീസപത്രം, കൊട്ടം, ചിറ്റമൃത്, തകരം, ഇവ അരച്ച് ലേപനം ചെയ്യുകയും വേണം. സ്പർശദോഷവിവരം കഴിഞ്ഞ് വായിലൊഴിച്ചാലുള്ളതിന്റെ വിവരം പറയുന്നു. അബദ്ധത്തിൽ വായിലൊഴിച്ചാൽ വായിൽനിന്ന് വെള്ളമൊലിക്കും (കീഴാലൊഴുക്കുക എന്നു ഭാഷ) നാവും ചുണ്ടും തരിക്കുക. പൊള്ളുമ്പോലെ തോന്നുക. എന്തോ അരിച്ചുകൊണ്ടിരിക്കുന്നതുപോലെ തോന്നുക. പല്ലു പുളിക്കുക, സ്വാദറിയാൻ സാധിക്കാതെ വരിക, താടിയെല്ല് (ഹനു) സ്തംഭിക്കുക ഇതൊക്കെ അനുഭവപ്പെടും. അപ്പോഴും മുമ്പ് ലേപനത്തിന് പറഞ്ഞ രാമച്ചം തുടങ്ങിയ മരുന്നുകൾ കഷായമാക്കി കവിൾക്കൊള്ളണം. വിഷഹരമായതെല്ലാം ചെയ്യാം. ആമാശയത്തിലെത്തിയാലുണ്ടാകുന്ന വികാരങ്ങളെപ്പറ്റി വിശദീകരിക്കുന്നു. വിഷം കലർന്ന ഭക്ഷണപദാർത്ഥം ആമാശയത്തിലെത്തിയാൽ - വിയർക്കും മോഹലസ്യം വരും. എക്കിട്ട്, മേൽവയർ വീർപ്പ്, തലചുറ്റൽ, രോമാഞ്ചം, ഛർദ്ദി, ദാഹം, കണ്ണിരുട്ടടയ്ക്കൽ, ഹൃദയസ്തംഭനം, ദേഹം മുഴുവൻ പുള്ളിക്കുത്തുപോലെയുണ്ടാവുക ഇവയെല്ലാം ലക്ഷണങ്ങളാണ്. പക്വാശയത്തിലെത്തിയാൽ ഛർദ്ദിക്കുന്നത് പലനിറത്തിലാകും. മൂത്രം അധികരിക്കുക, വയറിളകുക, മടി തോന്നുക, ആകെക്കൂടി കനത്തതായി തോന്നുക. വിളർക്കുക, വയറ് വീർക്കുക, ബലക്ഷയം ഇവയൊക്കെ കാണുന്നതാണ്. ഇതു രണ്ടിനും ചെയ്യേണ്ട ഉപക്രമ (ചികിത്സ)ത്തെക്കുറിച്ച് പറയുന്നു. ആദ്യമായി ഛർദ്ദിപ്പിക്കുക, പിന്നീട് വയറിളക്കിയതിനുശേഷം മഞ്ഞൾ, മരമഞ്ഞൾ, വെൺകുന്നി, ഓട, കരുനൊച്ചി, അവര, അരേണുകം, വയമ്പ്, ചെറുചീര, കോഴിമുട്ട, കാർകോകിലരി, ഇവ നസ്യമായും ലേപനമായും കണ്ണിലെഴുതിയും സേവിക്കാനും ഉപയോഗിക്കുക. വിഷഹരമായ എല്ലാം ഏതു വിധവും ഉപയോഗിക്കാം. ഭക്ഷണദ്വാരാ വിഷം ബാധിച്ചവന് ഛർദ്ദിപ്പിച്ച് വയറിളക്കി ശരീരശുദ്ധി വരുത്തിയതിനുശേഷം ചെമ്പ് ശുദ്ധിചെയ്ത് സൂക്ഷ്മപൂർണ്ണമാക്കി തേനിൽ കലക്കി പ്രഭാതത്തിൽ കൊടുക്കണം. അത് ഹൃദയത്തെ ശുദ്ധീകരിക്കാനാണ്. ഹൃദയശുദ്ധി വന്നതിനുശേഷം സ്വർണ്ണം സൂക്ഷ്മപൂർണ്ണമാക്കി സേവിപ്പിക്കണം. ഇവിടെ ചെമ്പിന്റെ മാത്ര പറഞ്ഞുകാണുന്നില്ല. സ്വർണ്ണത്തിന്റെ മാത്ര പറഞ്ഞിട്ടുണ്ട്. അതു

കൊണ്ട് സ്വർണ്ണത്തിന്റെ മാത്രതന്നെയാവും. ചെമ്പും എടുക്കേണ്ടതെന്ന് അനുമാനിക്കേണ്ടിവരും. ചെമ്പിന്റെ ശുദ്ധിയിൽ ലോപം വന്നാൽ അപകടമുണ്ട്. സ്വർണ്ണത്തിന് അതില്ല. സ്വർണ്ണം സേവിക്കുന്നവന്റെ ശരീരത്തിൽ വിഷം ഏല്ക്കുകയില്ല. താമരയിലയിൽ വെള്ളമൊഴിച്ചാലെന്നപോലെ ഉരുണ്ടുപോകും. ആയുസ്സു വർദ്ധിക്കുകയും ചെയ്യും. ഈ വിധിയെ മുൻനിർത്തിക്കൊണ്ടായിരിക്കാം ജാതകർമ്മത്തിന് സ്വർണ്ണം തേനിൽ ഉരച്ചുകൊടുക്കുക എന്ന ആചാരം വന്നതെന്ന് കരുതേണ്ടിവരും. കേരളത്തിലങ്ങനെയൊരു ആചാരമുണ്ട്. മറ്റെവിടെയെങ്കിലും ഇതു നടപ്പുണ്ടോ എന്നും അറിയില്ല. വിഷമോ, വിഷം കലർന്ന ആഹാരമോ കഴിച്ചാൽ ചെയ്യേണ്ട പ്രതിവിധിതന്നെയാണ് കൂട്ടുവിഷം കഴിച്ചാലും പറയുന്നത്. കൂട്ടുവിഷം എന്നത് ഉച്ചാടനത്തിനും വശീകരണത്തിനും മാന്ത്രികവിധിപ്രകരാമുണ്ടാക്കുന്നതാണ്. ഫലത്തിൽ അതും വിഷം തന്നെ. പക്ഷേ, കൂട്ടിച്ചേർത്ത് ഉണ്ടാക്കുന്നതാണെന്നു മാത്രം.

അതിനുശേഷം വിരുദ്ധാഹാരത്തെക്കുറിച്ചാണ് വിവരിക്കുന്നത്. തമ്മിൽച്ചേരുമ്പോൾ വിഷമായിത്തീരുന്നത് അഥവാ അതുപോലെയായിത്തീരുന്നതാകുന്നു. അവയെയും വിഷത്തെപ്പോലെയോ കൂട്ടുവിഷത്തെപ്പോലെയോ കണക്കാക്കേണ്ടതാണ്. അതിന്റെ അറിവിലേക്ക് കടക്കാം. ആനൂപമായ മാംസങ്ങൾ (ആനൂപം മുമ്പ് വിവരിച്ചിട്ടുണ്ട്) ഉഴുന്നിനോടോ, തേനോടോ പാലിനോടോ മുളപ്പിച്ച ധാന്യങ്ങളോടോ ചേർത്തു കഴിക്കരുത്. പുളിയുള്ളവ (ഫലങ്ങളായാലും ദ്രവമായാലും) പാലോട് ചേർത്ത് കഴിക്കരുത്. ഏതു ഫലങ്ങളും പാലു ചേർത്ത് കഴിക്കരുത്. അതുപോലെതന്നെ മുതിര, കരിങ്കുറുവനെല്ല്, വിഴാലരി, മങ്കുട്ടപ്പയറ്, ഇവയും പാലോട് ചേർത്ത് കഴിക്കരുത്. മൂലകം (മൂലവരിക്കിഴങ്ങ്) മുതലായ പച്ചക്കറികൾ കഴിച്ചുമേലെ പാലുകഴിക്കാൻ പാടില്ല. പന്നിമാംസം മുള്ളന്റെ മാംസംചേർത്ത് ഭക്ഷിക്കരുത്, പുള്ളിമാൻ മാംസവും കോഴിമാംസവും തൈരുകൂട്ടിക്കഴിക്കരുത്. ആമമാംസം (പച്ചയിറച്ചി) പിത്തത്തോടു കൂടി കഴിക്കരുത്. പിത്തമെന്നതിന് ഹൃദയത്തിന് താഴത്ത് ദ്രവരൂപത്തിലുള്ളത് എന്നർത്ഥം. ബൈൽ എന്നാണാംഗലം. ഇവിടെ ആമമാംസമെന്നതിന് അവിച്ച (പകുതി വേവിച്ച മാംസമെന്നാണ് വ്യാഖ്യാനം കാണുന്നത്) അതിന് തികച്ചും സാംഗത്യം തോന്നിയില്ല. മൂലവരിക്കിഴങ്ങ് ഉഴുന്നു രസം ചേർത്ത് കഴിക്കരുത്. ആട്ടിൻ മാംസം കുയുമ്പ് കൂട്ടി കഴിക്കരുത്. താമരവളയും മുളപ്പിച്ച ധാന്യങ്ങളും ചേർത്ത് കഴിക്കരുത്. ലികുചഫലം (മുമ്പു വിവരിച്ച) ഉഴുന്നു രസം, ശർക്കര, തേൻ, തൈര്, നെയ്യ്, ഇവ കൂട്ടിക്കഴിക്കരുത്. വാഴപ്പഴം, മോര് ചേർത്ത് കഴിക്കരുത്. തൈരും കരിമ്പനപ്പഴവും ചേർത്തും നിഷേധിച്ചിട്ടുണ്ട്. കാകമാചി (മുമ്പ് വിവരിച്ചിട്ടുണ്ട്) തിപ്പലിയും കുരുമുളകും ചേർത്തും തേൻ കൂട്ടിയും ശർക്കര ചേർത്തും കഴിക്കരുത്. മത്സ്യം പാകം ചെയ്ത പാത്രത്തിലോ ചുക്ക് പാകം ചെയ്ത പാത്രത്തിലോ പാകംചെയ്ത കാകമാചിയും നിഷേധിക്കുന്നുണ്ട്. മറ്റു പാത്രങ്ങളിൽ വെച്ചതായാലും ഒരു രാത്രി വെച്ചതായാലും കാകമാചിയും കപോതമാംസവും കഴിക്കരുത്. മത്സ്യം വറുക്കാനുപയോ

ഗിച്ച എണ്ണയിൽ സംസ്കരിച്ച തിപ്പലി ഉപയോഗിക്കരുത്. അരുഷ്കരം ഉപയോഗിക്കുമ്പോൾ ചൂടുവെള്ളവും ഉഷ്ണവീര്യമായതും ഒരിക്കലും ഉപയോഗിക്കരുത്. കുതളിൻ മാംസം ശൂലത്തിൽ വേവിച്ചത് പാടില്ല. കമ്പിപ്പാല (കമ്പീല്യം) മോരിൻ പാകം ചെയ്ത് കഴിക്കരുത്. പായസം, മദ്യം എൾച്ചോറ് (കൃസരം) ഇവ ഒന്നിച്ച് കഴിക്കരുത്. തേൻ, നെയ്, വസ തൈലം ഇവ രണ്ടായാലും മൂന്നായാലും എല്ലാം കൂടെയായാലും ഒപ്പം ചേർത്ത പാനീയം വിരുദ്ധമാണ്. ഒപ്പമല്ലെങ്കിലും തേനും നെയ്യും കഴിച്ച് ഗംഗാംബു (ദ്രവ്യാംബു) കഴിക്കുന്നത് വിരുദ്ധമാണ്. പായസം മസ്തു അനുപാനമായി കഴിക്കരുത്. കൂൺ കടുകെണ്ണ ചേർത്ത് കഴിക്കരുത്. തേനും പുഷ്കരബീജവും ഒന്നിച്ച് കഴിക്കരുത്. മൃദ്വീകാസവം ഖർജ്ജുരാസവം ശർക്കരകൊണ്ടുണ്ടാക്കിയ ആസവം, പായസം (പാൽ) ഇവ കഴിച്ചു മേലെ മന്ഥം (തൈരിൻ തെളി) കഴിക്കരുത്. വശളച്ചീര എള്ളരച്ചത് ചേർത്ത് പാകം ചെയ്ത് കഴിച്ചാൽ വയറിളകും. വലാകാമാംസം വാരുണിയോടോ കുന്മാഷ (മങ്കുട്ടപ്പയർ)ത്തോടെ ചേരുന്നത് വിരുദ്ധമാണ്. അതുതന്നെ പന്നിനെയ്യിൽ വറുത്തുകഴിച്ചാൽ ഉടൻ മരിക്കും. അതുപോലെ തന്നെ തിത്തിരിപ്പുള്ള്, മയിൽ, ഉടുമ്പ്, ലാവം, കപീംജലം (ഇവ മുമ്പ് പറഞ്ഞിട്ടുണ്ട്) എന്നിവ ആവണക്കിൻ വിറകുകൊണ്ട് കത്തിച്ച് എണ്ണയിൽ വറുത്ത് കഴിച്ചാലും ഫലം അതുതന്നെ. ഹാരീതമാംസം, മഞ്ഞൾകൊണ്ടുള്ള അല്ലെങ്കിൽ മഞ്ഞൾ പുരട്ടിയ ശൂലത്തിൽ കോർത്ത് മഞ്ഞൾ കത്തിച്ച തീയിൽ പാകം ചെയ്ത് കഴിച്ചാലും ഉടനെ മരിക്കും. അതുതന്നെ വെണ്ണീറും പൊടിയും പറ്റിയത്, തേൻ ചേർത്ത് ഭക്ഷിച്ചാലും മരണംതന്നെ സംഭവിക്കും. ഇപ്രകാരം തമ്മിൽചേർന്നാലും പ്രക്രിയകളെക്കൊണ്ടും വൈരുദ്ധ്യം വരുന്ന ദ്രവ്യങ്ങൾ നിരവധിയാണ്. അവ മുഴുവൻ പറയുവാൻ അസാദ്ധ്യമാണ്. ചുരുക്കത്തിൽ യാതൊന്ന് ശരീരഘടകങ്ങളായ ദോഷങ്ങളെ ഇളക്കിയതിനുശേഷം പുറത്തുകളയാതിരിക്കുന്നുവോ അവയെല്ലാം വിരുദ്ധമാണ്. ചിലത് തമ്മിൽ ചേർന്നാലും ചിലത് മാത്രാ വ്യത്യാസം കൊണ്ടും ചിലത് പാകവ്യത്യാസംകൊണ്ടും ചിലത് സമയമാറ്റം കൊണ്ടും മറ്റും വിരുദ്ധമാകുന്നു. അങ്ങനെയേതെങ്കിലും വിധത്തിൽ വിരുദ്ധമായ ആഹാരം അബദ്ധത്തിൽ കഴിച്ചാൽ അതിന്റെ ദോഷത്തെ ശോധനപ്രക്രിയയിലൂടെ പുറത്തുകളയണം. അല്ലെങ്കിൽ അതിന് വിരോധികളായ (വിപരീതം) ഔഷധങ്ങൾ സേവിച്ച് ശമനം വരുത്തണം.

ജീവിതത്തിൽ ജനനം മുതൽ മേൽപ്പറഞ്ഞ പ്രകാരമോ അല്ലാതെയോ ശക്തിയായോ, ലഘുവായോ ആഹാരവൈരുദ്ധ്യങ്ങൾ വന്നു ചേരാൻ എളുപ്പമാണ്. അതുകൊണ്ട് ആദ്യം മുതൽത്തന്നെ അതിന്റെ പ്രതിവിധി പ്രക്രിയയിലൂടെ ശരീരത്തെ ബാധിക്കാത്തവിധത്തിലാകണം. അതിൽപ്പെട്ട കരുതൽ തന്നെയല്ലേ ജാതകർമ്മത്തിലെ സ്വർണ്ണസേവനം എന്നു തോന്നുന്നു. വിരുദ്ധമായ തേനും നെയ്യും ചേർത്താണല്ലോ കൊടുക്കാറുള്ളത്- സ്വർണ്ണം വിഷഹാരിയല്ലെ. അതുപോലെ ചെറിയ ആഹാര വൈരുദ്ധ്യങ്ങൾ ശീലിപ്പിക്കുകയും പതിവുണ്ടല്ലോ- ചെറുപ്രായത്തിൽ

(ചോറുകൊടുക്കുന്നതിനു മുമ്പ്) കായപൊടിച്ച് പാലിൽ- അല്ലെങ്കിൽ മോരിൽ-കുറുക്കിക്കൊടുക്കാറുണ്ട് - ഈ നടപടി എല്ലായിടത്തും ഉണ്ടെന്നു പറയാൻ വയ്യ. കേരളത്തിൽ അതു നടപ്പുണ്ട്. അതിനെപ്പറ്റി ചിന്തിക്കുമ്പോൾ വിരുദ്ധാഹാരത്തിൽ ആപത്തുകുറഞ്ഞതുനോക്കി ആദ്യംതന്നെ ശീലിപ്പിക്കുക എന്ന ഉദ്ദേശ്യം തന്നെയാവില്ലേ? എന്നും കരുതേണ്ടതാണ്. സ്ഥിരവ്യായാമം - സ്നിഗ്ദ്ധശരീരം - നല്ല ദഹനശക്തി - ഒത്തപ്രായം- നല്ലദേഹബലം മുതലായ ശരീരഗുണങ്ങളുള്ളവർക്ക് ചെറുതായ വിരുദ്ധാഹാരങ്ങളൊന്നും തന്നെ ഉപദ്രവം ചെയ്യില്ല. അതും ക്രമത്തിൽ ശീലമാവുകയാണ് ചെയ്യുക. ഈ വിധിപ്രകാരമാണ് പണ്ടത്തെ വിഷകന്യകമാരുടെ ആവിർഭാവം. അങ്ങനെയൊന്നു പണ്ടുണ്ടായിരുന്നുവെന്ന് ഇതിഹാസങ്ങളിൽ കാണുന്നു. അവരെ യുദ്ധഭൂമിയിൽ ശത്രുസൈന്യങ്ങളുടെ ഇടയിലേക്ക് വിടുകയാണ്- അവൻ ഓരോരുത്തരെയായി വശീകരിച്ച് ബന്ധപ്പെടുമ്പോൾ ശത്രുസൈന്യം നശിക്കുക എന്നതാണുദ്ദേശ്യം വിഷം ദേഹത്തിനു സാമ്യമാവലാണതിനുകാരണം-ചുരുക്കം വിഷത്തെയും സാമ്യമാക്കേണ്ടിവരാമെന്നർത്ഥം അതിന്റെ ചുവടുപിടിച്ചായിരിക്കാം അടുത്തത് അതിൽനിന്ന് മോചനം കിട്ടാനുള്ളവിധാനം പറയുന്നുണ്ട്.

അഭ്യസിക്കപ്പെടുന്ന അപത്ഥ്യം, എട്ടിലൊന്നായോ നാലിലൊന്നായോ മാത്രമേ ഒഴിവാക്കാൻ നോക്കാവൂ- അല്ലെങ്കിൽ അബദ്ധം വരും. അതനുസരിച്ച് പത്ഥ്യത്തെ (ഹിതം) ഒന്നിടവിട്ടോ രണ്ടിടവിട്ടോ മൂന്നിടവിട്ടോ ശീലിക്കുകയും ചെയ്യാം- അതായത് പത്ഥ്യം ശീലിക്കുന്നതിനും ഈ നിയമം ബാധകമാണെന്ന് താല്പര്യം- ത്യജിക്കുന്നത് അപത്ഥ്യമായാലും ശീലിക്കുന്നത് പത്ഥ്യമായാലും പെട്ടെന്നാണെങ്കിൽ ശരീരധർമ്മങ്ങളോട് യോജിക്കാൻ ബുദ്ധിമുട്ടുവരും- ക്രമത്തിൽ ദോഷങ്ങളെ ഒഴിവാക്കുകയും അതുപോലെ ഗുണങ്ങളെ സമ്പാദിക്കുകയും ചെയ്താൽ ശരീരത്തിന് വികാരം ബാധിക്കുകയില്ല- മാത്രമല്ല ബലം വർദ്ധിക്കുകയും ചെയ്യും എന്നത് പൊതു തത്ത്വമാണ്- എല്ലായ്പ്പോഴും ഒന്നിച്ചിരിക്കുന്നതും കേടുവരുത്തുക എന്നത് സ്വധർമ്മമായുള്ള ത്രിദോഷങ്ങളെ അവയുടെ ആഹിതാചാരാദികളെ അറിവുള്ളവർ ചെയ്യുകയില്ല- ഭക്ഷണം-കിടപ്പ് ബ്രഹ്മചര്യം എന്നിവ യുക്തിപൂർവ്വം അനുഷ്ഠിച്ചാൽ- തൂണ് ചുമര് മുതലായവയിൽ വീട് നില്ക്കുന്നതുപോലെ ശരീരവും നിലനില്ക്കും- ആഹാര സംബന്ധിയായ വിഷയം ഇതുവരെ പല വിധത്തിൽ വിവരിച്ചുകഴിഞ്ഞു. ഇനിയും അവിടവിടെയായി വിവരിക്കുവാനും ഇരിക്കുന്നു. മുൻപറഞ്ഞ ആഹാരം-ശയനം- ബ്രഹ്മചര്യം എന്നീ മൂന്നെണ്ണത്തിലെ രണ്ടാമത്തേതായ ശയനസംബന്ധിയായ വിഷയമാണ് അടുത്തത് അറിയേണ്ടത്. ശയനം എന്നതിന് ഉറക്കം എന്നർത്ഥമാണ്- സുഖവും ദുഃഖവും പുഷ്ടിയും കാർശ്യവും (മെലിച്ചിൽ) ബലവും ദൗർബ്ബല്യവും ശുക്ലവൃദ്ധിയും നപുംസകത്വവും അറിവും അറിവില്ലായ്മയും ജീവിതവും മരണവും എല്ലാം തന്നെ ഉറക്കത്തെ ആശ്രയിച്ചിരിക്കുന്നതാണ്. അകാലത്തിലുള്ള (അസമയത്ത്) ഉറക്കം വേണ്ടപ്പോഴാണെങ്കിലും അമിതമായ

ഉറക്കം, തീരെ ഉറങ്ങാതിരിക്കൽ എന്നിവ ആയുസ്സിനെ അപഹരിക്കും ഒരുകാളരാത്രിയാവും- (കാളരാത്രി എന്നതിന് മരണത്തിന്റെ തൊട്ടു തലേ രാത്രിയെന്നർത്ഥമാണ്) രാത്രിയിലെ ഉറക്കൊഴിയൽ രൂക്ഷതയുണ്ടാക്കുന്നതാണ്. പകൽ ഉറങ്ങുന്നത് സ്നിഗ്ദ്ധതയുണ്ടാക്കുന്നതാണ്. അതിരൂക്ഷ സ്നിഗ്ദ്ധതകൾ ഇല്ലാത്തതും അഭിഷ്യന്ദിയല്ലാത്തതും (ദോഷൊൽക്ലേശം വരുത്തൽ) ആണ്- ഇരുന്ന് ഉറക്കംതൂങ്ങൽ ഗ്രീഷ്മത്തിൽ വാതം വർദ്ധിപ്പിക്കുകയാലും- ആദാനകാലത്തിന്റെ രൂക്ഷസ്വഭാവമുള്ളതുകൊണ്ടും രാത്രികുറവായതുകൊണ്ടും- പകൽ ഉറങ്ങാം. ബാക്കി അഞ്ചു ഋതുക്കളിലും പകലുറങ്ങിയാൽ കഫപിത്തങ്ങൾ വർദ്ധിക്കും. അതാർക്കൊക്കെയെന്നു പറയുന്നു. യാത്ര ചെയ്ത് ക്ഷീണിച്ചവർ- വഴി നടന്ന് ക്ഷീണിച്ചവർ- സ്ത്രീസേവ കൊണ്ട് ക്ഷീണിച്ചവർ- ഭാരം ചുമന്ന് ക്ഷീണിച്ചവർ- ക്രോധം കൊണ്ടോ, ഭയം കൊണ്ടോ വ്യസനം കൊണ്ടോ ക്ഷീണിച്ചവർ- ശ്വാസരോഗികൾ- പ്ലീഹാ രോഗികൾ- അതിസാരമുള്ളവർ- വൃദ്ധന്മാർ- ബാലന്മാർ - ദുർബ്ബലർ - ക്ഷീണിച്ചവർ - ക്ഷതം ബാധിച്ചവർ - എന്നീ പറഞ്ഞവരൊഴികെയുള്ളവർക്കാണ് കഫപിത്തങ്ങൾ വർദ്ധിക്കുമെന്ന് പറഞ്ഞത്. ഈ പറഞ്ഞവർക്ക് പകലുറക്കം ധാതുസാമ്യത്തെയാണുണ്ടാക്കുക- മറ്റുള്ളവർക്ക് വൈഷമ്യവും ഉണ്ടാക്കും. എന്നറിയണം- മേദസ്സും കഫവും വർദ്ധിച്ചുവരും. ആഹാരത്തിലും മറ്റും മെഴുക്കധികം ഉപയോഗിക്കുന്നവരും പകൽ ഉറങ്ങരുത് വിഷം തീണ്ടിയവനും (പാമ്പിൻ വിഷം) തൊണ്ടയിൽ രോഗമുള്ളവരും രാത്രിയിലും ഉറങ്ങരുത്- അസമയത്തുറങ്ങിയാൽ മോഹാലസ്യം- പനി - ഉത്സാഹമില്ലായ്മ - പീനസരോഗം - തലവേദന - ചുമ - നെഞ്ച് കലിപ്പ് - നേത്രരോഗം - (ശരീരം സുഷിരപൂർണ്ണമാണ് അവിടെ പല രാസവസ്തുക്കളും യഥേഷ്ടം സഞ്ചരിക്കുന്ന സൂക്ഷ്മസ്രോതസ്സുകളുണ്ട്. അവയ്ക്ക് തടസ്സം നേരിടുക എന്നർത്ഥം) ദഹനാഗ്നിക്ക് ദുർബ്ബലത ഇവയെല്ലാം ഉണ്ടാവും- അങ്ങനെ സംഭവിച്ചാൽ അതിനുള്ള പ്രതിവിധിയാണ് പിന്നീട് വിവരിക്കുന്നത്. ഉപവാസം (പട്ടിണി) വമനം (ഛർദ്ദിപ്പിക്കൽ) വിയർപ്പിക്കൽ - നസ്യം എന്നിവ അതിന്റെ പ്രതിവിധിയാണ്. അതിനിദ്രയിൽ (അധികമുറക്കം) തീക്ഷ്ണൗഷധങ്ങൾ കൊടുത്ത് ഛർദ്ദിപ്പിക്കുക തീക്ഷണാഞ്ജനങ്ങൾ കണ്ണിലെഴുതുക എന്നിവ പ്രതിവിധിയാണ്. നസ്യം ഉപവാസം- ചിന്താ- സ്ത്രീസേവ-വ്യസനം-ഭയം-ദ്വേഷ്യം എന്നിവ കൊണ്ട് ഉറക്കക്കുറവ് സംഭവിക്കും. കാരണം ആ പ്രവൃത്തികളെല്ലാം തന്നെ കഫത്തെക്കുറയ്ക്കുന്നതാണ്- വേണ്ടപോലെ ഉറക്കം കിട്ടാതിരുന്നാൽ ശരീരം മുറിഞ്ഞ് നോവുക - തലയ്ക്ക് കനം- കോട്ടുവാ- എല്ലാത്തിനും മടി- ക്ഷീണം- തലചുറ്റൽ- ദഹനക്ഷയം- തളർച്ച മുതലായ വാതജ രോഗങ്ങൾ ഉണ്ടാവും- അതുകൊണ്ട് കാലത്തിനനുസരിച്ച് രാത്രിയിൽ അവനവന്റെ പതിവനുസരിച്ച് ഉറങ്ങണം- ഏതെങ്കിലും കാരണം കൊണ്ട് ഉറക്കൊഴിയേണ്ടിവന്നാൽ പ്രഭാതത്തിൽ ഭക്ഷണം കഴിക്കുന്നതിന് മുമ്പ് ഉറക്കൊഴിച്ചതിൽ പകുതി സമയം കിടന്നുറങ്ങണം. ഉറക്കം കുറവായവർ - പാല്-മദ്യം -മാംസരസം- തൈര്- എണ്ണ തേപ്പ്- തേച്ച് തിരുമ്മൽ - കുളി - നിറുക

യിലും- ചെവിയിലും കണ്ണിലും എണ്ണ നിർത്തുക- ഭാര്യയുടെ ആലിംഗനം- ചെയ്യേണ്ടതെല്ലാം ചെയ്യൽ- മനസ്സിനിഷ്ടപ്പെട്ട വിഷയങ്ങൾ തൃപ്തിയാവോളം ചെയ്യുക എന്നാൽ സുഖ നിദ്രകിട്ടും- ഗ്രാമീണമായ ദാമ്പത്യ ജീവിതത്തിൽ താല്പര്യമില്ലാത്ത ബ്രഹ്മചാരികൾക്ക് സന്തോഷത്തോടെയിരുന്നാൽ ഉറക്കം നഷ്പ്പെടുകയോ അധികരിക്കുകയോ ചെയ്യില്ല. മുൻപറഞ്ഞതിലെ ഗ്രാമീണ ധർമ്മത്തെപ്പറ്റി വിശദീകരിക്കുന്നുണ്ട്. ഗ്രാമ്യ ധർമ്മമെന്നു പറഞ്ഞാൽ സ്ത്രീ പുരുഷ സംയോഗം തന്നെ- ആ വിഷയത്തിൽ ഉത്തമയല്ലാത്ത സ്ത്രീയെയും ഋതുമതിയെയും- ഇഷ്ടപ്പെടാത്തവളെയും- അനിഷ്ടം ആചരിക്കുന്നവളെയും ദുഷിച്ചതോ കലർന്നതോ ആയ യോനീസ്രാവമുള്ളവളെയും അധികം തടിച്ചവളെയും ഏറെ മെലിഞ്ഞവളെയും പ്രസവിച്ചു കിടക്കുന്നവളെയും- ഗർഭിണികളെയും പരസ്ത്രീകളെയും വ്രതമനുഷ്ഠിക്കുന്നവളെയും അന്യങ്ങളായ മൃഗാദിയോനിയെയും ഉപേക്ഷിക്കണം. അതുപോലെ ഗുരുഗൃഹവും - ദേവാലയവും-- രാജഗൃഹവും- ചൈത്യവും (പള്ളി) ശ്മശാനവും- കൊലസ്ഥലവും- നാൽക്കൂട്ടപ്പെരുവഴിയും- ജലാശയവും അമാവാസി മുതലായ ദിവസങ്ങളും വൈകൃതാംഗമൈഥുനവും- തലയ്ക്കും മാറിലും അടിക്കുകയും പാടില്ലാത്തവയാണ്. അതിയായ വിശപ്പുള്ളപ്പോഴും- മനസ്സുവെക്കാതെയും ദാഹിച്ചുകൊണ്ടും അംഗങ്ങളെ വക്രീകരിച്ചുകൊണ്ടും അമിതമായ ഭക്ഷണം കഴിച്ചുകൊണ്ടും ബാലനും വൃദ്ധനും വേഗങ്ങളെ ധരിക്കുന്നവനും രോഗിയും മൈഥുനം ഉപേക്ഷിക്കണം. ഹേമന്തകാലത്ത് ഇഷ്ടം പോലെ സംയോഗം ചെയ്യാം. പക്ഷേ, അനന്തരം വാജീകരണ ഔഷധങ്ങൾ സേവിക്കണം. വസന്തത്തിലും ശരത്തിലും മൂന്ന് ദിവസം കൂടുമ്പോഴും- വർഷത്തിലും ഹേമന്തത്തിലും പക്ഷത്തിലൊരിക്കലും (പക്ഷം 15 ദിവസം) സംയോഗം (മൈഥുനം) ചെയ്യാം- അല്ലാത്തവിധത്തിൽ ബന്ധപ്പെട്ടാൽ- തലചുറ്റ്-ക്ഷീണം- തുടയ്ക്ക് ബലക്കുറവ്, ധാതുക്കൾ ഇന്ദ്രിയങ്ങൾ ഇവയ്ക്ക് ബലക്ഷയം- അകാലമരണം എന്നിവ സംഭവിക്കുന്നതാണ്.

സ്ത്രീ സംയോഗത്തെ മുൻപറഞ്ഞ വിധിയനുസരിച്ച് നിയന്ത്രിക്കുവാൻ കഴിയുന്നവർക്ക് ധാരണാശക്തിയും മേധാശക്തിയും അധികരിക്കും. ആരോഗ്യം പുഷ്ടിപ്പെടും. ഇന്ദ്രിയങ്ങൾക്ക് ദൗർബ്ബല്യം വരില്ല. യശസ്സ് വർദ്ധിക്കും. ജരാനരകൾ കുറയും- രതിയുടെ അവസാനത്തിൽ കുളിച്ച് അനുലേപനാദികൾ പുരട്ടി തണുത്ത കാറ്റേറ്റ് പഞ്ചസാര കൊണ്ടുണ്ടാക്കിയ ഖാദ്യങ്ങളെ (കടിച്ചു തിന്നേണ്ടവ) ചവച്ചുതിന്ന് തണുത്തവെള്ളമോ, പാലോ മാംസരസമോ, യൂഷമോ സുരാമദ്യമോ, പ്രസന്നാ മദ്യമോ സേവിച്ച് കിടന്നുറങ്ങിയാൽ അയാളുടെ ശരീരത്തിന്റെ, പോയ ഊർജ്ജം തിരിച്ചുകിട്ടും- ഭരണകർത്താവ്- സമ്പന്നചരിത്രനും ദയാലുവും വൈദ്യനിൽ ദേഹരക്ഷ പ്രതിബദ്ധത കൂടാതെ അർപ്പിച്ച് കഴിയുകയാണെങ്കിൽ വലിയ തേജസ്സോടും സ്വാസ്ഥ്യത്തോടും കീർത്തിയോടും പ്രഭാവത്തോടുംകൂടി താൻ ചെയ്യുന്ന സൽക്കർമ്മങ്ങളുടെ ഫലമനുഭവിച്ചുകൊണ്ട് ദീർഘായുസ്സായി ഭവിക്കും- ഇത്രയും പറഞ്ഞ് ഈ പ്രകരണം അവസാനിപ്പിക്കുന്നു.

# എട്ട്

**അ**ടുത്തതായി വിവരിക്കുന്നത് മാത്രയുടെ വിഷയമാണ്. എല്ലായ്പ്പോഴും മാത്ര കൃത്യമാക്കിക്കൊണ്ടിരിക്കണം. കാരണം മാത്രയാണ് ജഠരാഗ്നിയെ പ്രവർത്തിപ്പിക്കുന്നത്. മാത്ര എന്നുപറയുന്നത് അളവാണ്. അത് ദ്രവ്യങ്ങളെ അപേക്ഷിച്ച് മാറിക്കൊണ്ടിരിക്കും. ആ ദ്രവ്യത്തിന്റെ ഗുരുത്വവും ലഘുത്വവും അപേക്ഷിച്ച് വ്യത്യാസപ്പെടുന്നതാണ്. ഗുരുവായ ദ്രവ്യമാണെങ്കിൽ, തൃപ്തി വരുന്നതിന്റെ പകുതിയെ ഭക്ഷിക്കാവൂ. ലഘുവായ ദ്രവ്യമാണെങ്കിലും തൃപ്തിയാവോളം കഴിക്കരുത്. കഷ്ടിച്ച് തൃപ്തി വരെയാക്കി നിർത്തണം. മാത്ര എന്നത് സുഖമായി ദഹിക്കാവുന്ന അളവിനെയാണ്. ഭക്ഷണം കഴിക്കുന്നത് (ചോറ്) മാത്ര കുറഞ്ഞാൽ ശരീരത്തിന് ബലവും പുഷ്ടിയും ഓജസ്സും ഉണ്ടാകുകയില്ല. മാത്രമല്ല എല്ലാവിധമായ വാതവ്യാധികൾക്കും കാരണമായിത്തീരുകയും ചെയ്യും. അധികമായാലുമുണ്ടപകടം. അത് എല്ലാ ദോഷങ്ങളെയും കോപിപ്പിക്കും- പീഡിപ്പിക്കപ്പെടുന്ന വാതാദി ദോഷങ്ങൾ ഭക്ഷണത്തിന്റെ ആമാവസ്ഥയിൽ ആമത്തോടുകലർന്ന് ഉപദ്രവങ്ങളേറെ ചെയ്യും- സ്തംഭിപ്പിക്കുകയാണ് ചെയ്യുന്നതെങ്കിൽ അലസകം എന്ന രോഗത്തെ ഉണ്ടാക്കും. അതുതന്നെ പിന്നീട് വയറിളക്കവും ഛർദ്ദിയുമുണ്ടാക്കും. അപ്പോൾ അതിനെ വിഷൂചിക (തലൈത്തട്ടി) എന്ന പേര് പറയും. ഇവയെല്ലാം അശ്രദ്ധയോടുകൂടിയവർക്കേ വരികയുള്ളൂ. ആത്മനിയന്ത്രണത്തോടെ കഴിയുന്നവർക്കിതു ബാധകമല്ല. ആദ്യം പറഞ്ഞ അലസകം എന്ന രോഗ സ്വഭാവം- അമിതമായി കഴിച്ച ആഹാരം ആമാശയത്തിൽത്തന്നെ അലസമായി ദഹിക്കാതെയും മേലോട്ടും കീഴോട്ടും പോകാതെയും സ്തംഭിച്ചിരുന്ന് നുലയുകയാണ്. വാതാദി ദോഷങ്ങളുടെ കോപം കാരണം പല തരത്തിലുള്ള വേദനകളും സൂചികൊണ്ട് ശരീരം മുഴുവൻ കുത്തുന്നതുപോലെ തോന്നു

കയും ചെയ്യുന്നതിനെ വിഷൂചിക എന്നുപറയുന്നു. അവിടെ നോവ്, തല ചുറ്റൽ, മേൽവയർ വീർപ്പ്, വിറയൽ, സ്തംഭനം മുതലായ വാതകോപ മാണുണ്ടാവുന്നത്. പിത്തകോപത്താൽ പനി, അതിസാരം, ഉൾപ്പുഴുക്കം, ദാഹം (ചുട്ടുകത്തൽ) തൃഷ്ണ (ദാഹം), മോഹാലസ്യം മുതലായവ ഉണ്ടാകും. കഫം കൊണ്ടാണെങ്കിൽ ഛർദ്ദി, ദേഹം കനക്കുക, വാക്കു കൾക്കിടർച്ച, കാക്കരിക്കൽ (നിഷ്ഠീവം) ഇവയാണുണ്ടാവുക. ഇത് സാധാ രണ നിയമമാണ്. പ്രത്യേകിച്ച് ദുർബ്ബലന്മാർ, ദഹനശക്തി കുറഞ്ഞവർ, മലമൂത്രാദി വേഗങ്ങളെ ധരിക്കുന്നവർ എന്നിവർക്ക് വാതത്താൽ അന്നം പീഡിപ്പിക്കപ്പെട്ട് (വായു സഞ്ചാരം മുടങ്ങി അസ്വസ്ഥമാവുമ്പോൾ വരുന്ന അവസ്ഥ) കഫത്തിന്റെ രോധം ആന്തരികമായി ബാധിച്ച് ആമമായ അന്നത്തെ നിഷ്ക്രിയമാക്കി ദോഷങ്ങളെക്കൊണ്ട് ക്ഷോഭിപ്പിച്ച് ശല്യ ങ്ങൾ ഉണ്ടാക്കിത്തീർക്കുന്നു. എന്തുശല്യം? അതിയായ നോവ് മുതലാ യവയെ ഉണ്ടാക്കുന്നു. എങ്ങനെയെന്നാൽ ഛർദ്ദിയും അതിസാരവും ഉണ്ടാക്കാതെ-അതിനെയാണ് അലസകൻ എന്നു പറയുക. ചുരുക്ക ത്തിൽ എല്ലാ പ്രവർത്തനങ്ങളെയും സ്തംഭിപ്പിച്ചുകൊണ്ടാണ് ഉപദ്രവി ക്കുന്നതെന്നർത്ഥം. കൂടുതലായി ദുഷിക്കുമ്പോൾ അത്യന്തം ദുഷിച്ച ആമാശയത്തിലെ ആമദ്രവ്യത്തെയും അതിലടങ്ങിയിരിക്കുന്ന വായുപ്ര വർത്തനങ്ങളെയും വിലങ്ങത്തിൽ ദേഹമാസകലം എത്തിക്കുന്നു. വില ങ്ങത്തിലായതുകൊണ്ട് ശരീരത്തിന്റെ എല്ലാ ഭാഗവും വടിപോലെ സ്തംഭി ക്കുമ്പോൾ അതിനെ ദണ്ഡാലസകൻ എന്നുപറയുന്നു. അങ്ങനെ വന്നാൽ ഉടൻ മരണം നിശ്ചയമായതുകൊണ്ട് ഉപേക്ഷിക്കണം. (ചികിത്സിക്കരുത് എന്നർത്ഥം) ഈ അവസ്ഥയിൽ എത്തിയാൽ വിഷത്തിന്റെ പ്രവർത്തി യാണിതു ചെയ്യുക. വിരുദ്ധാശനം അദ്ധ്യശനം, അജീർണ്ണാശനം ഇവ യുടെ വിഷലക്ഷണങ്ങളോടു കൂടിയ ആമദോഷം മഹാഘോരം തന്നെ യാണ്. അതിനെ വിഷമെന്നു കണക്കാക്കുകയും ചികിത്സിക്കാൻ ശ്രമി ക്കാതിരിക്കുകയും വേണം. കാരണം വിഷം പോലെ ആശുകാരിയാണെ ന്നതും ചികിത്സയിൽ വിരുദ്ധസ്വഭാവം വരുമെന്നതും തന്നെയാണ്. അന ന്തരം അലസകന്റെ ഉപക്രമമാണ് (ചികിത്സ) പറയുന്നത്. സാദ്ധ്യമാ ണെന്ന് തോന്നിയാൽ ഉടനെ വയമ്പ്, മലങ്കാരയ്ക്ക എന്നിവ അരച്ച് ചൂടു വെള്ളത്തിൽ കലക്കി സേവിപ്പിച്ച് ഛർദ്ദിപ്പിക്കണം. അനന്തരം വിയർപ്പി ക്കണം. മലവാതങ്ങളെ അനുലോമമാക്കുന്ന ഔഷധങ്ങൾ ചേർത്തുണ്ടാ ക്കിയ ഫലവർത്തി (ശർക്കര ചേർത്തുണ്ടാക്കുന്ന തിരി) മലദ്വാരത്തിൽ കടത്തിവെച്ച് ശോധന വരുത്തണം. ആ സമയത്ത് ഉരുട്ടിക്കയറ്റൽ (പി ണ്ഡികോദ്വേഷ്ടനം) ഉണ്ടാകും. അപ്പോൾ അവിടം വിയർപ്പിച്ച് ശീലകൊണ്ടോ മറ്റോ ചുറ്റിക്കെട്ടണം. ഈ വിധത്തിലുള്ള ഉപക്രമങ്ങ ളാണ് ഈ സന്ദർഭത്തിൽ ചെയ്യുവാനുള്ളത്. വിഷൂചിക ബാധിച്ചാൽ വാരി ഭാഗത്ത് അഗ്നികർമ്മം ചെയ്ത് പൊള്ളിക്കാൻ പറയുന്നുണ്ട്. അങ്ങനെ ചെയ്താൽ അത് രോഗിയെ ഉപവസിപ്പിച്ച് വിരേചിപ്പിച്ചവനെപ്പോലെ ഉപ

ചരിക്കണം. എത്രതന്നെ വേദനയുണ്ടായാലും വേദനയ്ക്ക് മാത്രമായി അജീർണ്ണത്തിൽ ഔഷധം കൊടുക്കരുത്. ആമസംസൃഷ്ടനായ ജഠരാഗ്നി ഔഷധത്തെക്കൂടി പചിപ്പിക്കാൻ പറ്റാത്ത അവസ്ഥയിലായിരിക്കും. രോഗത്തിന്റെ മൂർച്ഛയും ഔഷധത്തിന്റെ പ്രഭാവവും തമ്മിൽ കൂടിച്ചേരുമ്പോൾ ചിലപ്പോൾ രോഗി മരിക്കുക തന്നെ ചെയ്തേക്കാം. കഴിച്ച ഭക്ഷണം ദഹിച്ച ശേഷവും വയറിന് സ്തംഭനവും കനവും ബാക്കിയുണ്ടായില്ലെങ്കിൽ ബാക്കി വന്ന ദോഷത്തിന്റെ പചനത്തിനും ജഠരാഗ്നിയെ ശക്തിപ്പെടുത്താനും വേണ്ടി ഔഷധം കൊടുക്കാം. ആമവികാരങ്ങളുടെ ശാന്തി അപതർപ്പണ ചികിത്സ കൊണ്ടുണ്ടാകും. അപതർപ്പണം എന്നതിന് ലംഘനം എന്നാണ് കരുതേണ്ടത്. ബൃംഹണം സംതർപ്പണമായും ലംഘനം അപതർപ്പണമായും മനസ്സിലാക്കണം. അത് ലംഘനം മൂന്ന് വിധം ഉണ്ടെന്ന് പറയുന്നു. അല്പലംഘനവും മദ്ധ്യമലംഘനവും ഉത്തമലംഘനവുമാണിവ. ആമദോഷത്തിന്റെ അവസ്ഥ അനുസരിച്ചും ദോഷദൂഷ്യദേശകാലാദികളെ അറിഞ്ഞ് പ്രയോഗിക്കണമെന്നും പ്രത്യേകം ഓർമ്മിപ്പിക്കുന്നുണ്ട്. അതിനെ സംബന്ധിച്ച് ആചാര്യൻതന്നെ വീണ്ടും വിശദീകരിക്കുന്നുണ്ട്. അല്പദോഷ സ്വഭാവത്തിൽ കേവലലംഘനം മതിയാവും. മദ്ധ്യദോഷ സ്വഭാവത്തിൽ ലംഘനം മാത്രം മതിയായില്ലെന്നുവരും. അതുകൊണ്ട് പാചനൗഷധങ്ങളും ഉപയോഗിക്കണം. അധികമായ ദോഷസ്വഭാവമാണെങ്കിൽ ലംഘനപാചനങ്ങൾ ചെയ്തതിനുശേഷം ശോധന ചികിത്സതന്നെ ചെയ്യണം. എന്നാൽ ദോഷങ്ങളുടെ ഉന്മൂലനാശം വരുത്താൻ കഴിയും. അഥവാ മലങ്ങളുടെ ഉന്മൂലനാശം ശോധന ക്രിയകൊണ്ട് മാത്രമേ ഉണ്ടാവുകയുള്ളൂ. ഇതുപോലെതന്നെ മറ്റുവ്യാധികളിലും അതാതുരോഗങ്ങളുടെ കാരണത്തിന് വിപരീതമായ ചികിത്സയാണ് ചെയ്യേണ്ടത് - പക്ഷേ, അനുബന്ധദോഷങ്ങൾ ഉണ്ടെങ്കിൽ കാരണവിപരീതം എന്ന തത്ത്വം മാറ്റി യുക്തംപോലെ വ്യാധിവിപരീതമായി ചികിത്സിക്കണം- ദോഷങ്ങൾക്ക് പാകം വന്നിരിക്കുന്നെങ്കിൽ ജഠരാഗ്നിബലവും സുരക്ഷിതമാണെങ്കിൽ- തദർത്ഥകാരിയായവ തന്നെ ഉപയോഗിക്കണം. തദർത്ഥകാരി എന്നതിന് കാരണത്തിന്റെയും വ്യാധിയുടെയും സമാന ഗുണമായത് എന്ന് എടുക്കേണ്ടിവരും. എണ്ണതേപ്പ്, സ്നേഹപാനം, വസ്തി മുതലായവ യുക്തിക്കനുസരിച്ച് ചെയ്ത് രോഗവിമുക്തി നേടണം- ഇതേവരെയും അജീർണ്ണം-അതിൽനിന്നുണ്ടാവുന്ന ആമയം എന്നിവയുടെ വിവരങ്ങളാണ് പറഞ്ഞത്- ത്രിദോഷങ്ങളിൽ ഓരോന്നു കൊണ്ടുവന്ന അജീർണ്ണത്തിന്റെ ലക്ഷണമാണ് അടുത്തു പറയുവാൻ ഭാവിക്കുന്നത്. കഫം കൊണ്ടുണ്ടായ അജീർണ്ണഫലമായ ആമത്തിൽ കണ്ണിന്റെ ചുറ്റും കവിളിലും നീരുണ്ടാവും. ഭക്ഷണം കഴിച്ച ഉടൻ തേട്ടുന്നപോലെ തോന്നും- വായിൽ വെള്ളം തെളിയും ഉൽക്ലേശം ദോഷങ്ങൾ അതാതിന്റെ സ്ഥാനങ്ങളിൽനിന്ന് ചലിച്ച് തമ്മിൽ കൂടുക ഉണ്ടാവും ദേഹം കിതയ്ക്കും. ഇവിടെ ഒരു വൈചിത്ര്യം ശ്രദ്ധിക്കേണ്ടതാണ്. വായുഃപിത്തം കഫശ്ചേതി- എന്നാണ് നാം പഠിച്ചത്- അതിൽ അവസാനത്തെ

ദോഷത്തെ സംബന്ധിച്ചാണ് ആദ്യം പറഞ്ഞത്. അതിന് കാരണമുണ്ട്. ജഠരാഗ്നി എന്നാൽ പിത്താംശമാണ്... അതിന്റെ ഏറ്റവും ശത്രു കഫമാണ്- കാരണം പിത്തം ആഗ്നേയമാത്രമാണ്. കഫം പൃഥവീജലമാത്രമാണ്. അതുകൊണ്ടാണ് ആദ്യം പറഞ്ഞതെന്ന് കരുതാം. വാതം കൊണ്ടുണ്ടായതാണെങ്കിൽ സ്തംഭനം-വേദന (നോവ്) മലബന്ധം മേൽമരവിപ്പ് - ക്ഷീണം എന്നിവയുണ്ടാകും. പിത്തം കൊണ്ടുണ്ടായതാണെങ്കിൽ പകുതിദഹിച്ച അവസ്ഥ - ദാഹം (തൃട്) മോഹാലസ്യം - തലചുറ്റൽ - പുളിച്ചുതേട്ടൽ - ചുട്ടുനീറ്റം ഇവയാണുണ്ടാവുക. ആമബന്ധം വന്നാൽ ആദ്യം ചെയ്യേണ്ടത് ഉപവാസം തന്നെയാണ്- സ്തംഭമുണ്ടെങ്കിൽ ശക്തിയായി സ്വേദിപ്പിക്കണം- വിദഗ്ദ്ധാവസ്ഥയാണെങ്കിൽ (അർദ്ധപക്വം) ഛർദ്ദിപ്പിക്കണം - അഥവാ അതാതവസ്ഥയ്ക്ക് തക്കവണ്ണം ഉപചരിക്കണം- അത്യന്തം ഗുരുതരമായ ആമാവസ്ഥയിൽ ഈ ആമരസം ധാതുക്കളിൽ കലർന്ന് കഫ വാതങ്ങളുടെ സഹായത്തോടുകൂടി സ്രോതോരോധം വരുത്തി വിളംബികാ (അജീർണ്ണത്തിന്റെ വകഭേദം) എന്ന രോഗം ഉണ്ടാവും- അതിന് ദൂഷ്യദേശകാലബലജഠരാഗ്നികളെ അറിഞ്ഞ് ചികിത്സിക്കണം- ഉൽഗാരശുദ്ധി കണ്ടതുകൊണ്ടുമാത്രം ആമബന്ധമില്ലെന്നു കരുതരുത്- അല്പശേഷമായാൽ പോലും ശ്രദ്ധകേന്ദ്രീകരിക്കാൻ കഴിയായ്ക- ഹൃദയവേദന- അങ്ങനെ കണ്ടാൽ അല്പനേരം കിടക്കണം ഒന്നും കഴിക്കാതെ അന്നു മുഴുവൻ കിടന്നുറങ്ങണം. നല്ല വിശപ്പുതോന്നിയാൽ ലഘുവായ ആഹാരം അല്പം കഴിക്കണം- മലബന്ധമോ- വയറിളക്കമോ ക്ഷീണമോ- വായുവിന് (വയറ്റിൽ) വൈകൃതമോ- സ്തംഭനമോ- ദേഹം കനക്കലോ കാണുന്നത് അജീർണ്ണത്തിന്റെ സാമാന്യ ലക്ഷണമാണ്- അമിതമായി ആഹാരം കഴിക്കുന്നതുകൊണ്ടു മാത്രമല്ല ആമദോഷം വരുന്നത്. അവനവന് ഇഷ്ടമില്ലാത്തത്, ശീലമില്ലാത്തത്, പാതിവെന്തത് - ഗുരുത്വമേറിയത് - അതിരൂക്ഷമായത് - തണുത്തത് - വൃത്തികെട്ടത് - ഉൾപ്പുഴുക്കം ഉണ്ടാക്കുന്നത് - ഉണങ്ങിയത് - ഏറെ വെള്ളം കുടിച്ചത്. ഇങ്ങനെയുള്ള ആഹാരങ്ങൾ ആമദോഷകരങ്ങളാണ് - അതുപോലെ തന്നെ സങ്കടം- ദേഷ്യം - വയറുകായൽ (ആഹാരം കഴിക്കാതെ) എന്നിവയോടുകൂടി കഴിക്കുന്ന അന്നവും ആമദോഷത്തെ ഉണ്ടാക്കുന്നതാണ്. അനന്തരം ഭക്ഷണത്തെ സമശനമെന്നും- അദ്ധ്യശനമെന്നും വിഷമാശനമെന്നും മൂന്നാക്കിത്തിരിക്കുന്നു. പത്ഥ്യവും അപത്ഥ്യവും കലർന്ന് കഴിക്കുന്നത് സമശനം- ഒരിക്കൽ ഭക്ഷണം കഴിച്ച് അപ്പോൾതന്നെ പിന്നെയും കഴിക്കുന്നത് അദ്ധ്യശനം- കാലനിയമമില്ലാതെ ഏറിയോ അല്പമോ കഴിക്കുന്നത് വിഷമാശനം. ഈ മൂന്നും മഹാവ്യാധികൾക്കും മരണത്തിനുതന്നെയും കാരണമായിത്തീരാവുന്നതാണ്- ഇത്രയും പറഞ്ഞ് ഭക്ഷണത്തിൽനിന്ന് ഉണ്ടാവുന്ന വൈഷമ്യങ്ങളെ വിവരിക്കുന്ന വിഷയം നിർത്തുന്നു.

അന്നപാനാദികളുടെ വിധിയാണ് അടുത്തതായി വിവരിക്കുന്നത്- യഥാസമയം- അതായത് പ്രഭാതത്തിൽ കുളിദേവപിതൃകാര്യങ്ങൾ മുത

ലായ നിവർത്തിച്ചതിനുശേഷം- വിശപ്പുതുടങ്ങിയാൽ കുട്ടികളെയും ഗുരുക്കന്മാരെയും കുടുംബത്തെയും സന്തോഷിപ്പിച്ച് കൈയും കാലും മുഖവും കഴുകി ഉചിതസ്ഥാനത്തിരുന്ന് അവനവനെയും അറിഞ്ഞ് ആരെയും നിന്ദിക്കാതെ മൗനിയായി അവനവന് സാത്മ്യമായതും, വൃത്തിയുള്ളതും, ഹിതമായതും (ശരീരത്തിനും മനസ്സിനും) അല്പം മെഴുക്ക് ചേർന്നതും- ചെറുചൂടോടുകൂടിയതും- ലഘുവായതും ഇഷ്ടപ്പെട്ടവർ കൊണ്ടുവന്നതും ഷഡ്രസത്തോടുകൂടിയതും- മധുരാധികമായതും ആയ ആഹാരത്തെ അവനവനിഷ്ടപ്പെട്ടവരോടൊരുമിച്ച് ഇരുന്ന് സുഖമായി ബദ്ധപ്പെടാതെയും- വളരെ മന്ദമായല്ലാതെയും കഴിക്കണം- ഇവിടെ സമയം എന്നതിൽനിന്ന് ക്ഷണാദിർവ്യാദ്ധ്യവസ്ഥാച എന്ന് മുൻപ് പറഞ്ഞകാര്യം പ്രത്യേകം ബാധകമാണ്. ഭക്ഷണസാധനത്തിൽ- പുല്ല് മുതലായവയോ-കരടോ, രോമമോ കലർന്നതും രണ്ടാമത് ചൂടാക്കിയതും- ശാകാധികമായതും കൊള്ളരുതാത്ത ധാന്യങ്ങളെക്കൊണ്ടുണ്ടാക്കിയതും (അതായത് ഉത്തമമല്ലാത്തതെന്ന് മുൻപ് സൂചിപ്പിച്ചവ) ഏറെ ചൂടുള്ളതും ഉപ്പേറിയതും ആയ ഭക്ഷണത്തെ ത്യജിക്കണം. കീലാടം (തൈരിന്റെ വികൃതി) തൈര് - കൂപിക - (മുമ്പേ വിവരിച്ചിട്ടുണ്ട്.) ക്ഷാരങ്ങൾ, ശുക്തം (ചൂത്തപ്പുള്ളി) പച്ച മൂലവരിക്കിഴങ്ങ്, കാർശ്യമുള്ള മൃഗങ്ങളുടെ മാംസം, ഉണങ്ങിയ മാംസം- പന്നി- ആട്- പശു- മത്സ്യം- പോത്ത്- ഇവയുടെ മാംസം - ഉഴുന്ന്, അമര, ശാലൂകം - (മുമ്പ് വിവരിച്ചിട്ടുണ്ട്) ബിസം (താമരവളയം), അരി അരച്ചുണ്ടാക്കിയവ- മുളപ്പിച്ച ധാന്യങ്ങൾ ഉണങ്ങിയ പച്ചക്കറി- യവകം (മുൻപ് വിവരിച്ചിട്ടുണ്ട്) ഫാണിതം (ശർക്കരാവിശേഷം- മുമ്പ് വിവരിച്ചു) ഈ പറഞ്ഞവയെ നിത്യമായി ശീലിക്കരുത്- നല്ലരിച്ചോറ് - ഗോതമ്പ് - യവം - നവര - ജാംഗല മാംസം - കടുക്കനെല്ലിക്ക - മുന്തിരി - പടവലം - ചെറുപയർ- പഞ്ചസാര - നെയ്യ് - ഗംഗാംബു- പാല് - തേൻ - താളിമാതളം - ഇന്തുപ്പ് - ഇവ നിത്യം ശീലിക്കാവുന്നതാണ്. കണ്ണിന്റെ രക്ഷയ്ക്കായി നെയ്യും തേനും ചേർത്ത് ത്രിഫലപ്പൊടി ശീലിക്കാവുന്നതാണ്. ശരീരത്തിന് സ്വാസ്ഥ്യത്തെ ഉണ്ടാക്കുന്നവയെയും, വ്യാധി പ്രതിരോധമായിരിക്കുന്നവയെയും മനസ്സിലാക്കി ശീലിക്കാവുന്നതാണ്. ഇവിടെയും- "ദൂഷ്യം ദേശം - ബലം - കാലം അനലം - പ്രകൃതിംവയഃ എന്ന ശാസ്ത്രവിധി പ്രസക്തമാണ്. പ്രായമനുസരിച്ചും കാലമനുസരിച്ചും മറ്റും മാറ്റങ്ങൾ ചെയ്യേണ്ടി വരും എന്ന് മനസ്സിലാക്കണം. ബിസം - ഇക്ഷു, മോചം -ചോചം - ആമ്രം- മോദകം (അപ്പം) ഉല്ക്കാരിക - മുതലായ ദ്രവ്യങ്ങൾ ഗുരുവും- സ്നിഗ്ദ്ധവും മധുരവും ആയ ഭക്ഷണ ദ്രവ്യങ്ങൾ ആദ്യത്തിൽ കഴിക്കണം- ഇതിന്റെ വിപരീതമായത് അവസാനത്തിലും കഴിക്കണം - മദ്ധ്യത്തിൽ ഉപ്പും പുളിയും ചേർത്ത് കഴിക്കണം. വയറിനെ നാലാക്കി ഭാഗിച്ച് അതിൽ ഒരു ഭാഗത്തിന് പാകത്തിൽ അന്നം കഴിക്കണം. ഒരു ഭാഗം വെള്ളത്തിനുള്ളതാണ്. നാലാമത്തെ ഭാഗം വായു മുതലായവയുടെ സഞ്ചാരത്തിന് വേണ്ടി ഒഴിച്ചിടണം- ഇതാണ് ഭക്ഷണത്തിന്റെ സാമാന്യമായ നിയമം.

അടുത്തതായി അനുപാനത്തെക്കുറിച്ച് വിവരിക്കുന്നു. അനുപാനം എന്നുവെച്ചാൽ ഭക്ഷണാനന്തരംമേലേ കഴിക്കുന്ന വെള്ളമെന്നർത്ഥമാണ്. ഗോതമ്പുകൊണ്ടുള്ള ആഹാരത്തിനും യവം കൊണ്ടുള്ളതിനും അനുപാനമായി തണുത്തവെള്ളം കഴിക്കാൻ പറയുന്നു. തൈര് കഴിച്ചാലും മദ്യം കഴിച്ചാലും വിഷോപക്രമത്തിനുള്ള ഔഷധം കഴിച്ചാലും തേൻകഴിച്ചാലും തണുത്ത അനുപാനം വേണം. അരി അരച്ചുണ്ടാക്കിയ പദാർത്ഥങ്ങളാണെങ്കിൽ ചെറുചൂടുള്ളതാണ് വേണ്ടത്. ശാകവികൃതിയും മുൽഗവികൃതിയും ആണെങ്കിൽ തൈരിൻ തെളിയോ മോരോ വെപ്പുകാടിയോ കഴിക്കേണ്ടതാണ്. കൃശന്മാർ തടിക്കാൻ സുരാമദ്യം ഉത്തമമാണ്. തടിച്ചവർക്ക് തേൻ ചേർത്ത വെള്ളമാണ് വേണ്ടത്. ശോഷത്തിൽ മാംസരസമാണ് അനുപാനം വേണ്ടത്. അഗ്നിബലം കുറഞ്ഞവർ മാംസം കഴിച്ചാൽ മദ്യമാണ് അനുപാനം വേണ്ടത് രോഗങ്ങളെക്കൊണ്ടോ- ചികിത്സ കൊണ്ടോ- വഴിനടത്തം കൊണ്ടോ അതിപ്രസംഗം കൊണ്ടോ സ്ത്രീസേവ കൊണ്ടോ ലംഘനംകൊണ്ടോ വെയിൽകൊണ്ടോ ക്ഷീണിച്ചവർക്കും വൃദ്ധന്മാർക്കും, ബാലന്മാർക്കും പാലാണ് അനുപാനത്തിന് നല്ലത്. അത് അമൃതസമമാണ്. കഴിച്ച ഭക്ഷണ ഗുണങ്ങൾക്ക് വിരുദ്ധമല്ലാത്ത അനുപാനം സാമാന്യമായി ഉപയോഗിക്കാൻ വിരോധമില്ല. അനുപാനം എന്നത് ഊർജ്ജത്തെയും തൃപ്തിയെയും വ്യാപനശീലത്തെയും ശരീരബലത്തെയും അന്നസംഘാതത്തിന്റെ വേർതിരിവിനെയും ഉല്ക്ലേശത്തെയും ദഹനത്തെയും ഉണ്ടാക്കുന്നതാണ്. കഴുത്തിന് മേലോട്ടുള്ള ദിനങ്ങൾ-ശ്വാസം മുട്ടൽ ചുമ, ഉരക്ഷതം, പീനസം, പാട്ടുപാടൽ, പ്രസംഗം ഒച്ചയടപ്പ് എന്നിവയിൽ അനുപാനം ഹിതമല്ല. നുലവോടുകൂടിയ ശരീരം, കണ്ണ് രോഗം, തൊണ്ടരോഗം, വ്രണം മുതലായവ ഉള്ളവർക്ക് ദ്രവരൂപത്തിലുള്ളതെല്ലാം ത്യജിക്കേണ്ടതാണ്. സ്വസ്ഥനാണെങ്കിൽപ്പോലും ദ്രവരൂപത്തിലുള്ളത് കഴിച്ച് പ്രസംഗം, വഴിനടത്തം കിടത്തം എന്നിവ ഉപേക്ഷിക്കേണ്ടതാണ്. ഭക്ഷണം കഴിച്ചതിനുശേഷം വെയിൽ തീയ്, യാത്ര, നീന്തൽ ഓട്ടം എന്നിവ ഉപേക്ഷിക്കേണ്ടതാണ്. മലമൂത്രങ്ങൾ പുറത്തുപോയി ഹൃദയം നിർമ്മലമായി ത്രിദോഷങ്ങൾ യഥാമാർഗ്ഗങ്ങളായി, ഉൽഗാരം (തേട്ടൽ) വിശുദ്ധമായി, വിശപ്പ് വന്ന്, ആന്തരികവായു അനുലോമമായി, ശരീരം ലഘുത്വമാർന്ന് ശരീരാവയവങ്ങൾ പ്രവർത്തനക്ഷമമായിക്കണ്ടാൽ അതുതന്നെയാണ് ആഹാര കാലമായി കാണേണ്ടത്. ആഹാരസംബന്ധിയായ ഇത്രയും വിവരണങ്ങളോടുകൂടി ഈ പ്രകരണം അവസാനിപ്പിക്കുന്നു.

# ഒൻപത്

**അ**ടുത്തതായ പ്രകരണം ദ്രവ്യത്തെക്കുറിച്ച് വിശകലനമാണ്. ആദ്യത്തെ അദ്ധ്യായത്തിൽ പറഞ്ഞ ദ്രവ്യരസവീര്യവിപാക പ്രഭാവങ്ങ ളിൽ വെച്ച് പ്രധാനമായത് ദ്രവ്യം തന്നെയാണ്. കാരണം ദ്രവ്യമൊഴികെ മറ്റുള്ളവയെല്ലാം ദ്രവ്യത്തെ ആശ്രയിച്ച് മാത്രമാണിരിക്കുന്നത് എന്നുത ന്നെ. അതുകൊണ്ട് ദ്രവ്യത്തെത്തന്നെയാണ് ആദ്യമായി മനസ്സിലാക്കേ ണ്ടത്.

ദ്രവ്യം എന്നത് പഞ്ചഭൂതങ്ങൾ കൂടിച്ചേർന്നുണ്ടാകുന്നതാണ്. അത്രയും പോരാ. ദ്രവ്യം പഞ്ചഭൂതങ്ങളിലെ ജലത്തോടുചേർന്ന് ഭൂമിയെ ആശ്രയിച്ച് അഗ്നി, വായു, ആകാശം എന്നിവയുടെ കൂടിച്ചേരലോടുകൂടി ഉണ്ടാകുന്നതുകൊണ്ട് വർണ്ണരൂപരസാദികൾ ഭൂതങ്ങളുടെ സംബന്ധ ത്തിൽ വരുന്ന വ്യത്യാസമനുസരിച്ച് ഓരോന്നിനെയും നമുക്ക് വേർതി തിരിച്ചറിയാൻ സാധിക്കുന്നു. അഗ്നിഭൂതം അധികമായതിന് ആ പ്രകൃ തിയും വായുഭൂതം അധികമായതിന് ആ പ്രകൃതിയും ആകാശഭൂതം അധികമായതിന് ആ പ്രകൃതിയും ഉണ്ടാകുന്നു. അതനുസരിച്ച് അവ യുടെ രൂപം, വർണ്ണം, രസം, വീര്യം മുതലായവയ്ക്കും മാറ്റം വരുന്നതു മനസ്സിലാക്കി വ്യവഹരിക്കേണ്ടതാണ്. അങ്ങനെ മനസ്സിലാക്കുമ്പോൾ ദ്രവ്യങ്ങൾ കണക്കില്ലാതെ വേർതിരിക്കപ്പെടും. ഇത്രയും പറഞ്ഞ തിൽനിന്ന് ഭൂതങ്ങളുടെ ചേരുവയായ ദ്രവ്യങ്ങൾ ഒന്നും തന്നെ ഏകര സമായിരിക്കുകയില്ല. ദ്രവ്യങ്ങളിൽ വ്യക്തമാകുന്ന സ്വാദ് അനുസരിച്ച് ആ രസമാണെന്ന് പറയുന്നു. അവ്യക്തവും അവസാനം അല്പമായി വ്യക്തവും ആകുന്നതിനെ അനുരസം എന്നും വ്യവഹരിച്ചുവരുന്നു.

പാർത്ഥിവാംശം അധികമായിരിക്കുന്ന ദ്രവ്യത്തിൽ, ഗുരുത്വം, മഹത്വം, സ്ഥിരത്വം, ഗന്ധത്വം എന്നിവ കൂടിയിരിക്കും. കാഠിന്യവും ഉണ്ടാ യിരിക്കും.

ജലാധിക്യമായ ദ്രവ്യങ്ങളിൽ ജലത്തിന്റെ ഗുണമായ ഗുരുത്വം-ശീതത്വം- വ്യാപിത്വം - സ്നിഗ്ദ്ധത്വം എന്നിവ അധികരിച്ചും മന്ദഗതിയായും കൊഴുപ്പോടുകൂടിയും രസപ്രധാനമായും ഇരിക്കും. അത് ദേഹത്തിൽ സ്നിഗ്ദ്ധത, കഫസ്രാവം, നൂലവ്, ആഹ്ലാദം, സ്രോതസ്സുകൾക്ക് തടസ്സം എന്നിവയെ വരുത്തും.

ആഗ്നേയാംശം അധികമായ ദ്രവ്യം രൂക്ഷവും തീക്ഷ്ണവുമാകും. ഉഷ്ണമായിരിക്കും വൈശദ്യത്തെ ഉണ്ടാക്കുന്നതും സൂക്ഷ്മമായും രൂപപ്രധാനമായുമിരിക്കും. ദാഹം, ദീപ്തി, നിറങ്ങളുടെ സ്പഷ്ടത, അഗ്നിപചനം എന്നിവ ഉണ്ടാക്കുന്നവയായിരിക്കും.

വായവ്യമായിരിക്കുന്ന ദ്രവ്യം രൂക്ഷവും വിശദവും (എല്ലാഭാഗത്തും വേഗത്തിൽ വ്യാപിക്കുന്നത്), ലഘുവും സ്പർശപ്രധാനമായതും ആയിരിക്കും. അതിരൂക്ഷത, കനക്കുറവ്, വൈശദ്യം, ധാതുപ്രവർത്തനം, തളർച്ച എന്നിവയുണ്ടാക്കുന്ന പ്രകൃതിയുള്ളതായിരിക്കും.

നാഭസ (ആകാശം) പ്രധാനമായ ദ്രവ്യം വളരെ സൂക്ഷ്മവും വിശദവും ലഘുവും ശബ്ദപ്രധാനവുമായിരിക്കും. അത് ദേഹത്തിൽ അസ്ഥി മുതലായവയിൽ ദ്വാരങ്ങളെ ഉണ്ടാക്കും, ലഘുത്വത്തെയും ഉണ്ടാക്കും.

ഇങ്ങനെ ദ്രവ്യങ്ങൾ നാനാവിധത്തിലും നാനാപ്രവൃത്തികൾക്കും കാരണവുമാകകൊണ്ട് ലോകത്തിൽ ഔഷധമല്ലാത്ത ഒരു ദ്രവ്യവും ഇല്ലെന്നുതന്നെ അറിയേണ്ടതാണ്.

അഗ്നിവായുഭൂതങ്ങളുടെ ഭാഗങ്ങൾ അധികമായ ദ്രവ്യങ്ങൾ ഊർദ്ധ്വഗങ്ങൾ (മേല്പോട്ടു പ്രവർത്തിക്കുന്നവ- അതായത് ഛർദ്ദി മുതലായവ ഉണ്ടാക്കുന്നവ) ആയിരിക്കും മിശ്രമായിട്ടുള്ളവ (രണ്ടും കലർന്നത്) രണ്ടിനേയും ഉണ്ടാക്കുമെന്നും അറിയേണ്ടതാണ്.

ഇപ്രകാരം ദ്രവ്യവിഷയങ്ങൾ അറിയേണ്ടതാണ്. അടുത്തു പറയേണ്ടത് രസങ്ങളെക്കുറിച്ചാണെങ്കിലും അവയ്ക്ക് കൂടുതൽ വിശദീകരണങ്ങൾ വേണ്ടതുകൊണ്ട് അവയെ അടുത്ത പ്രകരണത്തിൽ പ്രത്യേകം വിവരിക്കുന്നുണ്ട്.

വിപാകാദികളേക്കാൾ വീര്യത്തിനാണ് പ്രാധാന്യമെന്നും ചില ആചാര്യന്മാർ- ഗുരു- സ്നിഗ്ദ്ധം, ഹിമം, മൃദു, ലഘു, രൂക്ഷം, തീക്ഷ്ണം - എന്നീ ഗുണങ്ങൾ തന്നെയാണ് വീര്യം എന്നും പറയുന്നുണ്ട്. അവരുടെ അഭിപ്രായപ്രകാരം എട്ടുവിധം വീര്യങ്ങളുണ്ട്. എന്നാൽ ചരകാചാര്യൻ പറയുന്നു. ഏതൊരു ദ്രവ്യം ഏതൊരു ക്രിയയെ (അതായത് സ്നേഹനം, ദീപനം മുതലായവ) ചെയ്യുന്നുവോ അതിനെയാണ് വീര്യമെന്നു പറയുന്നത്. വീര്യമില്ലാതെ ഒരു ദ്രവ്യത്തിനും ഒന്നും അല്പം പോലും ചെയ്യാൻ കഴിയില്ലെന്നും എന്തെങ്കിലും ചെയ്യുന്നുണ്ടെങ്കിൽ അതിന്റെ വീര്യംകൊണ്ട് മാത്രമാണെന്നും അതിനാൽ ഗുർവ്വാദികളിൽ വീര്യത്തെ കല്പിക്കുന്നതിൽ തെറ്റില്ലെന്നും പറയുന്നു. കാരണം ഗുർവ്വാദിഗുണങ്ങൾ മറ്റുള്ള ഗുണത്തേക്കാൾ ശക്തങ്ങളാകുന്നു. മറ്റു ഗുണങ്ങൾ അല്പകാലം

മാത്രം നിലനില്ക്കുന്നുണ്ടെങ്കിൽ ഗുർവ്വാദികൾ വളരെക്കാലം നിലനില്ക്കുന്നു. അതുകൊണ്ട് അവയ്ക്ക് അതാതു കർമ്മങ്ങളെ ഏറെ സമർത്ഥമായി നിറവേറ്റുവാൻ കഴിയുന്നു. എല്ലാ ഗുണങ്ങളും അടങ്ങിയിരിക്കുന്ന ദ്രവ്യങ്ങളിൽ എല്ലാറ്റിലും തന്നെ ഗുർവ്വാദി ഗുണങ്ങളെപ്പോലെ പ്രവർത്തനക്ഷമത കാണാത്തതുകൊണ്ടാണ് ഗുർവ്വാദികളെത്തന്നെ ആചാര്യൻ ആദ്യം അവതരിപ്പിച്ചതും എന്നും കരുതേണ്ടിവരും. അതുപ്രകാരമാണിതേവരെ പറഞ്ഞതും എന്നാണ് ചരകമതം അതിനുശേഷം സ്വമതത്തെ അവതരിപ്പിക്കുകയാണ്.

ഉഷ്ണവീര്യം, ശീതവീര്യം ഇങ്ങനെ വീര്യങ്ങൾ രണ്ടെണ്ണമാണെന്ന് ചിലർ പറയുന്നു. ദ്രവ്യം നാനാത്മകമാണെങ്കിലും അഗ്നിയും (സൂര്യൻ) സോമനും (ചന്ദ്രൻ) ആണ് ബലവാന്മാരായി നില്ക്കുന്നത്. പ്രപഞ്ചം (ജഗത്ത്) വ്യക്തമെന്നും അവ്യക്തമെന്നും രണ്ടിൽനിന്ന് ഒരിക്കലും വ്യതിചലിക്കാത്തപോലെ.

ഉഷ്ണവീര്യം - ചുഴൽച്ച, വെള്ളം, ദാഹം, തളർച്ച, വിയർപ്പ്, ചുട്ടുകത്തൽ, അത്യഗ്നി (വേഗത്തിൽ പാകം വരൽ) എന്നിവ ഉണ്ടാക്കുന്നു. വാതകഫലങ്ങളെ ശമിപ്പിക്കുന്നു.

ശീതവീര്യം- ആഹ്ലാദം, ഓജോവൃദ്ധി, രക്തപ്രസാദം എന്നിവ ഉണ്ടാക്കുന്നു.

അടുത്തതായി വിപാകത്തെ വിവരിക്കുകയാണ്. ആഹരിക്കുന്ന ഭക്ഷണം ജഠരാഗ്നി സംയോഗത്തിലൂടെ പചിക്കുമ്പോൾ രസവിപര്യയത്തിൽ ഏതു രസമാണോ ആയിത്തീരുന്നതെങ്കിൽ അതാണ് വിപാകരസം. രസനേന്ദ്രിയങ്ങൾ കൊണ്ടറിയുന്ന രസം ആറായി നാം പഠിച്ചുവല്ലോ. എന്നാൽ കഴിച്ച ഭക്ഷണം ആമാശയത്തിലെത്തി ദഹനപ്രക്രിയയിലൂടെ പരിണമിക്കുമ്പോൾ ആറുരസങ്ങൾ മൂന്നെണ്ണമായി ചുരുങ്ങും. അതിനെപ്പറ്റി വിവരിക്കുന്നു.

മധുരം ഉപ്പ്: ഈ രണ്ട് രസങ്ങളും ജഠരാഗ്നി പാകംകൊണ്ട് മധുരമായിത്തീരും.

പുളിരസം (അമ്ലം): ജഠരാഗ്നി പാകത്തിൽ മാറുന്നില്ല. പുളി തന്നെയാണ്.

കയ്പ്, ചവർപ്പ്, എരിവ്: ഇവ ദഹനപ്രക്രിയയിലൂടെ എരിവായി മാറുന്നു.

ഇതൊരു സാമാന്യ നിയമമാണ്. ഇതിനപവാദങ്ങളായി മധുരരസമായിരിക്കുന്ന നല്ലരിച്ചോറ് ദഹിക്കുമ്പോൾ പുളിപ്പാകും. തുവർച്ചിലയുപ്പ് ലവണരസമാണെങ്കിലും ദഹനത്തിൽ എരിവായി മാറും. പടോലം, ചുക്ക്, കടുക്ക എന്നിവ ദഹിക്കുമ്പോൾ മധുരരസമാകും. അതുകൊണ്ടാണ് സാമാന്യമായി എന്നു പറഞ്ഞത്. ആചാര്യൻ ഉപയോഗിച്ച ശബ്ദം പ്രായശഃ എന്നാണ്.

വിപാകത്തിന് ശേഷമുണ്ടാകുന്ന രസത്തിനെ വിപാകരസം എന്നാണ് പറയുക. വിപാകരസം മൂന്നാണെന്ന് മുമ്പ് പറഞ്ഞുവല്ലോ.

അവയിൽ മധുരവിപാകം മധുരരസത്തോടും അമ്ലവിപാകം അമ്ലരസത്തോടും കടുംവിപാകം കടുരസത്തോടും തുല്യമായി കർമ്മങ്ങളെ ചെയ്യുന്നു. ശുഭവും അശുഭവുമായ എല്ലാ ദ്രവ്യങ്ങളും വ്യത്യസ്ത സ്വഭാവമുള്ളതായിരിക്കും. ചില ദ്രവ്യങ്ങൾ രസംകൊണ്ട് കർമ്മം ചെയ്യുമ്പോൾ മറ്റു ചിലത് വിപാകം കൊണ്ടും വേറെ ചിലത് മറ്റുഗുണങ്ങളെക്കൊണ്ടുള്ള വീര്യം കൊണ്ടും കർമ്മം ചെയ്യുന്നു. ഇനിയും ചിലത് പ്രഭാവംകൊണ്ട് കർമ്മത്തെ ചെയ്യുന്നു. അതാതു ദ്രവ്യങ്ങളിലെ രസാദികളിൽ എതിനാണധികം ബലമെങ്കിൽ ആ അധികബലവാനായ ഗുണം മറ്റുള്ളവയെ നിഷ്ക്രിയങ്ങളാകുകയോ പൂർണ്ണമായി പ്രവർത്തിക്കാൻ സമ്മതിക്കാതിരിക്കുകയോ ചെയ്യാൻ കാരണമായി തീരുമെന്ന് മനസ്സിലാക്കണം. വിരുദ്ധങ്ങളായ ഗുണങ്ങൾ തമ്മിൽ ചേരുമ്പോഴും മേൽപറഞ്ഞ നിയമം (കൂടിയഗുണം കുറഞ്ഞ ഗുണത്തെ ജയിക്കുക) ബാധകമാണെന്നും അറിയണം. രസത്തെ വിപാകവും വിപാകത്തെ വീര്യവും വീര്യത്തെ പ്രഭാവവും (രസാദികളുടെ തുല്യസ്ഥിതിയിൽ) അതിജീവിക്കുമെന്ന് സിദ്ധാന്തം

പ്രഭാവം എന്നതിനെ ഇതേവരെ വിവരിച്ചതുപോലെ വിവരിക്കുവാൻ കഴിയുകയില്ല. രസവീര്യവിപാകങ്ങളുടെ തുല്യാവസ്ഥയിൽ യാതൊരു വിശിഷ്ട കർമ്മത്തെ ചെയ്യുന്നുവോ അതിനെയാണ് പ്രഭാവജമായി പറയുന്നത്. ആ വിഷയം ചില ഉദാഹരണത്തിലൂടെയല്ലാതെ അവതരിപ്പിക്കാൻ കഴിയുകയില്ല. നാഗദന്തിയും കൊടുവേലിയും തുല്യ രസവീര്യവിപാകങ്ങളാണ്. എന്നാൽ നാഗദന്തി വിരേകത്തെ (വയറിളക്കം) ചെയ്യുന്നു. നേരെ വിപരീതമായി കൊടുവേലി മലത്തെ ഉറപ്പിക്കുന്നു. (വയറിളക്കം നിർത്തുന്നു) ഇരട്ടിമധുരവും മുന്തിരിങ്ങയും അതുപോലെത്തന്നെയാണ്. മുന്തിരിങ്ങ വിരേചനമാണ്, ഇരട്ടിമധുരം അല്ല. നെയ്യ്, പാല് ഇവ തുല്യരസവീര്യവിപാകങ്ങളാണ്. പാല് ദീപനിയമല്ല. പാലിൽ നിന്നെടുക്കുന്ന നെയ്യ് ദീപനീയമാണ് (ദഹനത്തെ വർദ്ധിപ്പിക്കുന്നത്). ഇങ്ങനെ പ്രഭാവത്തെക്കുറിച്ച് ഓരോ ദ്രവ്യത്തിലും വെവ്വേറെ അറിയേണ്ടതാണ്.

യാവചിലഭൂതങ്ങൾ ഒരുദ്രവ്യത്തെ നിർമ്മിക്കുന്നുവോ അവ അതിന്റെ നിർമ്മാണസഭയിൽനിന്ന് തെറ്റാതെ അവയുടെ രസാദികളെയും നിർമ്മിക്കുന്നുവെങ്കിൽ അതിനെ സമാന പ്രത്യയാരബ്ധങ്ങൾ എന്നുപറയും. എന്നാൽ യാവ ചില ദ്രവ്യങ്ങൾ നിർമ്മാണസ്വഭാവത്തിൽ തന്നെ ഭൂതഘടനയ്ക്ക് വൈചിത്ര്യമുള്ളവയാണോ അവയെ വിചിത്ര പ്രത്യയാരബ്ധങ്ങൾ എന്നാണ് പറയേണ്ടത്. അതിനുദാഹരണമായിപ്പറയാം- മധുരവും (സ്വാദ്) ഗുരുവുമായ ഗോതമ്പ്, യവം എന്നിവയിൽ ഗോതമ്പ് വാതത്തെ ജയിക്കുന്നതും യവം വാതത്തെ കോപിപ്പിക്കുന്നതുമാണ്. മത്സ്യവും പാലും മധുരരസത്തോടും ഗുരുത്വത്തോടും കൂടിയതാണ്. എന്നാൽ മത്സ്യം ഉഷ്ണവീര്യവും പാൽ ശീതവീര്യവുമാണ്. മധുരവും ഗുരുവുമായ സിംഹമാംസം പാകത്തിൽ എരിവാകുന്നു. ഇതേവിധമുള്ള പന്നിമാംസം പാകത്തിൽ മധുരമാകുന്നു. ഇങ്ങനെ വരുന്നതിനെയാണ് വിചിത്ര പ്രത്യയാരബ്ധങ്ങൾ എന്നു പറയുന്നത്. സാമാന പ്രത്യയാരബ്ധങ്ങൾക്ക് ഈ വിധത്തിലുള്ള വ്യതിയാനങ്ങൾ സംഭവിക്കുകയില്ലെന്ന് ശാസ്ത്രം.

# പത്ത്

**അ**ടുത്ത അദ്ധ്യായം ഷഡ്രസങ്ങളെ സംബന്ധിച്ചുള്ളതാണ്. ആ രസങ്ങളുടെ ആധാരം ദ്രവ്യങ്ങൾ തന്നെയാണ്. എല്ലാ ദ്രവ്യങ്ങളും പഞ്ച ഭൂതോത്ഭവങ്ങളാകുന്നു എന്ന് മുമ്പ് പറഞ്ഞതാണ്. അങ്ങനെയുള്ള ദ്രവ്യ ങ്ങളിൽ കാരണമായിരിക്കുന്ന ഭൂതങ്ങളിൽ ഭൂജലങ്ങളുടെ അംശം മറ്റു ള്ളവയേക്കാൾ അധികരിച്ചിരുന്നുവെങ്കിൽ അതുകാരണം ആ ദ്രവ്യം മധുര രസപ്രധാനമായിരിക്കും. അഗ്നിഭൂമികളുടെ അംശമാണ് അധികമെങ്കിൽ പുളി (അമ്ലം) രസമായിരിക്കും. ജലത്തിന്റെയും അഗ്നിയുടെയും അംശ മാണ് അധികമെങ്കിൽ ലവണരസം (ഉപ്പ്) ആണുണ്ടാവുക. ആകാശവാ യുക്കളുടെ അംശമാണ് അധികമെങ്കിൽ കയ്പുരസം (തിക്തം) അഗ്നി വായുക്കളുടെ അംശങ്ങളാണെങ്കിൽ എരിവ് (കടു) എന്ന രസവും ഭൂമി വായുക്കളുടെ അംശമാണധികമെങ്കിൽ ചവർപ്പു രസവുമുണ്ടാകുന്നു. ഇപ്രകാരമാണ് ദ്രവ്യത്തിന് ഭൂതാശ്രിതമായി രസോല്പത്തി സിദ്ധിക്കു ന്നത്. അടുത്തതായി ഓരോ രസത്തെയും വേർതിരിച്ചറിയാനുള്ള വിവര ങ്ങൾ പറയുന്നു.

മധുരരസം-യാതൊരു രസം നാവിലെത്തിയാൽ ഉടനെത്തന്നെ വായിൽ മുഴുവൻ വ്യാപിക്കുകയും ദേഹത്തിന്റെ തളർച്ചയെ ശമിപ്പിച്ച് ഇന്ദ്രിയപ്രസാദം വരുത്തുകയും ഉറുമ്പ് മുതലായവയ്ക്ക് പ്രിയമാവുകയും ചെയ്യുന്നുവോ അത് മധുരമാണ് എന്ന് മനസ്സിലാക്കണം.

പുളിരസം - യാതൊരുരസം വായിൽത്തട്ടുമ്പോൾ ലാലാ സ്രാവം (വായിൽ വെള്ളം വരൽ) ഉണ്ടാകുകയും രോമാഞ്ചം ജനിപ്പിക്കുകയും പല്ലുകൾക്ക് അസഹ്യമായിത്തീരുകയും കണ്ണുകൾ, പുരികങ്ങൾ ഇവ ചുളിക്കുകയും ചെയ്യുന്നുവോ അത് പുളിരസമാണെന്നറിയണം.

ലവണരസം (ഉപ്പ്)- നാവിലെത്തിയാൽ വായിൽ മുഴുവൻ വ്യാപിച്ച്

ജലസ്രാവത്തെ ഉണ്ടാക്കുകയും കവിൾ, കണ്ഠം ഇവിടങ്ങളിൽ നേരിയ ചൂടിനെ ഉണ്ടാക്കുകയും ചെയ്യുന്നു.

കയ്പുരസം - വായിലുള്ള വഴുവഴുപ്പിനെ കളയുകയും നാവിനെ സ്തംഭിപ്പിച്ച് മറ്റു രസങ്ങളെയും അറിയാനുള്ള കഴിവിനെ കുറയ്ക്കുകയും ചെയ്യും.

എരിവ് (കടു) എന്ന രസം - നാവിൽ തട്ടിയാൽ എന്തോ അരിച്ചു നടക്കുന്നതുപോലെ തോന്നിക്കുകയും കഠിനമായ ഉദ്വേഗത്തെ (ഉപദ്രവം) ഉണ്ടാക്കുകയും ചെയ്യും. വായിൽനിന്നും മൂക്കിൽ നിന്നും കണ്ണിൽനിന്നും വെള്ളം വരും. കവിളിന്നുൾഭാഗം വേവുന്നതുപോലെ തോന്നും.

ചവർപ്പ് (കഷായം) രസം - നാവ് മരവിപ്പിക്കും. കണ്ഠനാളത്തിന്ന് (തൊണ്ട) തടവു വരുത്തും.

അടുത്തതായി അവയുടെ കർമ്മങ്ങളെപ്പറ്റി വിവരിക്കുന്നു.

മധുരരസം - അത് ജനനം മുതൽ ശീലിച്ച് സാത്മ്യമാകയാൽ (യോജിച്ചത്) സപ്തധാതുക്കൾക്കും ശക്തിയേയും പുഷ്ടിയേയും ഉണ്ടാക്കുന്നു. ബാലന്മാർക്കും വൃദ്ധന്മാർക്കും ക്ഷതം (ചതവ്) ബാധിച്ചവർക്കും ക്ഷീണിതർക്കും വളരെ ഹിതമായിത്തീരുന്നു. രക്തപ്രസാദം ഉണ്ടാക്കുകയും തലമുടി, മുലപ്പാൽ, ആയുസ്സ് ഇവ വർദ്ധിപ്പിക്കുകയും ചെയ്യും. ഓജസ്സ്, ദേഹപുഷ്ടി, ഇന്ദ്രിയബലം ഇവയുണ്ടാകും. ഒച്ചയടപ്പ്, നീർദോഷം, മുതലായവ ശമിപ്പിക്കുന്നു. വ്രണങ്ങളെ ഉണക്കുന്നു. മധുരരസം ഗുരുത്വമുള്ളതും സ്നിഗ്ദ്ധസ്വഭാവമുള്ളതുമാകുന്നു. വ്യാധികൊണ്ട് ക്ഷീണിച്ച് കൃശരായി അരുചിയോടുകൂടിയവർക്ക് രുചി വർദ്ധിപ്പിച്ച് അവരെ പുഷ്ടിപ്പെടുത്തുന്നു. അങ്ങനെയുള്ളവർക്ക് മധുരരസം ജീവനം തന്നെയാകുന്നു. പിത്തം, വാതം, വിഷം ഇവയെ ശമിപ്പിക്കുന്നതാകുന്നു. മധുരരസം അമിതമായി ഉപയോഗിച്ചാൽ സ്ഥൗല്യം, അഗ്നിമാന്ദ്യം, സന്ന്യാസം എന്ന രോഗം, പ്രമേഹം കണ്ഠമാല, മേദോവൃദ്ധികൊണ്ടും കഫവൃദ്ധികൊണ്ടും ഉണ്ടാകുന്ന അർബ്ബുദം മുതലായ വ്യാധികൾക്ക് കാരണമാകും.

അമ്ലരസം (പുളി) - അഗ്നി ദീപ്തിയെ (ദഹനശക്തി) ഉണ്ടാക്കും. സ്നിഗ്ദ്ധവും (മെഴുക്കുരസമുള്ളത്) ഹൃദയപ്രീതികരവുമാണ്. ദഹിക്കാതെ കിടക്കുന്ന ഭക്ഷണ പദാർത്ഥങ്ങളെ പചിപ്പിക്കുന്നതും രുചിയെ ഉണ്ടാക്കുന്നതുമാണ്. ഉഷ്ണവീര്യവും തൊട്ടാൽ തണുപ്പുള്ളതുമാണ്. പ്രീതി (തൃപ്തി) യുണ്ടാക്കുന്നതും അധിമാംസം, കുരു മുതലായവയെ ഭേദിക്കുന്നതും ലഘുത്വത്തോടുകൂടിയതുമാകുന്നു. കഫപിത്തങ്ങളെയും രക്തത്തേയും വർദ്ധിപ്പിക്കുന്നതുമാകുന്നു. മൂഢവാതത്തെ (വായുവികാരം) അനുലോമമാക്കുന്നതുമാകുന്നു. പുളിരസത്തിന്റെ അമിതമായ ഉപയോഗം ശരീരത്തിന്റെ കെട്ടുറപ്പ് കുറയ്ക്കും. അതുപോലെ തിമിര വ്യാധിക്ക് കാരണമാകുകയും തലചുറ്റ്, ചൊറി, പാണ്ഡുരോഗം, വിസർപ്പം, നീര്, ചെറിയ കുരുക്കൾ വെള്ളം ദാഹം, പനി ഇവയുണ്ടാക്കുകയും ചെയ്യുന്നു.

ലവണരസം (ഉപ്പ്) - സ്തംഭനം, കല്ലപ്പ്, കെട്ടുപിണച്ചിൽ ഇവയി

ല്ലാതാക്കും. ജഠരാഗ്നിയെ (ദഹനം) ദീപ്തമാക്കും. സ്നിഗ്ദ്ധതയെയും വിയർപ്പിനെയും ഉണ്ടാക്കും. തീക്ഷ്ണമായിരിക്കും രുചിയുണ്ടാകും. ദുർമ്മാംസത്തെ വിലയിപ്പിക്കുകയോ ഛേദിക്കുകയോ ചെയ്യും. ഗ്രന്ഥി (മുഴ) മുതലായവ ചുരുക്കാനോ പൊട്ടാനോ സഹായിക്കും. ലവണരസത്തിന്റെ മിതമായ ഉപയോഗം രക്തവാതം, ഖലതി(കഷണ്ടി), പലിതം (നര), ജര (ചുക്കിച്ചുളിവുകൾ) വെള്ളം, ദാഹം, കുഷ്ഠവ്യാധി, വിസർപ്പം ഇവയെ ഉണ്ടാക്കും. വിഷത്തെ വർദ്ധിപ്പിക്കുകയും ശരീരബലത്തെ ക്ഷയിപ്പിക്കുകയും ചെയ്യും.

തിക്തരസം (കയ്പ്) സ്വഭാവം കൊണ്ട് ആദ്യം വായ്ക്ക് അരുചിയുണ്ടാക്കുമെങ്കിലും അരുചി എന്ന രോഗത്തെ ശമിപ്പിച്ച് രുചി വർദ്ധിപ്പിക്കും കൃമിരോഗം, വെള്ളം ദാഹം, വിഷം, കുഷ്ഠം, മൂർച്ഛ (മോഹാലസ്യം) പനി ത്രിദോഷങ്ങളുടെ സ്ഥാനചലനം, ഉഷ്ണം, പിത്തകോപം, ഇവയെ ശമിപ്പിക്കും. നുലവ്, മേദസ്സ് വസാ, മജ്ജ, മലം, മൂത്രം ഇവയെ കുറയ്ക്കും. ലഘുവും മേധാകരവും ശീതസ്വഭാവത്തോടു കൂടിയതും രൂക്ഷ (അസ്നിഗ്ദ്ധതയില്ലാത്തത്) വുമാകുന്നു. മുലപ്പാലിനെയും കണ്ഠത്തെയും ശുദ്ധിവരുത്തുന്നതുമാകുന്നു. കയ്പ്പുരസത്തിന്റെ അമിതോപയോഗം കൊണ്ട് ധാതുക്ഷയവും വാതവ്യാധികളും ഉണ്ടാകുമെന്നും അറിയണം.

എരിവ് (കടുരസം) കണ്ഠരോഗങ്ങൾ ഉദർദ്ദം (മുണ്ടിവീക്കം) കുഷ്ഠരോഗം, അലസകൻ എന്ന ഉദരവ്യാധി, വീക്കം (നീര്) ഇവയെ ശമിപ്പിക്കും. വ്രണങ്ങളെ വർദ്ധിപ്പിക്കും. സ്നിഗ്ദ്ധതയെയും മേദസ്സിനെയും ശോഷിപ്പിക്കും. ദഹനശക്തി, രുചി എന്നിവ വർദ്ധിപ്പിക്കും. കഴിച്ച ആഹാരത്തെ ശോഷിപ്പിക്കുകയും വേണ്ടപോലെ പചിപ്പിക്കുകയും (പാകപ്പെടുത്തുക) ചെയ്യും. ആസ്യകണ്ഠകോഷ്ഠങ്ങൾക്ക് ശുദ്ധിവരുത്തും. കെട്ടിക്കിടക്കുന്ന തടവുകളെ തീർക്കും. ശരീരത്തിലുള്ള സ്രോതസ്സുകളെ വിടർത്തും. കഫത്തെ ശമിപ്പിക്കും. എരുവിന്റെ അമിതോപയോഗം വെള്ളം ദാഹമുണ്ടാക്കും. ശുക്ലക്ഷയം, ബലക്ഷയം, മൂർച്ഛ ഇവയുണ്ടാക്കും. വിറ വാതം. അരക്കെട്ട്- നടു ഇവിടങ്ങളിൽ വേദന എന്നിവ ഉണ്ടാക്കും.

ചവർപ്പുരസം (കഷായം)- പിത്തകഫങ്ങളെ ശമിപ്പിക്കും. ഗുരുത്വത്തോടുകൂടിയതും രക്തശുദ്ധിവരുത്തുന്നതുമാണ്. വീക്കം കുറക്കും. വ്രണങ്ങളെ ഉണക്കും. ശീതവീര്യവുമാണ്. നൂലവിനെയും മേദസ്സിനെയും ശോഷിപ്പിക്കും. ആമത്തെ (ദഹിക്കാതെ കിടക്കുന്നവ) സ്തംഭിപ്പിക്കും. മലബന്ധം ഉണ്ടാക്കും. രൂക്ഷമാണ്. തൊലിക്ക് അതിപ്രകാശത്തെ വരുത്തും. ചവർപ്പുരസത്തിന്റെ അമിതമായ ഉപയോഗം വയറിന് സ്തംഭനത്തേയും മേല്വയർ വീർപ്പിനെയും ഹൃദയവേദനയെയും ഉണ്ടാക്കും. മലബന്ധം, വെള്ളദാഹം, ശരീരശോഷം, പൗരുഷനാശം, സ്രോതോരോധം എന്നിവയെയും ഉണ്ടാക്കും.

നെയ്യ്, സ്വർണ്ണം, ശർക്കര, മലയു, വാഴയ്ക്ക, പനന്തേങ്ങ, ചിറ്റീന്തിൻകായ, ശതാവരി, കാകോളി, ചക്ക, പഴമൂൺ, പാലപ്പഴം മൂന്നുവിധം

കുറുന്തോട്ടികൾ, മേദ, മഹാമേദ, കാട്ടുഴുന്ന്, കാട്ടുപയറ്, ഓരില, മൂവില, അടപതിയൻ കിഴങ്ങ്, കരിമുതക്കിൻ കിഴങ്ങ്, ശ്രാവണി, മഹാശ്രാവണി, കൂവ്വനൂറ്, നാൽപ്പാമരം, കുമിഴിൻ പഴം, പൂവ്വാങ്കുറുന്തൽ, മുയൽചെവി, പാൽ, കരിമ്പ്, ഞെരിഞ്ഞിൽ, തേൻ, മുന്തിരിപ്പഴം എന്നിവയെ മധുരഗണമെന്നോ മധുരവർഗ്ഗമെന്നോ പറഞ്ഞുവരുന്നു.

നെല്ലിക്ക, വാളൻപുളി, ഞെരിഞ്ഞാമ്പുളി, പിണമ്പുളി, താളിമാതാളപ്പഴം, വെള്ളി, മോര്, ചുത്തപ്പുളി (ഇതുണ്ടാക്കുന്നതാണ്) ചെറുനാരങ്ങ, തൈര്, മാങ്ങ, അമ്പഴങ്ങ, വടുകപ്പുള്ളി, നാരങ്ങ ഇവ അമ്ലവർഗ്ഗമാകുന്നു.

ഇന്തുപ്പ്, തുവർച്ചിലയുപ്പ്, കാരുപ്പ്, വിളയുപ്പ്, മരക്കലയുപ്പ്, ഉവരുപ്പ്, മൈരുപ്പ്, പൊടിയുപ്പ്, ഈയം എന്ന ലോഹം ഇവയും ക്ഷാരങ്ങളും (തുവർച്ചിലക്കാരം, ചവർക്കാരം തുടങ്ങിയവ) ലവണ വർഗ്ഗത്തിൽപ്പെട്ടതാകുന്നു.

പടോലം, ബ്രഹ്മി, ഇരുവേലി, രാമച്ചം, ചന്ദനം, പുത്തിരിച്ചുണ്ട, വേപ്പ്, കടുകുരോഹിണി, തകരം, അകിൽ, കുടകപ്പാല, ഉങ്ങ്, മഞ്ഞൾ, മരമഞ്ഞൾ, മുത്തങ്ങ, പെരുങ്കുരുമ്പ, ആടലോടകം, പാടക്കിഴങ്ങ്, കടലാടി, വെള്ളോട് (ലോഹം) ഇരുമ്പ് (ലോഹം) ചിറ്റമൃത്, കൊടുത്തുവ, വലിയ പഞ്ചമൂലം, (കുമിഴ്, കുളകം, പൂപ്പാതിരി, പലകപ്പയ്യാന, മുഞ്ഞ ഇവയുടെ വേര്), ചെറുവഴുതിന, വെൾവഴുതിന, കാട്ടുവെള്ളരി, അതിവിടയം, വയമ്പ് എന്നിവ തിക്തഗണമാകുന്നു.

കായം, മുളക്, വിഴാലരി, കാട്ടുതിപ്പലി, കാട്ടുമുളക്, കൊടുവേലിക്കിഴങ്ങ്, തിപ്പലി, ചുക്ക്, കഞ്ജകം (തുളസി വർഗ്ഗം) തുടങ്ങിയ പച്ചമരുന്നുകളും പിത്തം, മൂത്രം, ചേരിൻകുരു എന്നിവയും കടുക ഗണത്തിൽപ്പെടുന്നു.

കടുക്ക, താന്നിക്ക, വാക, കരിഞ്ഞാലി, തേൻ, കടമ്പ്, അത്തി, മുത്ത് പവിഴം, അഞ്ജനക്കല്ല്, കാവിമണ്ണ്, ഇളയ വ്ളാങ്കങ്ങായ, ഇളയ ഈത്തക്കായ, താമരവളയം, താമരപ്പൂവ്, ചെങ്ങഴിനീർക്കിഴങ്ങ് എന്നിവ കഷായ ഗണമാകുന്നു.

മധുരദ്രവ്യങ്ങളിൽ ഒരുകൊല്ലം പഴകിയ ശാരിനെല്ല്, അതുപോലെ പഴകിയ യവധാന്യം. ചെറുപയർ, ഗോതമ്പ്, തേൻ, പഞ്ചസാര, ജാംഗല പ്രദേശത്തുള്ള മൃഗങ്ങളുടെ മാംസം എന്നിവ ഒഴിച്ചുള്ള എല്ലാ മധുര ദ്രവ്യങ്ങളും പ്രായേണ കഫത്തെ വർദ്ധിപ്പിക്കുന്നതാകുന്നു.

അതുപോലെ താളിമാതളവും നെല്ലിക്കയും ഒഴികെ എല്ലാ അമ്ലദ്രവ്യങ്ങളും പിത്തത്തെ വർദ്ധിപ്പിക്കുന്നതാകുന്നു.

ചിറ്റമൃതും പടോലവും ഒഴികെ എല്ലാ തിക്തദ്രവ്യങ്ങളും ചുക്ക്, തിപ്പലി, വെള്ളുള്ളി ഇവയൊഴികെയുള്ള എല്ലാ കടുകദ്രവ്യങ്ങളും (എരിവർഗ്ഗം) ശുക്ലത്തെ ക്ഷയിപ്പിക്കുകയും വാതത്തെ കോപിപ്പിക്കുകയും ചെയ്യുന്നവയാകുന്നു.

ചവർപ്പുരസം (കഷായം) സാമാന്യേന കടുക്കയൊഴികെ എല്ലാം

തന്നെ ശീതവീര്യവും സ്തംഭനവുമാകുന്നു.

രസങ്ങളിൽ എരിവ്, പുളി, ഉപ്പ് എന്നിവ ഉത്തരോത്തരം ഉഷ്ണവീര്യങ്ങളാണ്. കയ്പ്, ചവർപ്പ്, മധുരം എന്നിവ ഉത്തരോത്തരം ശീതവീര്യങ്ങളാണ്. കയ്പും എരുവും ചവർപ്പും അതേക്രമത്തിൽത്തന്നെ രൂക്ഷവും മലബന്ധം ഉണ്ടാക്കുന്നവയുമാണ്. ഉപ്പും പുളിയും മധുരവും ക്രമത്തിൽ മലമൂത്രവായുക്കളുടെ പ്രവർത്തകങ്ങളും സ്നിഗ്ദ്ധവുമാണ്. ഉപ്പിനേക്കാൾ ചവർപ്പും അവയേക്കാൾ മധുരവും ഗുരുത്വം കൂടുന്നവയാണ്. പുളിരസം ലഘുവാണ്. അതിലും ലഘുവാണ് കയ്പ്.

ഇപ്രകാരമുള്ള ആറുരസങ്ങളുടെ യോഗങ്ങളിൽ (ചേർച്ച) രണ്ടുകൂടി, മൂന്നുകൂടി, നാലുകൂടി, അഞ്ചുകൂടി എന്നീ വിധത്തിലുള്ള ചേർച്ചകൾ വെവ്വേറെ കൂട്ടിയാൽ അറുപത്തിമൂന്ന് വിധം വരുന്നതാണ്.

അത് മുഴുവൻ വേർതിരിച്ച് ഇവിടെ അവതരിപ്പിക്കാൻ ഉദ്ദേശ്യമില്ലെങ്കിലും സമ്പ്രദായമറിയാൻ അല്പം പറയാം. മധുരാമ്ലം, മധുരലവണം,. മധുരതിക്തം, മധുരകടുകം, മധുരകഷായം ഇങ്ങനെ അഞ്ച്. അമ്ലലവണം, അമ്ലതിക്തം, അമ്ലകടുകം, അമ്ലകഷായം ഇങ്ങനെ നാല്, ലവണതിക്തം, ലവണകടുകം, ലവണകഷായം ഇത് മൂന്ന്. തിക്തകടുകം, തിക്തകഷായം ഇത് രണ്ട്. കടുകകഷായം ഇത് ഒന്ന്. ഈ വിധത്തിൽ രണ്ടായും മൂന്നായും നാലായും അഞ്ചായും തമ്മിൽത്തമ്മിൽ ചേർത്താലാണ് അറുപതിത്തിമൂന്നുവിധം ഉണ്ടാകുന്നത്.

അവയെത്തന്നെ രസവും അനുരസവും വേർതിരിച്ച് ചിന്തിച്ചാൽ കണക്കാക്കാൻ കഴിയാത്ത അവസ്ഥവരെ വരുന്നതാകുന്നു. ഇതോടുകൂടി ഈ പ്രകരണം ഇവിടെ അവസാനിപ്പിക്കുകയാണ്. അടുത്ത അദ്ധ്യായത്തിൽ ദോഷങ്ങൾ ധാതുക്കൾ, മലങ്ങൾ എന്നിവയെപ്പറ്റിയുള്ള അറിവിനെ വിവരിക്കാനാണ് ആചാര്യൻ ഒരുങ്ങുന്നത്.

# പതിനൊന്ന്

ശരീരത്തിന്റെ ഉല്പത്തിക്കും വൃദ്ധിക്കും നിലനില്പിനും എപ്പോഴും മൂലകാരണമായിരിക്കുന്നത് അവികൃതമായ ത്രിദോഷങ്ങളും സപ്തധാതുക്കളും മൂത്രപുരീഷസ്വേദാദികളായ മലങ്ങളും തന്നെയാണ്. വാസ്തവത്തിൽ അവയാണ് ശരീരത്തെ നിലനിർത്തുന്നത് എന്ന് താല്പര്യം. അവയിൽ ഓരോന്നിനെക്കുറിച്ചുമുള്ള സമാവസ്ഥയെക്കുറിച്ച് ആദ്യമായി ചിന്തിക്കുന്നു.

ത്രിദോഷങ്ങളിൽ 'വായുഃ പിത്തം കഫശ്ചേതി" എന്നു പറയുമ്പോൾ പ്രഥമസ്ഥാനീയനായ വായു (വാതം) വിനെക്കുറിച്ച് പറയുന്നു. സമാവസ്ഥയിലിരിക്കുന്ന വാതം-ഉത്സാഹം, ശ്വാസത്തിന്റെ അന്തർബ്ബഹിർഗ്ഗമനങ്ങൾ, കൈകാൽ മുതലായ എല്ലാ അംഗപ്രത്യംഗങ്ങളുടെയും ചേഷ്ട (ചലനം) കൾ, മലമൂത്രാദി വേഗങ്ങളെ യഥാക്രമം പ്രവർത്തിപ്പിക്കൽ, ധാതുക്കളുടെ വേണ്ടവിധത്തിലുള്ള പ്രവർത്തനങ്ങൾ, പഞ്ചേന്ദ്രിയങ്ങളെയും മനസ്സിനെയും അതാതുകാര്യങ്ങൾക്ക് സമർത്ഥങ്ങളാക്കൽ, എന്നിവയെച്ചെയ്തുകൊണ്ട് ശരീരത്തെ മുഴുവനായും അനുഗ്രഹിച്ചുകൊണ്ടിരിക്കുന്നു.

രണ്ടാമത്തേതായ പിത്തം സമാവസ്ഥയിലായിരിക്കുമ്പോൾ ദഹനപ്രക്രിയ വേണ്ടവിധത്തിലാക്കിയും ശരീരത്തിലെ ഊഷ്മാവിനെ ഉണ്ടാക്കി നിലനിർത്തിക്കൊണ്ടും കണ്ണുകൾക്ക് രൂപദർശനത്തിനുവേണ്ട ശക്തി കൊടുത്തുകൊണ്ടും വിശപ്പ്-വെള്ളം, ദാഹം, രുചി - കാന്തി മേധാശക്തി ശൗര്യം-ശരീരമാർദ്ദവം ഇവയെ ഉണ്ടാക്കിക്കൊണ്ടും ശരീരത്തെ അനുഗ്രഹിക്കുന്നു.

അപ്രകാരം തന്നെയിരിക്കുന്ന ത്രിദോഷങ്ങളിൽ മൂന്നാമത്തെതായ കഫം ശരീരത്തിന് സ്ഥൈര്യത്തെയും സ്നിഗ്ദ്ധതയെയും സന്ധിബന്ധ

ങ്ങൾക്ക് കഴിവിനെയും (ഉറപ്പ്) ഉണ്ടാക്കുകയും ക്ഷമ തുടങ്ങിയ മനോഗുണങ്ങളെ തന്ന് അനുഗ്രഹിക്കുകയും ചെയ്യുന്നു.

ദോഷങ്ങൾക്കുശേഷം ധാതുക്കളുടെ സമാവസ്ഥയിൽ ചെയ്യുന്ന ഉത്തമമായ കർമ്മങ്ങളെക്കുറിച്ചാണ് പറയുന്നത്.

(1) രസധാതു - അത് ശരീരത്തെ പ്രീതി (തൃപ്തി)പ്പെടുത്തുന്നു.
(2) രക്തധാതു - അത് ശരീരത്തിന് ഓജസ്സിനെ ഉണ്ടാക്കുന്നു.
(3) മാംസം - അസ്ഥികൾക്ക് ചുറ്റും പറ്റിയിരുന്ന് രക്ഷചെയ്യുന്നു
(4) മേദസ്സ് - നേത്രാദീന്ദ്രിയങ്ങളിലും മറ്റ് പ്രദേശങ്ങളിലും സ്നിഗ്ദ്ധതയുണ്ടാക്കുന്നു.
(5) അസ്ഥി - അതാണ് ശരീരത്തെ ഊർദ്ധ്വായതമായി നിർത്തുന്നത്.
(6) മജ്ജ - ശരീരത്തിലെയും എല്ലുകളിലെയും സുഷിരങ്ങൾ നിറച്ചു നില്ക്കുന്നു.
(7) ശുക്ലം - ഗർഭോല്പാദനമാണ് ശുക്ലധാതുവിന്റെ ശ്രേഷ്ഠമായ കർമ്മം.

ഇപ്രകാരം സമങ്ങളായ (വിഷമങ്ങളല്ലാത്ത) ധാതുക്കൾ അതാതിന്റെ കർമ്മങ്ങളെക്കൊണ്ട് ശരീരത്തെ അനുഗ്രഹിക്കുന്നു.

പിന്നീട് മലങ്ങളുടെ കർമ്മത്തെപ്പറ്റി പറയുന്നു. അന്നത്തിന്റെ കിട്ടാംശമായ മലം (പുരീഷം) ശരീരത്തെ താങ്ങിനിർത്തുന്നു. പരിണാമസ്വഭാവിയും സപ്തധാതുമയവുമായ ശരീരത്തിൽ ഉണ്ടാവുന്ന നുലവുകളെ സമാഹരിച്ച് മൂത്രം പുറത്തുകളയുന്നു. കേശരോമാദികളെ ധരിച്ചുകൊണ്ടിരിക്കുക എന്നതാണ് സ്വേദത്തിന്റെ കർമ്മം.

വാതം വൃദ്ധമാകുമ്പോൾ ശരീരത്തിന് മെലിച്ചിലിനെയും കരുവാളിപ്പിനെയും ഉണ്ടാക്കുന്നു. ചൂടുള്ളതിൽ താല്പര്യമുണ്ടാക്കുന്നു. വിറയൽ, മേൽവയർ വീർപ്പ്, മലബന്ധം ഇവയെ ഉണ്ടാക്കുന്നു. ശരീരബലം, ഇന്ദ്രിയബലം ഇവ കുറയ്ക്കുന്നു. ആവലാതിയും ചുഴൽച്ചയും, ദീനഭാവവും ഉണ്ടാക്കുന്നു. പിത്തം വൃദ്ധമാകുമ്പോൾ മലത്തിനും മൂത്രത്തിനും കണ്ണിനും ത്വക്കിനും (തൊലി) മഞ്ഞപ്പ് വരുത്തുന്നു. അധികമായ വിശപ്പും ദാഹവും ഉണ്ടാക്കുകയും ഉറക്കം കുറയ്ക്കുകയും ചെയ്യുന്നു.

കഫം വൃദ്ധമാവുമ്പോൾ- അഗ്നിമാന്ദ്യം, വായിൽ വെള്ളം വരൽ, അലസത, ശരീരത്തിന് ഘനം, വിളർപ്പ്, തണുപ്പ്, സന്ധികൾക്ക് ഉറപ്പില്ലായ്മ, ചുമ, ശ്വാസം മുട്ടൽ, അതിനിദ്ര എന്നിവ ഉണ്ടാക്കും.

രസധാതു അധികമായാലും കഫം വർദ്ധിച്ചാലുള്ള ഉപദ്രവങ്ങളുണ്ടാക്കും. രക്ത വൃദ്ധിയിൽ പ്ലീഹാ രോഗം, വിസർപ്പമെന്ന ത്വക്ക് രോഗം, വിദ്രധി (കുരു), കുഷ്ഠരോഗം, വാതരക്തം, രക്തപിത്തം (വ്യാധി), ഗുന്മരോഗം, ഉപകുശമെന്ന ദന്തരോഗം, കാമില (മഞ്ഞപ്പിത്തം),കരിമുഖം, അഗ്നിമാന്ദ്യം, മനശ്ശക്തിക്കുറവ്, തൊലി - കണ്ണ് - മൂത്രം ഇവയ്ക്ക് ചുവപ്പ് എന്നിവ ഉണ്ടാക്കും.

മാംസവൃദ്ധിയിൽ - ഗളഗണ്ഡമെന്ന രോഗം, കണ്ഠമാല, അർബ്ബുദം, മുഴകൾ, കവിൾ - തുട- വയറ് ഇവ വലുതാകുക. തൊണ്ട മുതലായ

ഭാഗങ്ങളിൽ അധിമാംസം ഉണ്ടാകുവാനുള്ള സാദ്ധ്യത എന്നിവയ്ക്കു കാരണമാകും.

മോദോവൃദ്ധിയിലും ഏറക്കുറെ മേൽ പറഞ്ഞപോലുള്ളവ തന്നെ. വിശേഷിച്ച് ചെറിയ പ്രയത്നം ചെയ്താലും കിതയ്ക്കുക. ആസനം - മുല - വയറ് എന്നിവ തടിച്ച് തൂങ്ങുക. അസ്ഥി വർദ്ധിച്ചാൽ എല്ലുകൾ അധികരിക്കുക, പല്ലുകൾ അധികമാകുക എന്നിവയുണ്ടാകും.

മജ്ജ വർദ്ധിച്ചാൽ - കണ്ണും ദേഹവും ചീർക്കുക, സന്ധികളിൽ ആഴത്തിലും കൃച്ഛ്രസാദ്ധ്യവുമായ വ്രണങ്ങളും പൊളുകനും ഉണ്ടാവുക എന്നിവ ഉണ്ടാകും. ശുക്ലം വർദ്ധിച്ചാൽ സ്ത്രീകളിൽ അത്യാസക്തിയും ശുക്ലാശ്മരിയും ഉണ്ടാകും.

മലം (ശകൃത്ത്) വൃദ്ധമായാൽ - വയറ് ഇരക്കലും പൊട്ടലും മേൽവയർവീർപ്പും, വയറിന് വേദനയും ഉണ്ടാകും.

മൂത്രം വൃദ്ധമായാൽ വസ്തി പ്രദേശത്ത് (മൂത്രസഞ്ചിയുടെ ഭാഗം) കുത്തിനോവും, മൂത്രം ധാരാളം പോയാലും കഴിഞ്ഞു എന്ന് തോന്നായ്കയും ഉണ്ടാകും.

വിയർപ്പിന് കാരണമായ പിത്താംശം വർദ്ധിച്ചാൽ വിയർപ്പേറും അതിന് ദുർഗ്ഗന്ധമുണ്ടാകും. ചെവി മുതലായ ഇന്ദ്രിയദ്വാരങ്ങളിലെ മലം വർദ്ധിച്ചാൽ അതാതവയവങ്ങളുടെ സ്ഥാനത്തിന്റെ അവസ്ഥപോലെ അവയുടെ ഉപദ്രവം ഉണ്ടാകും.

വാതം ക്ഷയിച്ചാൽ - ദേഹം തളരും, സംസാരം, പ്രവൃത്തി ഇവ കുറയും. സംജ്ഞപോലും നശിക്കും. അതിനുപുറമേ കഫവൃദ്ധിയിൽ പറയുന്ന എല്ലാ രോഗങ്ങളും ഉണ്ടാകും.

പിത്തം ക്ഷയിച്ചാൽ അഗ്നിമാന്ദ്യം തണുപ്പ്, പ്രഭാഹാനി എന്നിവയുണ്ടാകും.

കഫക്ഷയത്തിങ്കൽ - തലചുറ്റൽ, കഫസ്ഥാനങ്ങൾ ശൂന്യമാകുക, ഹൃദയം ദ്രവിക്കുന്നതുപോലെ തോന്നുക, സന്ധിബന്ധങ്ങൾ അയയുക എന്നിവയുണ്ടാകും.

സപ്ത ധാതുക്കളുടെ ക്ഷയത്തിൽ ഉണ്ടാകുന്ന വികാരങ്ങൾ

രസധാതുക്ഷയത്തിൽ ദേഹത്തിന് രൂക്ഷത, തലചുറ്റൽ, ശരീരദോഷം, തളർച്ച, ശബ്ദം കേൾക്കാൻ അനിഷ്ടം ഇവയുണ്ടാകും.

രക്തം ക്ഷയിച്ചാൽ പുളിരസത്തിനും തണുപ്പിനും ഇഷ്ടം, ഞരമ്പുകൾ ശിഥിലങ്ങളാകൽ, ശരീരത്തിന് രൂക്ഷത എന്നിവ ഉണ്ടാകും.

മാംസക്ഷയത്തിൽ അവയവങ്ങൾ തളരുക, കവിളും, ആസനവും മെലിയുക, സന്ധികളിൽ വേദന എന്നിവയുണ്ടാകും.

മേദക്ഷയത്തിൽ അരക്കെട്ട് തരിപ്പ്, പ്ലീഹ വലുതാകുക, ശരീരം ശോഷിക്കുക എന്നിവയുണ്ടാകും.

അസ്ഥിക്ഷയത്തിൽ എല്ലുകളിൽ നോവ്, എല്ല്, പല്ല്, നഖം മുതലായവയ്ക്ക് പൊഴിച്ചിൽ ഇവയുണ്ടാകും.

മജ്ജ ക്ഷയിച്ചാൽ എല്ലുകളിൽ തുളവീഴുക. തലചുറ്റൽ, കണ്ണിരുട്ട

ടയ്ക്കൽ എന്നിവയുണ്ടാകും.

ശുക്ലക്ഷയത്തിൽ. ശുക്ലസ്രാവത്തിന് താമസമോ ശുക്ലത്തിനുപകരം രക്തം വരുകയോ ചെയ്യും വൃഷണങ്ങളിൽ കുത്തിനോവ്, ലിംഗം പുക യുന്നതുപോലെ തോന്നുക എന്നിവയുണ്ടാകും.

അന്നത്തിന്റെ കിട്ടമായ മലം ക്ഷീണമായാൽ കുടിലിൽ വായു കോപിച്ച് ശബ്ദത്തോടുകൂടി ചുറ്റുന്നതുപോലെ തോന്നും. വയറിനെ മുഴു വനും കീഴ്മേൽ മറിക്കും. മാത്രമല്ല വായുവിന്റെ ഗതി മേലോട്ടാക്കും. അപാനവായു സ്തംഭിക്കുമ്പോൾ ഉണ്ടാകുന്ന വികാരങ്ങളാണിവ. അതു കാരണം ഹൃദയത്തിനും പാർശ്വഭാഗങ്ങൾക്കും വേദനയുണ്ടാവും. ഇത്രയും ക്ഷീണപുരീഷനായാലുണ്ടാവുന്ന ഉപദ്രവങ്ങളാണ്.

മലങ്ങളിലെ രണ്ടാമത്തേതായ മൂത്രം ക്ഷീണമായാൽ മൂത്രം കുറയും. ശംഖിന്റെയോ ഗോരോചനത്തിന്റെയോ നിറത്തിലുള്ള മൂത്ര മാവും. ചിലപ്പോൾ രക്തത്തിന്റെ കലർപ്പും ഉണ്ടാകും.

ശരീരത്തിലെ മലങ്ങളിൽ മൂന്നാമത്തേതായ സ്വേദം ക്ഷീണമായാൽ, അതായത് വിയർപ്പ് കുറഞ്ഞാൽ രോമം കൊഴിയും. രോമങ്ങൾക്ക് വളർച്ച യില്ലാതെ സ്തംഭിച്ച് നില്ക്കും. എഴുന്ന് നില്ക്കുന്നതുപോലെ വരും. ഇത്ര യുമാണ് പ്രത്യേകം പറയുവാനുള്ളവ. അതിസൂക്ഷ്മമായ മലങ്ങളുടെ യഥാർത്ഥ സ്ഥിതി മനസ്സിലാക്കാൻ വിഷമമാണ്. ചുരുക്കത്തിൽ ഏതേതു മലങ്ങൾക്കാണ് ക്ഷയം വന്നതെങ്കിൽ അതാതു മലായനങ്ങളെ ശോഷി പ്പിക്കുകയോ കുത്തിനോവുണ്ടാക്കുകയോ ശൂന്യത്വം തോന്നുകയോ, ലഘുവാകുകയോ ഉണ്ടാവുമെന്ന് അറിയണം.

അനന്തരം എല്ലാത്തിന്റെയും പൊതുസ്വഭാവം കൂടി വിവരിക്കുന്നു ണ്ട്. അതായത് ത്രിദോഷങ്ങൾ, സപ്തധാതുക്കൾ, മലങ്ങൾ, മുതലായ വയുടെ വൃദ്ധിക്ഷയങ്ങളെ വേണ്ടവിധത്തിൽ അറിയേണ്ടതാണ്. വേണ്ട വിധമെന്നതിന് ത്രിദോഷങ്ങൾക്ക് അതിന്റെ വിപരീതഗുണങ്ങളുടെ വൃദ്ധി ക്ഷയങ്ങളിൽനിന്ന് മനസ്സിലാക്കണം. എന്നാൽ അതിൽ മലങ്ങളുടെ സ്ഥിതിയിൽ മലത്തിന് തടസ്സം നേരിട്ടാൽ വൃദ്ധിയും അതിപ്രവൃത്തി കൊണ്ട് ക്ഷയവും വരുമെന്നും അറിയണം. അതായത് വായുവിന്റെ ഗുണ ങ്ങൾ രൂക്ഷാദികളാണല്ലോ. അതിന്റെ വിപരീതഗുണങ്ങളായ സ്നിഗ്ദ്ധാ ദിഗുണങ്ങൾ ക്ഷയിച്ചു കണ്ടാൽ വാതം കോപിക്കും. അതുപോലെ മറ്റു ദോഷങ്ങൾക്കും സംഭവിക്കും. അവയുടെ വൃദ്ധിയിൽ വാതവും ക്ഷയ പ്രായമാവും. ഈ ന്യായം എല്ലാത്തരത്തിലും ഒരുപോലെയാണ്. ദോഷ ങ്ങളിലും ധാതുക്കളിലും മലങ്ങളിലും എന്ന് താല്പര്യം.

മലങ്ങൾ സമാവസ്ഥയിൽ ശരീരത്തിന് അതായത് മലങ്ങളാണ് ശരീ രത്തെ സന്ധാനം ചെയ്യുന്നത് എന്നതിനാൽ മലങ്ങളുടെ വൃദ്ധിയും ക്ഷയവും ശരീരത്തിന് ദോഷം ചെയ്യുന്നതാണെങ്കിലും മലസാമ്യതഹേ തുവായി വൃദ്ധിയേക്കാൾ ആപത്ത് മലക്ഷയത്തിൽനിന്നാണ് സംഭവി ക്കുക.

വായുവിന്റെ സ്ഥാനം അസ്ഥിയും പിത്തത്തിന്റെ സ്ഥാനം സ്വേദ

രക്തങ്ങളും കഫത്തിന്റെ സ്ഥാനം മറ്റുധാതുക്കളും മലങ്ങളുമാണ്. അങ്ങനെ ഒരാശ്രയീഭാവമുള്ളതുകൊണ്ട് അതാതുദോഷങ്ങളുടെ വൃദ്ധി അതിന്റെ ആശ്രയിയെ ബാധിക്കും. അതുപോലെത്തന്നെ ക്ഷയവും ബാധിക്കുന്നതാണ്. എന്നാൽ ആദ്യം പറഞ്ഞ അസ്ഥിവായുക്കളുടേതിൽമാത്രം അങ്ങനെയല്ല. വായുവിന്റെ ക്ഷയം അസ്ഥിയെ വർദ്ധിപ്പിക്കുകയാണ് ചെയ്യുക. വായുവിന്റെ വൃദ്ധി അസ്ഥിയെ ക്ഷയിപ്പിക്കുകയും ചെയ്യും. സംതർപ്പണമാണ് വായു ക്ഷയിപ്പിക്കാൻ വേണ്ട ഉപക്രമം. അത് അസ്ഥിയെ വർദ്ധിപ്പിക്കുന്നതാണ്. അപതർപ്പണമാണ് വായുവൃദ്ധിക്ക് ചെയ്യേണ്ടത്. അത് അസ്ഥിയെ ക്ഷയിപ്പിക്കിക്കുകയും ചെയ്യും. ഈ വിപരീത സ്വഭാവമാണ് ഈ വ്യത്യാസത്തിന് കാരണമാവുന്നതെന്ന് മനസ്സിലാക്കണം. അതുകൊണ്ട് മേൽപ്പറഞ്ഞ വൃദ്ധിക്ഷയങ്ങളിൽ നിന്നുണ്ടായ ഉപദ്രവങ്ങളെ ഉടനെത്തന്നെ ലംഘനം കൊണ്ടും ബൃംഹണം കൊണ്ടും ശമിപ്പിക്കേണ്ടതാണ്. വായുവൊഴികെ രണ്ടുദോഷങ്ങളെയും ഇങ്ങനെ കണക്കാക്കണം. ഈ ന്യായം അസ്ഥിവായുക്കളിൽ മാത്രമാണ്. അസ്ഥിവിഷയമായ വിചാരത്തിലെ ഇതു ബാധകമാവുകയുള്ളൂ. മറ്റു ഭാഗങ്ങളിലെല്ലാം സാമാന്യമായ നിയമം തന്നെയാണ്.

മേൽവിവരിച്ചതിൽ ഒരു പ്രത്യേകതയുണ്ട്. ശരീരദോഷങ്ങളുടെ സ്ഥാനം ദോഷഭേദീയത്തിൽ വിവരിച്ചതുപോലെ തന്നെ. അതായത് നാഭിക്കുതാഴെ വാതത്തിനും നാഭിക്കുമീതെ ഹൃദയം വരെ പിത്തത്തിനും അതിനുമേൽഭാഗം കഫത്തിനും സ്ഥാനമാകുന്നു. അതേ ത്രിദോഷങ്ങൾത്തന്നെ ധാതുക്കളിൽ ഇരിക്കുന്നസ്ഥാനമാണ് മുകളിൽ പറഞ്ഞത്. അതിൽ വായു അസ്ഥിയിലാണിരിക്കുന്നത്. അതുകൊണ്ട് അസ്ഥിഗതമായ വികാരം വന്നാൽ ചികിത്സിക്കാൻ വിഷമമുണ്ടെന്ന് അറിയേണ്ടതാണ്. അതിനെ ഉദ്ദേശിച്ചാണ് ഈ വൈരുദ്ധ്യസ്വഭാവം മനസ്സിലാക്കേണ്ടത് എന്ന് താല്പര്യം. അതിന്റെ പ്രത്യേകതയാണ് “അസ്ഥിമാരുതയോർന്നൈവം” എന്നുപറയാൻ കാരണം.

രക്തവൃദ്ധികൊണ്ടുണ്ടായ രോഗങ്ങളിൽ രക്തമോക്ഷവും വിരേചനവും ചെയ്യേണ്ടതാണ്. മാംസവൃദ്ധിജനങ്ങളാണെങ്കിൽ ശസ്ത്രക്രിയ കൊണ്ടും ക്ഷാരകർമ്മംകൊണ്ടും അഗ്നികർമ്മംകൊണ്ടും ക്ഷയിപ്പിക്കേണ്ടതാണ്. മേദോവൃദ്ധിയിൽനിന്നോ ക്ഷയത്തിൽനിന്നോ ഉണ്ടായവയെ സ്ഥൗല്യചികിത്സകൊണ്ടോ കാർശ്യചികിത്സകൊണ്ടോ ശമിപ്പിക്കണം. മലവൃദ്ധിയിൽ വിരേചനമാണ് വേണ്ടത്. മലക്ഷയത്തിൽനിന്നുണ്ടായ ഉപദ്രവങ്ങൾക്ക് കുറിയാട്, കോലാട് എന്നിവയുടെ മദ്ധ്യഗതമാംസവും (അന്തരാധി) മങ്കട്ടപ്പയറ്, യവം, ഉഴുന്ന് മുതലായ ആഹാരങ്ങളെക്കൊണ്ടും ശമിപ്പിക്കേണ്ടതാണ്. മൂത്രവൃദ്ധിയിൽ പ്രമേഹ ചികിത്സയും മൂത്രക്ഷയത്തിൽ മൂത്രകൃച്ഛ്ര ചികിത്സയുമാണ് ചെയ്യേണ്ടത്. സ്വേദക്ഷയത്തിൽ വ്യായാമം, എണ്ണതേച്ച് വിയർപ്പിക്കൽ (സ്വേദം) മദ്യോപചാരം ഇവകൊണ്ട് ശമനം വരുത്തേണ്ടതാണ്.

ആമാശയത്തിന്റെയും പക്വാശയത്തിന്റെയും ഇടയിൽ സ്ഥിതി

ചെയ്യുന്ന ജഠരാഗ്നിയുടെ തളർച്ചയും വളർച്ചയും ധാതുക്കളെ വർദ്ധിപ്പിക്കാനും ക്ഷയിപ്പിക്കുവാനും കാരണമായിത്തീരും. കാരണം ആ ജഠരാഗ്നിയിലെത്തുന്ന അന്നരസമാണ് വായുപ്രേരിതമായി ധാതുക്കൾക്ക് കിട്ടുന്നത്. ജഠരാഗ്നി തളർന്നാൽ രസാദിധാതുക്കൾ വർദ്ധിക്കും. അതുപോലെ അധികമായാൽ ധാതുക്കൾക്ക് ക്ഷയവും സംഭവിക്കും. അന്നരസം വായുപ്രേരിതമായി ആദ്യം എത്തുന്നത് രസധാതുവിലാണല്ലോ. അതിന്റെ വൈകല്യം ക്രമേണ മറ്റെല്ലാ ധാതുക്കളെയും ബാധിക്കാതെ നിവർത്തിയുമില്ല. അതിന്റെ സൂചനയാണ് ആയുഷ്കാമീയത്തിൽ "കോഷ്ഠഃ ക്രൂരോമൃദുർമ്മദ്ധ്യാ മദ്ധ്യസ്യായത്തൈസ്സമൈരപി" എന്ന് ആചാര്യൻ പറഞ്ഞതിന്റെ വ്യംഗ്യമെന്ന് തോന്നുന്നു. സപ്തധാതുക്കളിൽ ആദ്യത്തെ ധാതുവിന്റെ സ്ഥിതിയനുസരിച്ച് ക്ഷയവൃദ്ധികൾ കണക്കാക്കണമെന്ന് താല്പര്യം. അന്നരസം മുതൽ ദോഷങ്ങൾ (വാതപിത്ത കഫങ്ങൾ) ദുഷിച്ചാൽ മറ്റു ധാതുക്കളെയും ക്രമത്തിൽ ദുഷിപ്പിക്കുക തന്നെ ചെയ്യും.

വിണ്മൂത്രങ്ങളായി മലങ്ങൾ കീഴ്പോട്ടു രണ്ടും, ശിരസ്സിൽ ഏഴും ദ്വാരങ്ങളാണ്. അവ മലായനങ്ങളാണ്. അതായത് മലസ്ഥാനങ്ങളെന്നർത്ഥം. അന്നരസത്തിൽ ത്രിദോഷങ്ങൾ ദൂഷിച്ചാൽ മേൽവിവരിച്ചവയേയും ദുഷിപ്പിച്ച് രോഗകാരണമായിത്തീരും. അവയെല്ലാം കൂടിയാൽ നവദ്വാരങ്ങളാവും, അവ ഗുദം, മൂത്രദ്വാരം, മുഖം (വായ), മൂക്കുകൾ, കണ്ണുകൾ, ചെവികൾ എന്നിവയാണ്. അതിനു പുറമേ, രോമകൂപങ്ങൾ സ്വേദവാഹനകർമ്മങ്ങൾ നിർവ്വഹിക്കുന്നുമുണ്ട്. എവിടെയെവിടെ ദോഷങ്ങൾ ദുഷിക്കുന്നുവോ അവിടെ അവിടെ അതിന്റേതായ ഉപദ്രവങ്ങളും വ്യാധിതന്നെയും ഉണ്ടാക്കുകയും ചെയ്യുന്നു കൂടാതെ ആദ്യത്തെ ധാതുവിന്റെ ധർമ്മം പിന്നത്തെ ധാതുവെ ബാധിക്കാതെയും നിവൃത്തിയില്ല. ആദ്യ ധാതുക്ഷയത്തിൽ പിന്നെത്തെ ധാതുവിന് ക്ഷയവും വൃദ്ധിയിൽ വൃദ്ധിയും ബാധിക്കുകയെന്നത് സാധാരണ ധർമ്മമാണ്.

രസധാതു മുതൽ ശുക്ലധാതുകൂടിയതാണല്ലോ. സപ്തധാതുക്കൾ ഇവയെല്ലാറ്റിന്റെയും കൂടിയ സാരാംശത്തെയാണ് ഓജസ്സ് എന്നു പറയുന്നത്. അതിന്റെ സ്ഥാനം ഹൃദയമാണ്. ഹൃദയത്തിലിരുന്ന് ശരീരസ്ഥിതിയെ നിയന്ത്രിച്ചുകൊണ്ടിരിക്കുന്നു. ആ ഓജസ്സ് നശിച്ചാൽ ശരീരം നശിക്കും അതുണ്ടെങ്കിൽ ശരീരം നിലനില്ക്കുകയും ശരീരത്തെ ആശ്രയിച്ചിരിക്കുന്ന ബുദ്ധ്യഹങ്കാരാദികളായ എല്ലാം തന്നെ ഓജസ്സിൽനിന്നുണ്ടാവുന്നതും ഓജസ്സ് തന്നെ നിയന്ത്രിച്ചുവരുന്നതുമാണ്. ശരീരത്തെ സംബന്ധിച്ച് ഇത്രയും മഹാകർമ്മങ്ങൾ നിവർത്തിക്കുന്ന ഓജസ്സിന് ക്ഷീണം സംഭവിക്കുന്നത് എന്തുകൊണ്ടെന്നു കൂടി അറിയേണ്ടതുണ്ട്. കോപം, വിശപ്പ്, അനുചിതാദ്ധ്വാനം, ദുഃഖം, തളർച്ച എന്നിവകൊണ്ട് ക്ഷയിക്കും. ഓജക്ഷയത്തിൽ അകാരണമായ ഭയം ഉണ്ടാകും. ബലഹാനിയുണ്ടാവും. തന്മൂലം മനോരാജ്യത്തോടു കൂടിയവനായി ഭവിക്കും, ഇന്ദ്രിയബലം കുറയും, കാന്തി നഷ്ടപ്പെടും, മനസ്സ് ദുഷിക്കും, ദേഹം ഉലരും (കെട്ടുറപ്പ് പോകും) കാർശ്യം ബാധിക്കും. അങ്ങനെയുള്ള സന്ദർഭങ്ങ

ളിൽ ജീവനീയങ്ങളായ കാകോളികൾ, മേദകൾ, കാട്ടുഴുന്ന്, കാട്ടുപയർ, ജീവകം, ഇടവക, ഇരട്ടിമധുരം എന്നീ ഓജൊവൃദ്ധികരങ്ങളായ ഔഷധങ്ങളെക്കൊണ്ടും പാല്, നെയ്യ്, മാംസരസം മുതലായ ദ്രവ്യങ്ങളെക്കൊണ്ടും ഉപചരിച്ച് ക്ഷീണിച്ച ഓജസ്സിനെ വർദ്ധിപ്പിക്കാനാണ് പറയുന്നത്. അങ്ങനെ ഓജസ്സ് വർദ്ധിച്ചാൽ അകാരണമായ ഭയം മുതലായവ കുറയുകയും ചെയ്യും - ഓജസ്സ് വർദ്ധിച്ചാൽ ദേഹപുഷ്ടിയും മനഃസന്തുഷ്ടിയും ബലവും വർദ്ധിക്കുകയും ചെയ്യും.

ഓജസ്സിന്റെ വിഷയം പൂർണ്ണമായി ചികിത്സയടക്കം വിവരിച്ചതുകൊണ്ട് പ്രസംഗവശാൽ എല്ലാദോഷങ്ങളുടെയും ശമനോപായത്തെ, മാന്യമായുള്ള വികാരശമനോപായത്തെപ്പറ്റി; എടുത്തുപറയാൻ പോകുന്ന ചികിത്സാ പ്രകരണത്തിന്റെ തുടക്കമെന്നനിലയ്ക്കുള്ള വിവരണമാണ് അടുത്ത് ആചാര്യൻ അവതരിപ്പിക്കുന്നത്. യാതൊരാഹാരം വെറുക്കുന്നുവോ അവയെ ഉപേക്ഷിക്കണം. യാതൊരാഹാരം ആഗ്രഹിക്കുന്നുവോ അത് ആ സന്ദർഭത്തിൽ വിരോധം ചെയ്യാത്തപക്ഷം കഴിക്കുകയും വേണം. അങ്ങനെ അതാതു ദോഷധാതുമലങ്ങളുടെ വൃദ്ധിക്ഷയങ്ങളെ ആഹാരത്തിന്റെ വർജ്ജനംകൊണ്ടും സേവനംകൊണ്ടും ശമനം വരുത്തേണ്ടതാണ്. ദോഷങ്ങൾ വർദ്ധിച്ചാൽ ഏതാണോ കോപിച്ചത്, അതിന്റെ വിപരീതമായ രസാദികളോടുകൂടിയ ദ്രവ്യങ്ങളിൽ രുചിയെ ഉണ്ടാക്കും. ക്ഷയിച്ചാൽ സമാനഗുണങ്ങളായവയിൽ രുചിയെ ഉണ്ടാക്കും. ഇതു സാമാന്യനിയമമാണ്. വിപരീതസമാനങ്ങളിലെ ആഗ്രഹത്തെ അടിസ്ഥാനപ്പെടുത്തി മാത്രം സാധാരണക്കാർക്ക് അതിന്റെ കാരണം നിശ്ചയിക്കാൻ വിഷമമാണ്. സമർത്ഥന്മാരായ വൈദ്യൻമാർ ഈ വിഷയത്തിൽ പലവിധമായ ചിന്തകളിലൂടെ അതിനെ സൂക്ഷ്മമായി അറിയണം- ദോഷങ്ങൾ വർദ്ധിച്ചാലും ക്ഷയിച്ചാലും പ്രകൃതി അനുസരിച്ച് ശരീരത്തിൽ പ്രകടിപ്പിക്കും. സമാന സ്വഭാവത്തിൽ ഇരിക്കുന്ന ദോഷങ്ങൾ അതിന്റെ യഥാർത്ഥമായ പ്രവൃത്തികൾ ചെയ്ത് ശരീരത്തെ യഥോചിതം പ്രവർത്തനക്ഷമമാക്കുന്നു. യാതൊരു ദോഷങ്ങളാണോ സമാവസ്ഥയിൽ ശരീരത്തെ പുഷ്ടിപ്പെടുത്തുന്നത് അവതന്നെയാണ് വിഷമാവസ്ഥയിൽ (സമമല്ലാതിരിക്കൽ) മരണത്തിനുവരെ കാരണമാകുന്നത്. ഇതേകാരണംകൊണ്ടുതന്നെ ദോഷാദികളുടെ വിഷമാവസ്ഥയെ ഹിതാചാരങ്ങളെക്കൊണ്ട് ക്ഷയവൃദ്ധികൾ വരാതെ പ്രത്യേകം ശ്രദ്ധിക്കേണ്ടതാണ്. ഇത്രയും വിവരിച്ചതിനുശേഷം ഈ പ്രകരണം ആചാര്യൻ അവസാനിപ്പിക്കുന്നു.

# പന്ത്രണ്ട്

**ദോ**ഷസാമ്യം - വൃദ്ധി, ക്ഷയം എന്നീ ദോഷവികാരങ്ങളെപ്പറ്റി ലക്ഷണസഹിതം ഉള്ള വിവരങ്ങൾ ഇതുവരെ പറഞ്ഞു. അനന്തരം അവയുടെ സ്ഥാനങ്ങൾ, പ്രവൃത്തികൾ മുതലായവയെക്കുറിച്ച് വിശകലനം ചെയ്യാൻ തുടങ്ങുകയാണ് ആചാര്യൻ. അങ്ങനെ വിവരിക്കുന്ന പ്രകരണത്തിന് (അദ്ധ്യായം) ദോഷഭേദീയം എന്ന നാമകരണവും ചെയ്യുന്നു. ദോഷാദികളുടെ ക്രമം മുൻപറഞ്ഞതുപോലെ തന്നെ.

ആദ്യത്തേത് വാതം. അതിന്റെ സ്ഥാനം പക്വാശയം, അരക്കെട്ട്, തുടകൾ, ചെവി, അസ്ഥി, സ്പർശനേന്ദ്രിയം എന്നിവയാകുന്നു. അവയിൽവെച്ച് പക്വാശയമാണ് പ്രധാന സ്ഥാനം.

രണ്ടാമത്തേതായ പിത്തത്തിന്റെ സ്ഥാനം നാഭി, ആമാശയം, സ്വേദം, പുല്ലുതിരം (ലസിക) രക്തം, രസധാതു, ദർശനസ്പർശനേന്ദ്രിയങ്ങൾ എന്നിവയാകുന്നു. അവയിൽ വെച്ച് നാഭിയാണ് പ്രധാനസ്ഥാനം.

കഫമെന്ന മൂന്നാമത്തെ ദോഷത്തിന്റെ സ്ഥാനം മാറ് (ഉരസ്സ്) കഴുത്ത്, ശിരസ്സ്, ക്ലോമമെന്ന അവയവം (കുഴൽ എന്ന് ഭാഷ), സന്ധികൾ, ആമാശയം, രസധാതു, മേദസ്, ഘ്രാണേന്ദ്രിയം ജിഹ്വാ (നാക്ക്) എന്നിവയാകുന്നു. അവയിൽവെച്ച് ഉരസ്സിനാണ് പ്രാധാന്യമുള്ളത്.

ഇങ്ങനെ സ്ഥാനങ്ങളെ വിവരിച്ചതിന് ശേഷം ആചാര്യൻ ദോഷങ്ങളെ ഓരോന്നിനെയും അയ്യഞ്ചായി വേർതിരിക്കുന്നു. അതിൽ വാതത്തിന് പ്രാണൻ, ഉദാനൻ, വ്യാനൻ, സമാനൻ അപാനൻ, എന്നീപേരുകളാണ് അവയ്ക്ക് കൊടുത്തിരിക്കുന്നത്. അവയിലോരോന്നിന്റെയും സ്ഥാനവും കർമ്മവും വിശദീകരിച്ചു തരുന്നുണ്ട്.

പ്രാണവായു മൂർദ്ധാവിൽ ഇരുന്നുകൊണ്ട് കഴുത്ത്, മാറ് എന്നിവിടങ്ങളിൽ സഞ്ചരിക്കുകയും ബുദ്ധിയെ പ്രവർത്തിപ്പിക്കുകയും ഹൃദയത്തെ നിലനിർത്തുകയും ഇന്ദ്രിയങ്ങളെയും ചിത്തത്തെയും ധരിക്കുകയും

ചെയ്യുന്നു. നിഷ്ഠീവം (കാർക്കിച്ചുതുപ്പൽ), തുമ്മൽ, തേട്ടൽ, ശ്വാസം, ഭക്ഷണം കഴിക്കൽ എന്നീ വിധത്തിലുള്ള പ്രവൃത്തികളെ ചെയ്യുന്നു.

ഉദാനന്റെ സ്ഥാനം പ്രധാനമായി ഉരസ്സാണ്. അത് ഉരസ്സിലിരുന്നു മൂക്കു മുതൽ കഴുത്തിലൂടെ പൊക്കിൾവരെ പ്രവർത്തിച്ചുകൊണ്ടിരിക്കുന്നു. വാക്കിനെ പ്രവർത്തിപ്പിക്കുകയും (അതായത് ശരീരത്തിന്റെ മൂലാധാരം മുതൽ വൈഖരി വരെ) അംഗപ്രയത്നത്തെയും ഓജസ്സിനെയും ബലത്തെയും നിറത്തെയും ഓർമ്മയെയും ബലപ്പെടുത്തുകയും ചെയ്യുന്നു. അതിന്റെ വിഗ്രഹം "ഉദ്ഊർദ്ധ്വം അനതിഗഛതിഇത്യുദാനഃ" എന്നാകുന്നു. അതായത് മേലോട്ടു പ്രവർത്തിക്കുന്നത് എന്ന് താല്പര്യം.

വ്യാനൻ ഹൃദയത്തിൽ ഇരിക്കുന്നു. ശരീരം മുഴുവൻ അതിവേഗത്തോടുകൂടി സഞ്ചരിച്ചുകൊണ്ടിരിക്കുന്നു. ഗമനം, കൈകാലുകളുടെ ചലനങ്ങൾ, കണ്ണിന്റെ അടയ്ക്കൽ, തുറക്കൽ എന്നിങ്ങനെയുള്ള ശരീരാവയവങ്ങളുടെ എല്ലാ പ്രവൃത്തികളും ഉദാനന്റെ കീഴിലാണ്.

"വിവിധമാസമന്താദനതി- ഗഛതി" എന്നാണ് വ്യാന ശബ്ദത്തിന്റെ ശബ്ദാർത്ഥം.

സമാനൻ പ്രധാനമായി ജഠരാഗ്നിയുടെ സമീപത്ത് സ്ഥിതി ചെയ്യുന്നു. കോഷ്ഠം (ഉദരം) മുഴുവനുമായി സഞ്ചരിച്ചുകൊണ്ടിരിക്കുന്നു. അഗ്നി സമീപമിരുന്ന് പ്രാണനാൽ പ്രവേശിപ്പിക്കപ്പെടുന്ന അന്നത്തെ സ്വീകരിച്ച് ആമാശയത്തിൽ സ്ഥിതി ചെയ്യുന്ന ഗ്രഹണി എന്ന അവയവത്തിൽ വെച്ച് ജഠരാഗ്നിക്ക് ബലംകൊടുത്ത് അന്നത്തെ പചിപ്പിക്കുന്നു. പചിക്കുന്ന അന്നത്തെ സാരകിട്ടങ്ങളായി വേർതിരിക്കുന്നു. സാരാംശത്തെ ശരീരധാതുക്കൾക്കും കിട്ടാംശത്തെ മലമൂത്രാശയങ്ങളിലേക്കും വേർതിരിച്ചയക്കുന്നു. "സമം സർവ്വത്ര അനതി" എന്നാണ് സമാനന്റെ ശബ്ദാർത്ഥം.

അപാനൻ എന്ന വായു പ്രത്യേകിച്ച് ശ്രോണ്യാദി പ്രദേശങ്ങളിൽ സ്ഥിതി ചെയ്യുന്നു. ആദി എന്നതിന് വസ്തി, മേഢ്രം, ഊരു മുതലായവയെന്നർത്ഥം, ശുക്ലം, ആർത്തവം, മലം, മൂത്രം, ഗർഭം, എന്നിവയെ പ്രവർത്തിപ്പിക്കലാണതിന്റെ പ്രവൃത്തി, "അർവ്വാക് അനതി" എന്നാണ് അപാനന്റെ വാച്യാർത്ഥം. മേൽപ്പറഞ്ഞ പ്രാണാദികളായ അഞ്ചു വായുക്കൾ അതാതിന്റെ കർമ്മങ്ങൾ വേണ്ടവിധം ശരീരത്തിൽ പ്രവർത്തിച്ചാൽ രോഗം ബാധിക്കാതെ കഴിക്കാം. മറിച്ചായാൽ രോഗവും അനുഭവിക്കാം.

ഇതുപോലെ പിത്തവും അഞ്ചു പ്രകാരത്തിലുണ്ട്. പാചകപിത്തം, രഞ്ജക പിത്തം, സാധക പിത്തം, ആലോചക പിത്തം, ഭ്രാജക പിത്തം എന്നീ പേരുകളിലാണ് വേർതിരിക്കപ്പെടുന്നത്. "പിതൃ സന്താപേ" ഈ ധാതുവിൽനിന്നാണ് പിത്ത ശബ്ദത്തിന്റെ ഉത്ഭവം. ഈ ധാതു പഞ്ചഭൂതാത്മകമാണെങ്കിലും ആഗ്നേയ ക്രിയകളെ ചെയ്യുന്നുള്ളൂ എന്നതുകൊണ്ടും ദ്രവ സ്വഭാവമല്ലാത്തതുകൊണ്ടും പാകാദി കർമ്മങ്ങളെ ചെയ്യുന്നതുകൊണ്ടും ജഠരാഗ്നി എന്നുതന്നെ ഇതിനെ പറയുന്നു. ആമ പക്വാശയങ്ങളിലിടയ്ക്കാണ് അതിന്റെ സ്ഥാനം. പിത്തമാണ് ആഹരിച്ച അന്നത്തെ പചിപ്പിക്കുന്നതും സാരകിട്ടങ്ങളായി വിഭജിക്കുന്നതും. അവിടെ ആമാശയത്തിൽ തന്നെ ഇരുന്ന് മറ്റുള്ള നാലെണ്ണത്തിനും സഹായം

ചെയ്തുകൊണ്ടിരിക്കുന്നതുമാണ് പാചകപിത്തം. മുൻ പ്രസ്താവിച്ച അഞ്ചെണ്ണങ്ങളിൽ ഈ പാചകപിത്തത്തിന് മാത്രമാണ് കേവലാഗ്നി സ്വഭാവമുള്ളത്. അതിൽ സൗമ്യാംശം തീരെയില്ലാത്തതാണ്. ഈ പാചകപിത്തമാണ് വായുവിന്റെ സഹായത്തോടെ പചനക്രിയയുടെ പൂർണ്ണ ഉത്തരവാദിത്വവും നടത്തുന്നതെന്ന് താല്പര്യം. അതുകാരണമാണ് അതിനെ പാകാഗ്നി എന്നു വിളിക്കുന്നത്. എന്നാൽ അതിന് ആ ഭാരം മാത്രമല്ല മറ്റു സഹവർത്തികളായ നാലു പിത്തവിഭാഗങ്ങൾക്കും അതാത് സമയത്ത് സഹകരിച്ച് വേണ്ട സഹായങ്ങൾ ചെയ്തുകൊടുക്കുകയും വേണം. പിത്തത്തിന്റെ സ്ഥാനം ആമാശയം തന്നെയാണെന്നു ചുരുക്കം.

ആമാശയത്തിൽത്തന്നെ അകത്തെത്തുന്ന അന്നത്തെ പാചകപിത്തം പചിപ്പിക്കുമ്പോൾ ഉണ്ടാവുന്ന രസാംശത്തിന് രക്തമായി മാറാൻ വേണ്ട ഗുണങ്ങളും വർണ്ണവും കൊടുക്കുക എന്നതാണ് രഞ്ജക പിത്തത്തിന്റെ കർമ്മം. അതായത് ആമാശയത്തിലെത്തിയ അന്നത്തെ പിത്തരസത്തിലൂടെ ഉൽക്ലേശിപ്പിച്ച് ഉൽകൃഷ്ടാവസ്ഥയിൽ ഉണ്ടാക്കുന്ന കഫത്തെ വേർതിരിച്ച് വിദാഹാവസ്ഥയിലൂടെ പച്യമാന ദ്രവ്യത്തിന്റെ വിദാഹാവസ്ഥയിൽ ദ്രവസ്വഭാവത്തിലുള്ള ആഗ്നേയാംശത്തെ വേർതിരിക്കുമ്പോൾ സംജാതമാകുന്ന വസ്തുവാണ് പിത്തം എന്നു പറയാം. ആ ദ്രവ്യത്തെ വർണ്ണ ഗുണാദികളുണ്ടാക്കി രക്തമാക്കിത്തീർക്കുന്നതാണ് രഞ്ജക പിത്തം എന്നു പറയുന്നത്.

സാധക പിത്തത്തിന്റെ സ്ഥാനം ഹൃദയമാണ്. ബുദ്ധി, മേധാ, അഭിമാനം എന്നിവയിലൂടെ ഉദ്ദിഷ്ടകാര്യം സാധിക്കുക എന്നതാണതിന്റെ കർമ്മം. അങ്ങനെ കാര്യസിദ്ധി വരുത്തുന്നതുകൊണ്ടാണ് അതിന് സാധകപിത്തം എന്നു പേരുവന്നത്.

അടുത്തത് ആലോചകം എന്ന പേരിൽ അറിയപ്പെടുന്നതാണ്. അതിന്റെ സ്ഥാനം ദൃഷ്ടി (കണ്ണ്)യാണ്. ഓരോ രൂപങ്ങളെയും കാണുമ്പോഴാണ് ബുദ്ധിയിൽ ആലോചന (വിചാരം) വരുന്നത്. ഇതിന്റെ സ്ഥാനം കണ്ണായതുകൊണ്ട് കണ്ണടച്ച് ധ്യാനിച്ചാലും ലക്ഷ്യപ്രാപ്തി നേടാൻ കഴിയുന്നതാണ്. അതുകൊണ്ടാണതിന് ആലോചകപിത്തം എന്ന പേരുകൊടുത്തിരിക്കുന്നതുതന്നെ.

പിന്നത്തേത് ഭ്രാജകം എന്ന പിത്തമാണ്. അതിന്റെ സ്ഥാനം ത്വക്ക് (തൊലി) ആണ്. ത്വക്കിനെ പ്രകാശിപ്പിക്കുകയാണ് അതിന്റെ പ്രവൃത്തി. ആ പിത്തമാണ് വ്യാനവായുവിനോടുകൂടി അഭ്യംഗാദികളെ പചിപ്പിച്ച് ശരീരത്തിൽ ലയിപ്പിക്കുകയും തൊലിക്ക് കാഠിന്യമോ മാറ്റമോ വരാതെ കാക്കുകയും ചെയ്യുന്നത്. തൊലിയുടെ പ്രകാശത്തെ നിലനിർത്തുന്നതുകൊണ്ടാണ് ഭ്രാജകം എന്ന പേരു വന്നത്.

ത്രിദോഷങ്ങളിലെ വാതപിത്ത സ്വഭാവം സാമാന്യമായി വിവരിച്ചതിനുശേഷം മൂന്നാമത്തേതായ കഫത്തെക്കുറിച്ചാണ് വിവരിക്കുന്നത്. അതും അഞ്ചായി തരംതിരിക്കുന്നുണ്ട്. പഞ്ചഭൂതാത്മകമായ എന്തിനേയും അങ്ങനെയല്ലാതെ കാണാൻ കഴിയുകയില്ല. തത്തൽ ഭൂതങ്ങളുടെ പ്രാമാണ്യമനുസരിച്ചാണങ്ങനെ വരുന്നത്. കഫത്തെ അഞ്ചായിത്തിരിക്കു

മ്പോൾ അവലംബകം, ക്ലേദകം, ബോധകം, തർപ്പകം, ശ്ലോഷകം എന്നിങ്ങനെയാണ് അവയുടെ പേരുകൾ. കഫത്തിന്റെ സ്ഥാനം ഉരസ്സാ(മാറ്)ണ്. ഉരസ്സിലിരുന്ന് തന്റെ വീര്യംകൊണ്ട് സംരക്ഷിക്കുന്നു. അന്നവീര്യത്തോടു ചേർന്ന് ഹൃദയത്തെയും സംരക്ഷിക്കുന്നുണ്ട്. ജലസ്വഭാവാദ്വാരാ തന്റെ വീര്യംകൊണ്ട് മറ്റു നാലു സ്വഭാവങ്ങളെയും ഉരസ്സിലിരുന്നുകൊണ്ട് അവലംബമാക്കിക്കണ്ട് അനുഗ്രഹിക്കുന്നു. മറ്റു നാലെണ്ണത്തിനും അവലംബമാകുന്നതുകൊണ്ടാണ് അതിന്റെ പേരുതന്നെ അവലംബകഫം എന്നായത്. വീര്യംകൊണ്ട് എന്നുപറഞ്ഞതിന് കഫത്തിന്റെ സ്ഥിരഗുരുത്വാദികളുടെ സംയോഗത്തിലുണ്ടാവുന്ന വീര്യമാണ്. ഹൃദയാവലംബമാവുന്നു എന്നു പറഞ്ഞതിൽനിന്ന് ബുദ്ധിമേധാഭിമാനാദികളും ഉൾക്കൊള്ളുമെന്നറിയണം. ഉരസ്സ്, മസ്തിഷ്കം മുതലായ അനേകം സ്ഥാനങ്ങളിൽ ജലാംശത്തെ നിലനിർത്താതെ നിവൃത്തിയില്ലാത്ത ഭാഗങ്ങളാണ്. ആ പ്രവൃത്തികൾ മുഴുവനും നടക്കുന്നത് അവലംബകകഫത്തിന്റെ അനുഗ്രഹം കൊണ്ടാണ്.

രണ്ടാമത്തേതിന്റെ പേര് ക്ലേദകം എന്നാണ്. അതിന്റെ സ്ഥാനം ആമാശയമാണ്. കഴിക്കുന്ന ഭക്ഷണത്തെ ആമാശയത്തിൽവെച്ച് ക്ലേദിപ്പിക്കുക (നുലവുണ്ടാക്കുക) എന്നതാണ് അതിന്റെ പ്രവൃത്തി. അതു കൊണ്ടുതന്നെയാണ് അതിന് ക്ലേദകം എന്നു പേരുവന്നത്.

മൂന്നാമത്തേത് ബോധകം എന്നപേരിൽ അറിയപ്പെടുന്ന കഫമാണ്. ഓരോ രുചിയേയും വേർതിരിച്ച് രസനേന്ദ്രിയത്തെ ബോധിപ്പിക്കുന്നത് എന്നതുകൊണ്ടാണിതിന് ബോധകം എന്നു പേരുവന്നത്.

തർപ്പകം എന്ന നാലാമത്തേതിന്റെ സ്ഥാനം ശിരസ്സാണ്. തർപ്പകകഫം തലയിലിരുന്നു പഞ്ചേന്ദ്രിയങ്ങളെയും ദോഷ സമീകരണ സ്വഭാവത്തോടെ തൃപ്തിപ്പെടുത്തിക്കൊണ്ടിരിക്കുന്നു. എല്ലാ ഇന്ദ്രിയങ്ങൾക്കും തൃപ്തി വരുത്തുന്നതുകൊണ്ടാണ് തർപ്പകം എന്ന പേരുവന്നത്.

അഞ്ചാമത്തേതായ ശ്ലേഷകം എന്നപേരിൽ അറിയപ്പെടുന്ന കഫം സ്ഥിതി ചെയ്യുന്നത് സന്ധികളിലാണ്. അത് എല്ലാ സന്ധികളിലും ഇരുന്ന് അസ്ഥികൾതമ്മിൽ കൂട്ടി ഉരയാതിരിക്കുവാനും ആകുഞ്ചനപ്രകുഞ്ചനാദി കർമ്മങ്ങൾ നടത്താനും സഹായിക്കുന്നു. സന്ധികൾക്ക് സംശ്ലേഷണം ആകുന്നു എന്നതുകൊണ്ടാണ് അതിന്റെ പേര് ശ്ലേഷകം എന്നായത്.

മേൽപ്പറഞ്ഞ പ്രകാരമാണ് ദോഷത്രയങ്ങളുടെ സ്ഥാനവും കർമ്മവും എന്ന് മനസ്സിലാക്കേണ്ടതാണ്. ഇത് വികൃതമാവാത്ത ദോഷങ്ങളുടെ സ്വഭാവമാണ്. ദോഷവികൃതിയിൽ ഈ നിയമം ബാധകമല്ല. അതായത് കാരണങ്ങളെക്കൊണ്ട് സ്ഥാനവും കർമ്മവും മാറുകയോ വികൃതമാവുകയോ ചെയ്യാം.

ഇന്ദ്രിയങ്ങളുടെ യോഗവൈവിദ്ധ്യം പറഞ്ഞതിനുശേഷം അതേ വിഷയം തന്നെ കാലത്തോടു ചേരുമ്പോഴുള്ള സ്വഭാവം ബോധിപ്പിക്കുകയാണ് അടുത്തതായി ആചാര്യൻ ചെയ്യുന്നത്. ഋതുക്കളെ ആറായി പറഞ്ഞിട്ടുണ്ടെങ്കിലും അതെല്ലാംകൂടിയെടുത്ത് മൂന്നായി ഭാഗിക്കാം. ശീത

കാലം, ഉഷ്ണകാലം, വർഷകാലം എന്നിങ്ങനെ. അവയിൽ ശീതകാലത്ത് തണുപ്പില്ലാതിരിക്കുന്നതും ഉഷ്ണകാലത്ത് ചൂടില്ലാതായിരിക്കുന്നതും വർഷത്തിൽ തണുപ്പില്ലാതിരിക്കുന്നതും കാലത്തിന്റെ ഹീനയോഗ്യമാണ്. ഹേമന്ത ശിശിരങ്ങൾ ശീതകാലവും വസന്ത ഗ്രീഷ്മങ്ങൾ ഉഷ്ണകാലവും, വർഷശരത്തുകൾ വർഷകാലവുമാണ്. അതിയോഗമെന്നാൽ ശീതത്തിൽ അതിശൈത്യവും ഉഷ്ണത്തിൽ അത്യുഷ്ണവും. വർഷത്തിൽ അതിവർഷവുമാകുന്നു. അങ്ങനെ വരുമ്പോൾ കാലാതിയോഗജമായ വ്യാധികൾ ഉണ്ടാവുക എന്നത് അതിന്റെ സ്വഭാവമാണ്. മിത്ഥ്യായോഗം എന്നുപറയുന്നത് വിപരീതമോ വ്യത്യസ്തമോ ആയ യോഗത്തെ ആണ്. അതായത് ശീതത്തിൽ ഉഷ്ണമുണ്ടാവുക, ഉഷ്ണകാലത്തിൽ തണുപ്പുണ്ടാവുക, അല്ലെങ്കിൽ വർഷിക്കുക, വർഷത്തിൽ ഉഷ്ണമുണ്ടാവുക എന്നിവയേയാണ് മിഥ്യായോഗം എന്നുപറയുന്നത്. അങ്ങനെ വരുമ്പോൾ കാലിക സ്വഭാവ വൈപരീത്യംമൂലം വ്യാധികൾ ശരീരത്തെ ബാധിക്കുന്നതാണ്.

ഇതുപോലെ ശരീര കർമ്മം, വാക്കർമ്മം (സംസാരം) ചിത്തകർമ്മം, ഇങ്ങനെ കർമ്മങ്ങളെ മൂന്നായിത്തിരിച്ച് അവയിലും ഹീനയോഗം, അതിയോഗം, മിഥ്യായോഗം എന്നിവ വിവരിക്കുന്നു. ശരീരം മെനങ്ങാതിരിക്കുക, ദേഹശുദ്ധി വരുത്താതിരിക്കുക അല്ലെങ്കിൽ അല്പമായി ചെയ്യുക എന്നിവയെ ഹീനയോഗമായി പറയണം. വാക്കിനെ സംബന്ധിച്ചാണെങ്കിൽ പറയേണ്ടതായ കാര്യങ്ങൾ പറയാതിരിക്കുകയോ, അല്പമായി പറയുകയോ ചെയ്യുന്നത് ഹീനയോഗമാകുന്നു. ചിത്തവൃത്തിയെ സംബന്ധിച്ചാണെങ്കിൽ മനസ്സുകൊണ്ട് ആലോചിച്ച് തീരുമാനിക്കേണ്ട കാര്യങ്ങൾ അങ്ങനെ ചെയ്യാതിരിക്കുക അഥവാ അല്പമായി ചെയ്യുക എന്നത് അതിന്റെ ഹീനയോഗമാക്കുക. അതുപോലെത്തന്നെ ഇവയ്ക്കെല്ലാം തന്നെ അതിയോഗവും സംഭവിക്കാവുന്നതാണ്. അവ കായികമായും വാചികമായും മാനസികമായും സംഭവിച്ചാലും രോഗകാരണമായിത്തീരുന്നതാണ്. കായികമായതിൽ വ്യായാമാദ്ധ്വാനാദിയും, ശരീരം കൊണ്ട് അരുതാത്ത വിധം പ്രവർത്തിക്കുകയും മലമൂത്രാദിവേഗങ്ങളുടെ തടഞ്ഞുനിർത്തൽ, നിർബ്ബന്ധമായി പ്രവർത്തിപ്പിക്കൽ ഇഹത്തിലും പരത്തിലും കൊള്ളരുതാത്ത പ്രവൃത്തികൾ, വീഴ്ച, ശ്രദ്ധിക്കാതെ നടക്കുമ്പോൾ ഇടർച്ച പറ്റുക, ഭക്ഷണം കഴിച്ചുകൊണ്ടിരിക്കുമ്പോൾ സംസാരിക്കൽ, രാഗദ്വേഷാദികൾ, ഭയം, ദിനചര്യയിൽ പറഞ്ഞ ഹിംസാസ്തേയാദി പത്തുവിധം കർമ്മങ്ങൾ, ശാരീരിക മാനസിക വാചികങ്ങളായ മിഥ്യായോഗങ്ങളാണെന്നു മനസ്സിലാക്കണം.

മേൽപ്പറഞ്ഞ കാര്യങ്ങളാണ് ത്രിദോഷങ്ങളുടെ കോപത്തിനോ പ്രകൃതി മാറ്റത്തിനോ കാരണമായിത്തീരുന്നതെന്ന് മനസ്സിലാക്കണം. അങ്ങനെ കോപിച്ചാലത്തെ സ്വഭാവത്തെയാണ് അടുത്തതായി ആചാര്യൻ വിവരിക്കുന്നത്.

അങ്ങനെ പലപ്രകാരത്തിൽ ത്രിദോഷങ്ങൾ കോപിച്ച് ശരീരശാഖകളിലും കോഷ്ഠത്തിലും അസ്ഥിസന്ധികളിലും പലവിധമായുള്ള രോഗ

ങ്ങളെ ഉണ്ടാക്കിത്തീർക്കുന്നു. ശാഖകൾ എന്നാൽ സപ്തധാതുക്കളും ത്വക്കുമാകുന്നു. അവയാണ് (കുപിത ദോഷങ്ങളാണ്) പുറമേനിന്നുവരുന്ന രോഗങ്ങൾക്ക് മാർഗ്ഗമായിത്തീരുന്നത്. മശം, വ്യംഗം, ഗണ്ഡമാല, അലർജി, അർബ്ബുദം മുതലായ രോഗങ്ങളും ബാഹ്യങ്ങളായ അർശസ്, ഗുന്മൻ, ശോഫം (നീര്) മുതലായ രോഗങ്ങൾ അവയെ ആശ്രയിച്ചാണിരിക്കുന്നത്. കോഷ്ഠമെന്നതിന് ആമാശയവും പക്വാശയവും അടങ്ങുന്ന ആന്തരമായ മഹാസ്രോതസ്സ് (കുടൽ) ആകുന്നു. ഛർദ്ദി, അതിസാരം, കാസം, ശ്വാസം, മഹോദരം, ജ്വരം എന്നിവയും അന്തശ്ശോഫം, അന്തരാർശ്ശസ്, ഗുൽമം, വിസർപ്പം, അന്തർവിധി മുതലായവ മഹാസ്രോതോബന്ധികളാണ്. അസ്ഥിസന്ധികൾ, ശിരസ്സ്, ഹൃദയം, വസ്തി മുതലായ മർമ്മ പ്രദേശങ്ങളും അതോടു ബന്ധപ്പെട്ട സിരാസ്നായുകണ്ഡരാദികൾ മദ്ധ്യാശ്രിതമായ രോഗമാർഗ്ഗങ്ങളാണ്. ഈ വിഷയത്തിൽ അല്പാല്പമായി അഭിപ്രായവ്യത്യാസങ്ങളുണ്ട്. ഇവയെല്ലാം ബന്ധിപ്പിച്ചുകൊണ്ടൊരു പക്ഷവും വെവ്വേറെയായി ഒരുപക്ഷവും പറയുന്നു. ആ വിഷയത്തിൽ യുക്ത്യനുസാരണേ എടുക്കേണ്ടതാണ്. അവിടെ ദോഷ വികാരം നിലനില്ക്കുമ്പോഴാണ് രാജയക്ഷ്മാവ്, പക്ഷവാതം, അർദ്ദിതം, ഊർദ്ധ്വഗത, (ജത്രൂർദ്ധം) രോഗങ്ങൾ, സന്ധി, അസ്ഥി, ത്രികം (മൂണ) മുതലായ ഭാഗങ്ങളിൽ നോവ്, കോച്ചൽ മുതലായവ ഉണ്ടാകുന്നത്.

ദോഷം കോപിച്ചാലുണ്ടാവുന്ന രൂപവും ലക്ഷണവും കർമ്മവും ഒന്ന് ചിന്തിച്ചുനോക്കാം. ആ സന്ദർഭത്തിലെ വാതവിതാനങ്ങളാണാദ്യം ചിന്തിക്കുന്നത്. സ്രംസാദികളായ സ്രംസം (കുലഞ്ഞുനോവുക), വ്യാസം (എടുത്തു നോവുക), വ്യഥാ (അമുക്കിനോവുക), സ്വാപം (തരിക്കുക), സാദം (തളർച്ച), രുക് (നോവ്), തോദം (കുത്തിനോവുക), വിച്ഛിന്നശൂലം (മുറിഞ്ഞുനോവുക), ഭേദനം (പൊളിഞ്ഞുനോവുക), സംഗം (വിൺമൂത്രസ്വേദവായുക്കളുടെ അപ്രവൃത്തി), അംഗഭംഗം (കൈകാലുകൾ മുറിയുന്നതുപോലെ നോവുക), സങ്കോചം (കോച്ചി നോവുക), വർത്തം (മലമുണങ്ങിയുരുണ്ടിരിക്കുക), ഹർഷണം (കിരുകിരുക്കുക), തർഷണം (കണ്ഠനാളത്തിലെ തരിപ്പുകൊണ്ട് ദഹിപ്പിക്കുന്നതായി തോന്നുക), കമ്പം വിറയ്ക്കുക), പാരുഷ്യം (തൊട്ടാൽ പരുപരുപ്പ് തോന്നുക), സൗഷിര്യം (തുളയുക), ശോഷം (മെലിയുക), സ്പന്ദനം തുള്ളുക അല്ലെങ്കിൽ പിടയ്ക്കുക), വേഷ്ടനം (വരിഞ്ഞുനോവുക), സ്തംഭം (പ്രവർത്തിക്കാൻ കഴിയായ്ക, വെറന്നുപോയി വശമല്ലാതാവുക), കക്ഷായരസത (എന്തുകഴിക്കുമ്പോഴും ചവർപ്പ് തോന്നുക), നിറം കറുക്കുക (കരുവാളിപ്പ് അല്ലെങ്കിൽ ചുവക്കുക) ഇത്രയും ലക്ഷണങ്ങൾ കണ്ടാൽ വായുവിന്റെ കർമ്മങ്ങളാണെന്ന് മനസ്സിലാക്കണം.

അടുത്തതായി പിത്തത്തിന്റെ രൂപലക്ഷണ കർമ്മങ്ങളാണ് അവതരിപ്പിക്കുന്നത്. അതിന് ദാഹാദികളാണ് പ്രത്യക്ഷപ്പെടുക. ദാഹം (ചുട്ടുകത്തൽ) രാഗം (ചുവപ്പ്) ഊഷ്മാ (പുകച്ചിൽ), പാകിത (പഴുപ്പ് അഥവാ പാകം വരൽ) സ്വേദം (വിയർപ്പ്), ക്ലേദം (നുലവ്) രക്തത്തിന് കറുപ്പ്, ദുർഗ്ഗന്ധം, നേർക്കൽ, സ്രാവം (വെള്ളമൊലിക്കൽ) കോഥം (ഒരു

പ്രത്യേക നുലവ്) സദനം (തളർച്ച), മൂർച്ഛ (മോഹാലസ്യം), മദം (മത്ത നായി ഭ്രാന്തുകാട്ടുക), ഷഡ്രസങ്ങളിൽ ഏതു രസമായാലും എരിവോ പുളിയോ ആണെന്നു തോന്നുക, നിറം വിളർക്കുക (ചുവപ്പില്ലാതിരിക്കുക) വെളുപ്പിനെയും ചുവപ്പിനെയും മാത്രം നിഷേധിച്ചതുകൊണ്ട് അതല്ലാതെ ഏതു നിറത്തിനും പ്രസക്തിവരുന്നു.

കഫത്തിന്റെ രൂപലക്ഷണ കർമ്മങ്ങളാണടുത്ത് പറയുന്നത്. അവിടെ സ്നേഹാദികളാണുണ്ടാവുക. സ്നേഹം (മെഴുക്ക് മയം), കാഠിന്യം (കല്ലിപ്പ്, മാർദ്ദവമില്ലായ്മ), കണ്ഡൂ (ചൊറിച്ചിൽ), ശീതത്വം (തൊട്ടാൽ തണുപ്പ്) ഗൗരവം (ശരീരം കനക്കുക), സന്ധികൾക്ക് അയവില്ലാതിരിക്കുക, പ്രവർത്തനക്ഷമമാകുക, ശോഫം (നീര്), അപക്തി (ദഹിക്കാതിരിക്കൽ), അതി നിദ്രത (എപ്പോഴും ഉറക്കം) നിറം വെളുക്കുക, രസങ്ങൾ ഏതുകഴിച്ചാലും മധുരമോ ഉപ്പോ ആയിത്തോന്നുക, ചിരകാര്യത, (വളരെപ്പതുക്കെ പ്രവർത്തിക്കുക) ഇങ്ങനെ മൂന്നു ദോഷങ്ങളുടേയും ലക്ഷണം ഇപ്പോൾ പറഞ്ഞു. ദർശന സ്പർശനപ്രശ്നാദികളെക്കൊണ്ട് ശ്രദ്ധിച്ച് പരിശോധിച്ച് വ്യാദ്ധ്യാവസ്ഥാ വിഭാഗജ്ഞൻ രോഗികളെ ക്ഷണം പ്രതി നിരീക്ഷിച്ച് അറിയേണ്ടതാണ്. ഈ പരിശോധനയിലാണ് വൈദ്യന്റെ പരിചയം ആവശ്യമായി വരുന്നത്. "ദൂഷ്യംദേശം ബലംകാല" എന്നുതുടങ്ങിയ വളരെ വിശദമായി ആചാര്യൻ അവതരിപ്പിച്ച വിഷയത്തിന്റെ പ്രസക്തി ഈ സന്ദർഭത്തിലാണ് ശ്രദ്ധിക്കേണ്ടത്. ഇവയെല്ലാംകൂടി കോർത്തിണക്കിയതാണ് ആരോഗ്യശാസ്ത്രം. പരിശോധനയിൽവരുന്ന അല്പലോപം അവസാനത്തിൽ ബഹുവ്യാപത്തിനിടവരാതെ സൂക്ഷിക്കുകതന്നെവേണം. ആ സിദ്ധി നിത്യാഭ്യാസം കൊണ്ടുമാത്രമേ സാധിക്കുകയുള്ളൂ. ശാസ്ത്രംകൊണ്ടോ ന്യായംകൊണ്ടോ കൈവരിക്കാവുന്നതല്ല. നിത്യാഭ്യാസമുണ്ടെങ്കിൽ ആ പരിചയ ജ്ഞാനംകൊണ്ടേ അതു നേടാൻ കഴിയൂ. അതുകൊണ്ട് നേടാൻ കഴിയുകയും ചെയ്യും. രത്നാദികളുടെ വകതിരിവ് ശാസ്ത്രജ്ഞാനംകൊണ്ടു മാത്രം കിട്ടുകയില്ലല്ലോ. അതുപോലെയാണിതെന്നു മനസ്സിലാക്കണം.

അടുത്ത് പറയുന്നത് വ്യാധിയെക്കുറിച്ച വിവരങ്ങളാണ്. വ്യാധികളും മൂന്നുവിധത്തിലായിരിക്കേണ്ടതുണ്ട്. അവയെങ്ങനെയെന്ന് പറയാം. ഇപ്പോൾ ചെയ്ത അപഥ്യാചരണത്തെക്കൊണ്ടും മുജ്ജന്മം ചെയ്ത അഹിതാചാരങ്ങൾ അഥവാ പാപങ്ങൾകൊണ്ടും ഇതുരണ്ടും ചേർന്നും ഇങ്ങനെ മൂന്നുവിധത്തിലായി വ്യാധികളെ കണക്കാക്കണം. ആ മൂന്നു വിധം വ്യാധികളുടെയും വിശദീകരണമാണ് ഇനിപ്പറയുന്നത്. അവയിൽ ആദ്യത്തേതിനെ ദൃഷ്ടാപചാരജം എന്നും രണ്ടാമത്തേതിന് പൂർവ്വപചാരജം എന്നും മൂന്നാമത്തേതിന് സങ്കരം എന്നുമാണ് ശാസ്ത്രത്തിൽ നാമകരണം ചെയ്തിരിക്കുന്നത്. ആദ്യത്തേത് സാമാന്യമായ നിദാനത്തോടെ (കാരണം) ഉണ്ടാവുന്നതാണ്. കാരണങ്ങൾ കൂടാതെ ഉണ്ടാവുന്നതാണ് രണ്ടാമത്തേതായ പൂർവ്വാപചാരജം എന്നത്. മൂന്നാമത്തേതായ സങ്കരം ആകട്ടെ വളരെ നിസ്സാരമായ കാരണം കൊണ്ട് അതിശക്തിയായ വ്യാധിയായി പരിണമിക്കുന്നതുമാകുന്നു.

അവയുടെ ഉപചാരത്തെക്കുറിച്ചാണ് അടുത്ത് വിവരിക്കുന്നത്. ഹേതുവിന് വിപരീതമായ ചികിത്സകൊണ്ട് ദ്രഷ്ടാപചാരജം എന്നത് ശമിക്കുന്നതാണ്. രണ്ടാമത്തേതായ പൂർവ്വാപചാരജം കർമ്മഫലം കഴിഞ്ഞാൽ ശമിക്കുന്നതാണ്. ഉഭയജമായ സങ്കരം ദോഷത്തിന്റെയും കർമ്മത്തിന്റെയും ക്ഷയംകൊണ്ട് ശമിക്കുന്നതാകുന്നു. ദോഷജങ്ങളായും കർമ്മജങ്ങളായും ഉഭയജങ്ങളായും ഈ മൂന്നുവിധം വ്യാധികളും സ്വതന്ത്രമായും പരതന്ത്രമായും രണ്ടു വിധമുണ്ടെന്നറിയണം. അവയിൽ രണ്ടാമത്തേതായ പരതന്ത്രങ്ങൾ ശരിയായ വ്യാധി ഉണ്ടാവുന്നതിന് മുൻപ് കാണുന്നതുകൊണ്ട് അവയെ പൂർവ്വരൂപമെന്നും പിന്നീട് വരുന്നത് ഉപദ്രവമെന്നും അതും ഇതുപ്രകാരത്തിൽ ഉണ്ടെന്ന് മനസ്സിലാക്കേണ്ടതാണ്. പൂർവ്വരൂപമെന്നാൽ ഉപദ്രവങ്ങൾക്കുതൊട്ടുമുൻപുണ്ടാവുന്നതാണ്. രോഗം വരാൻ പോകുന്നുവെന്ന അടയാളം തരികമാത്രമാണ് ചെയ്യുന്നത്. ഇപ്പോൾ പരതന്ത്രമെന്നും സ്വതന്ത്രമെന്നും രണ്ടുവിധവും പരതന്ത്ര വ്യാധികൾക്കുള്ളതാണ്. ഓരോ വ്യാധിക്കും പൂർവ്വരൂപം ഓരോന്നായിരിക്കും. പനിക്കാണെങ്കിലും ആലസ്യം മുതലായവയാണ് പൂർവ്വരൂപം. അതിനുശേഷം ഉണ്ടാവുന്ന ഉപദ്രവത്തെയാണ് വ്യാധി എന്നുപറയുക.

സ്വതന്ത്രങ്ങൾ എന്നു പറഞ്ഞാൽ സ്വജന്മോപശയങ്ങളായിരിക്കും ലക്ഷണങ്ങൾ. സ്പഷ്ടവുമായിരിക്കും. അതായത് ശാസ്ത്രാനുസൃതമായി ദോഷ കാരണങ്ങളെക്കൊണ്ട് ദുഷിച്ച പനിയാണെങ്കിൽ ആമാശയത്തിലെത്തി ആമത്തെ ഉണ്ടാക്കുക. അതിന് വിധിച്ച ഉപക്രമങ്ങളെക്കൊണ്ട് ഉപശയപ്രാപ്തിയും (ശമനം) ഉണ്ടാവുക വ്യാധിയുടെ ലക്ഷണങ്ങളും പൂർണ്ണമായിരിക്കെ, ഇതൊക്കെ സ്വതന്ത്ര വ്യാധി സ്വഭാവമാകുന്നു. ഇതിന് വിപരീതമായിക്കണ്ടാൽ പരതന്ത്രമായും കരുതണം.

ഈ വൈവിദ്ധ്യം വ്യാധിക്കുമാത്രമല്ല ദോഷങ്ങൾക്കും സംഭവിക്കുന്നതാണ് എന്നും മനസ്സിലാക്കണം.

ആ വികാരങ്ങളെ അവധാനപൂർവ്വം അറിയിക്കണം. ജ്വരം, രക്തപിത്തം, കുഷ്ഠം, ഭഗന്ദരം മുതലായ എല്ലാ വ്യാധികളിലും ഏതു ദോഷമാണ് കോപിച്ചിരിക്കുന്നതെന്നും ഏതുകാരണംകൊണ്ട് എവിടെവെച്ചാണ് കോപിച്ചതെന്നും അത്യന്തം ശ്രദ്ധയോടെ മനസ്സിലാക്കേണ്ടതാണ്. ആ ദോഷങ്ങൾ എന്തിനുവേണ്ടി കോപിച്ചുവെന്നും അറിയണം. ഇത്രയുമാണ് വ്യാധി നിരീക്ഷണ വിഷയത്തിൽ പ്രത്യേകം ശ്രദ്ധിക്കേണ്ട കാര്യങ്ങൾ.

സാമാന്യമായി പ്രധാനമായത് ശമിക്കുമ്പോൾ, അതായത് സ്വതന്ത്ര വ്യാധി ശമിക്കുമ്പോൾ മറ്റെല്ലാം ശമിക്കേണ്ടതാണ്. അങ്ങനെ ശമിച്ചില്ലെങ്കിൽ പരതന്ത്രങ്ങളെ പ്രത്യേകം ചികിത്സിക്കണം. വ്യാധിതന് അമിതമായ ഉപദ്രവങ്ങളുണ്ടെങ്കിൽ ആദ്യമായി ഉപദ്രവശമനം നടത്തിയതിനുശേഷം വേണം ചികിത്സ തുടങ്ങാൻ. കാരണം രോഗംമൂലം ക്ലേശിക്കുന്ന ശരീരത്തോടുകൂടി രോഗിക്ക് അധികമായ ക്ലേശങ്ങൾ (പീഡകൾ) വന്നേക്കാമെന്നതുതന്നെ. ഉപദ്രവശമനം നടത്തേണ്ട അടിയന്തര സന്ദർഭങ്ങളിൽ ശാസ്ത്രനിദാനം മാത്രം നോക്കിയാൽ പോരാ എന്നു താല്പര്യം.

രോഗങ്ങൾ പരിശോധിക്കുമ്പോൾ പലപ്പോഴും ഏകദേശ സാമ്യങ്ങൾ

പല വ്യാധികളെക്കുറിച്ചും വരാവുന്നതാണ്. അങ്ങനെയുള്ള സന്ദർഭങ്ങളിൽ വികാരങ്ങളെ നോക്കി വികാര പ്രതിവിധികൾ തന്നെ ചെയ്യണം. വികാരപ്രകൃതിയും വ്യാധിപ്രകൃതിയും ദോഷപ്രകൃതിയും കാലപ്രകൃതിയും മറ്റു പല പ്രകൃതികളും കൂടുമ്പോൾ വികാരങ്ങൾ ഇത്ര വിധമെന്നോ, ഇന്നവിധമെന്നോ കണക്കാക്കാൻ കഴിയുകയില്ല. ഒരു രോഗിയെ പരിശോധിച്ച് എന്താണ് വ്യാധിയുടെ പേരെന്ന് മനസ്സിലാകില്ലെന്നു കരുതി ഒരിക്കലും ലജ്ജിക്കരുത്. എല്ലാ വികാരങ്ങൾക്കും നാമകരണം ചെയ്യുവാൻ ശാസ്ത്രത്തിന് കഴിഞ്ഞെന്നുവരികയില്ല. അശ്രാന്ത പരിശ്രമം ചെയ്ത് രോഗത്തിന് ഒരു പേരിടുവാൻ കഴിഞ്ഞു എന്നതുകൊണ്ട് ഒരു നേട്ടം കിട്ടാനില്ല. ദോഷകോപാടിസ്ഥാനത്തിൽ ചിന്തിച്ചാൽ പിഴ വരില്ല. എന്തുകൊണ്ടാണിങ്ങനെ പറയുന്നതെന്ന് തോന്നാം. എന്നാൽ ഒരേ ദോഷം തന്നെ കോപകാരണങ്ങളെക്കൊണ്ട് മറ്റുള്ള സ്ഥാനങ്ങളിൽച്ചെന്ന് പലവിധമായ വികാരങ്ങളെ ഉണ്ടാക്കാവുന്നതാണ്. വയറിളക്കം മുതലായവയെ അവയുടെ കാരണങ്ങളെ അറിഞ്ഞ് ദോഷം വാത സ്ഥാനമായ പക്വാശയമാണെന്നും കരുതി ദോഷകോപസ്വഭാവമനുസരിച്ച് ഉപക്രമങ്ങൾ ചെയ്യേണ്ടതാണ്. പ്രസ്തുത അതിസാരം എന്നത് പക്വാശയാശ്രിതമാണെങ്കിലും ചിലപ്പോൾ ആമാശയാശ്രിതമായ ആമമായിരിക്കും അതിന് കാരണമാവുന്നത്. അപ്പോൾ ആമ നിർഹരണം ആദ്യം ചെയ്തേ പറ്റൂ. ഏതു വിധവും ഹേതുവിശേഷസ്വഭാവം മനസ്സിലാക്കി ഉടനേ നിവൃത്തി ചെയ്യേണ്ടതാണ്.

മുൻപറഞ്ഞ ഹേതുവിശേഷങ്ങൾ എന്നത് കേവലം വ്യാച്യാർത്ഥമെടുത്താൽ പോര എന്ന് ആചാര്യൻ തന്നെ സ്വകാര്യം പോലെ കല്പന നടത്തുകയാണ് അടുത്ത ഭാഗംകൊണ്ട് ചെയ്യുന്നത്. കോപിച്ച ദോഷങ്ങളുടെ ശമനത്തിനായിക്കൊണ്ട് ഔഷധങ്ങളെ നിരൂപിക്കുമ്പോൾ ദൂഷ്യം ദേശം, ബലം, കാലം, അഗ്നിബലം, പ്രകൃതി, പ്രായം, സ്വത്വം, ശീലം (സാത്മ്യം) ആഹാരക്രമങ്ങൾ, അവസ്ഥാവിശേഷം ഇവയെല്ലാം അതിസൂക്ഷ്മമായി ആലോചിച്ച് അറിഞ്ഞ് പ്രവർത്തിക്കുകയാണെങ്കിൽ ചികിത്സാ വിഷയത്തിൽ വൈദ്യന് ഒരിക്കലും പതർച്ച പറ്റുകയില്ല. മേൽ വിവരിച്ച ദൂഷ്യാദികളെക്കുറിച്ച് ചെറുതായൊന്നു ചിന്തിക്കാം. ദൂഷ്യം എന്നാൽ കോപിച്ച ദോഷം അപ്പോൾ നില്ക്കുന്ന സ്ഥാനമാണ്. ത്രിദോഷങ്ങൾ സപ്തധാതുക്കളിലും മലങ്ങളിലും ആണ് ഇരിക്കുക. കോപിച്ച ദോഷം ഏതു ധാതുക്കളിലാണ് അഥവാ ഏതു മലങ്ങളിലാണ് സ്ഥിതി ചെയ്യുന്നതെന്ന് ആദ്യമായി മനസ്സിലാക്കേണ്ട വിഷയമാണ്. അതിനാണ് ഏറ്റവും പ്രാധാന്യം എന്നതുകൊണ്ടാണിതിനെ ആദ്യം പറഞ്ഞത്.

രണ്ടാമത്തേതു ദേശമാണ്. ദേശം എന്നുപറഞ്ഞാൽ "ജാംഗലം വാതഭൂയിഷ്ഠമാനൂപംതുകഫോൽബണം സാധാരണം സമമലം" എന്നിങ്ങനെ ആദ്യം തന്നെ നമ്മെ പഠിപ്പിച്ചിട്ടുണ്ട്. ഈ പറഞ്ഞതിൽ ഏതു ദേശമാണ് എന്നറിയണം.

മൂന്നാമത് വരുന്നത് ബലമാണ്, ബലം എന്നതിന് ശക്തിയെന്നേ അർത്ഥമുള്ളൂ. പക്ഷേ, ഈ സന്ദർഭത്തിൽ അത് ശരീരബലത്തെയും

വ്യാധി ബലത്തെയും ദോഷകോപ ബലത്തെയും ഒരുപോലെ ബാധിക്കുന്നതാണ്. ഇവയോരോന്നിന്റെയും ബലസ്വഭാവം പലവിധമാവാം. അത് ആലോചിച്ച് മനസ്സിലാക്കി പ്രവർത്തിക്കണമെന്നു സാരം.

പിന്നത്തേ സ്ഥാനം കൊടുത്തിരിക്കുന്നത് കാലത്തിനാണ്. കാലത്തെക്കുറിച്ച് ഋതുചര്യാദ്ധ്യായത്തിൽ ആചാര്യൻ വിശദമായി നമ്മെ പഠിപ്പിച്ചിട്ടുണ്ട്. വാസ്തവത്തിൽ ആദാനകാലമെന്നും വിസർഗ്ഗകാലമെന്നും രണ്ടേ ഉള്ളൂവെങ്കിലും അവയ്ക്ക് ഋത്വാദിഭേദങ്ങളിലൂടെ വകതിരിവുകൾ വരുന്നുണ്ട്. അവ സൂക്ഷ്മങ്ങളുമാണ്. ആ ഭാഗം പ്രത്യേകമായി ചിന്തിച്ച് മനസ്സിലാക്കി. വ്യാധി സ്വഭാവത്തിലേക്ക് വേണ്ടവിധം അറിഞ്ഞ് യോജിപ്പിച്ച് പ്രവർത്തിക്കണം. ഇവിടെ ഒരു കാര്യം പ്രത്യേകം അറിയേണ്ടതാണ്. പിന്നീട് പിന്നീട് പറയുന്ന വിഷയങ്ങൾ ആദ്യമാദ്യം പറഞ്ഞവയോട് അഭേദ്യബന്ധത്തോടുകൂടിയവയാണ്. അതുകൊണ്ട് അവയുടെ ഭാവങ്ങളോടുകൂടിയും ബന്ധിപ്പിച്ച് തന്നെ ചിന്തിച്ചാലേ ശാസ്ത്ര സങ്കേതത്തിലെത്തിച്ചേരുകയുള്ളൂ.

അടുത്തത് ജഠരാഗ്നിയാണ്. ജഠരാഗ്നി ആമാശയത്തിൽവെച്ച് പചിപ്പിക്കുന്നതുകൊണ്ടാണല്ലോ നാം കഴിക്കുന്ന ആഹാരം ദഹിച്ച് സാരകിട്ടങ്ങളായിത്തിരിയുന്നത്. ആ ജഠരാഗ്നി സ്വഭാവം മുമ്പ് ആചാര്യൻ വിശദീകരിച്ചതാണ്. അതിനെയും മന്ദ-സമ- വിഷമങ്ങളാക്കിത്തിരിച്ചിട്ടുമുണ്ട്. അതിന്റെ അപ്പോഴത്തെ അവസ്ഥ സൂക്ഷ്മമായി അറിയണം.

പിന്നത്തേതു പ്രകൃതിയാണ്. അത് മൂന്നു വിധമാണ്. പ്രധാനം വാതപ്രകൃതി, പിത്തപ്രകൃതി, കഫപ്രകൃതി, അവയുടെ സങ്കരത്തിൽ തിട്ടപ്പെടുത്തി പറയാൻ കഴിയാത്തത്രയുണ്ടാവും. ഈ മൂന്നു പ്രകൃതിയെക്കുറിച്ചും ആചാര്യൻ പറഞ്ഞുകഴിഞ്ഞിട്ടില്ല. അവയെക്കുറിച്ച് ശരീരസ്ഥാനത്തിൽ വളരെ നിഷ്കർഷയായി പഠിപ്പിക്കുന്നുണ്ട്. അതു നോക്കി മനസ്സിലാക്കി ഏതു പ്രകൃതിക്കാണിവിടെ പ്രസക്തിയെന്നു മനസ്സിലാക്കണം.

പിന്നീട് പറയുന്നത് പ്രായമാണ് അതായത് വയസ്സ്. അത് സാമാന്യേന മൂന്നായിത്തിരിക്കാം. ബാലൻ, യുവാവ്, വൃദ്ധൻ എന്നിങ്ങനെ "വയോഹോ രാത്രി" എന്ന ഭാഗത്ത് ശാസ്ത്രാരംഭത്തിൽ വിശദീകരിച്ച കാര്യമാണിത്. ബാല്യത്തിൽ കഫവും, യൗവനത്തിൽ പിത്തവും വാർദ്ധക്യത്തിൽ വാതവും വികാരം കൊള്ളാൻ എളുപ്പമാവുന്ന ദോഷങ്ങളാണ്. അതിനെ കണ്ടുകൊണ്ടാണ് പ്രായത്തെക്കൂടി ഇതിൽ ഉൾപ്പെടുത്തിയത്. അതും രോഗനിരീക്ഷണ സന്ദർഭത്തിൽ വൈദ്യൻ അത്യന്താപേക്ഷിതമായി അറിയണം.

സത്വമെന്നതിന് "സൽഗുണ സമ്പന്നത്വ"മെന്നാണ് പാഠ്യക്കാരൻ പറഞ്ഞു കാണുന്നത്. അതായത് ഗുണങ്ങളിൽ സത്വഗുണപ്രകാരമായി സമ്പാദിച്ചവൻ, അഥവാ സമ്പാദിക്കുന്നവൻ, എന്നു കരുതാം. അതിനെ അല്പസത്വനെന്നും അധിക സത്വനെന്നും വേർതിരിച്ച് വ്യാഖ്യാനിച്ച് കാണുന്നു. ഈ വിഷയത്തിൽ അല്പം കൂടി ഗഹനമായി ചിന്തിക്കേണ്ടി വന്നേക്കാം. വർത്തമാനകാലത്തെ വിഷയം മാത്രമെടുത്താൽ മതിയാ

വില്ല. ഭൂതകാല പ്രവൃത്തികളെ കൂടി കണക്കിലെടുക്കണം. ആ ഭൂതകാലത്തിൽ പൂർവ്വജന്മം കൂടി ഉൾപ്പെടുത്തുകയും ചെയ്യേണ്ടിവരുമെന്ന് കരുതണം. ഈ വിഷയം കൂടുതൽ ഗഹനമാണ്. വിവരിക്കുന്നിടത്തോളം കൂടുതൽ വലുതായി പോയേക്കും. അതുകൊണ്ട് സത്വവിഷയത്തിൽ ഇപ്പോൾ അത്രയും ചിന്തിച്ചാൽ മതിയെന്നു വയ്ക്കുക.

അടുത്തത് സാത്മ്യമാണ്. അവിടെയും അല്പം ദുർഘടമില്ലായ്മയില്ല. സാത്മ്യം എന്നതിന് വാച്യം ശീലം എന്നതാണെങ്കിലും അതിന്റെ വ്യാപ്തി ഏറെയാണ്. ശീലമെന്നത് ആദ്യം രണ്ടായി തിരിക്കേണ്ടിവരും. മാനസികമെന്നും ശാരീരികമെന്നും. അതിൽ ആദ്യത്തേത് മാനസികം. സൽക്കർമ്മ നിരതനാണെങ്കിൽ പുണ്യ സാത്മ്യനെന്നു പറയും. ദുഷ്കർമ്മ നിരതനാണെങ്കിൽ പാപസാത്മ്യനെന്നും പറയണം. ഇതു രണ്ടും വർത്തമാന പ്രവൃത്തികളാലും വാസനബലത്താലും വരാവുന്നതാണ്. വാസനാബലം എന്നുപറയുന്നതാണ് പൂർവ്വ ജന്മത്തിൽനിന്നും കിട്ടുന്നത്. ശാരീരികമായതിൽ വീണ്ടും അതിന് വകതിരിവുവരും. കർമ്മജ്ഞാനേന്ദ്രിയ പ്രവൃത്തിയിൽ നിന്നുണ്ടാവുന്നതും ആഹാരാദികളിൽ നിന്നുണ്ടാവുന്നതും. ഈ പറഞ്ഞവയിൽ ഏതു സാത്മ്യമാണ് രോഗിക്കുള്ളതെന്ന് വൈദ്യൻ മനസ്സിലാക്കണം.

ആഹാരമാണനന്തരം പറഞ്ഞിരിക്കുന്നത്. അത് പലരും പല വിധമാണ് ശീലിച്ചുവന്നിട്ടുണ്ടാവുക. ചിലർ കേവലം സസ്യഭുക്കാവും. ചിലർ കേവലം മാംസഭുക്കാവും. ചിലർ രണ്ടും കലർത്തിയാവും ശീലിച്ചിട്ടുണ്ടാവുക. ഷഡ് രസങ്ങളിൽ മധുരപ്രിയന്മാരും, കടുപ്രിയന്മാരും, അമ്ലപ്രിയന്മാരും ഉണ്ടാവും. ഈ വ്യത്യാസങ്ങൾ രോഗചികിത്സാ സന്ദർഭത്തിൽ പ്രത്യേകം ശ്രദ്ധയർഹിക്കുന്ന വിഷയങ്ങളാണ്. അതാണ് ആഹാരവിഷയം ഇതിൽ ഉൾപ്പെടുത്തിയതിന്റെ ഉദ്ദേശ്യം.

അവസാനമായി പറയുന്നത് അവസ്ഥയാണ്. അവസ്ഥ എന്നതിന് തത്സമയത്തുള്ള വ്യാധിയുടെയും ശരീരത്തിന്റെയും കാലത്തിന്റെയും പ്രായത്തിന്റെയും മറ്റു മുൻപറഞ്ഞ എല്ലാത്തിന്റെയും തത്സമയത്തുള്ള അവസ്ഥ എന്നാണ് മനസ്സിലാക്കേണ്ടത്. അവസ്ഥാ വിജ്ഞാനം ഏറ്റവും പ്രാധാന്യമർഹിക്കുന്നുണ്ട്. ഇവയെല്ലാം തന്നെ പലപ്രകാരത്തിലുണ്ടാകാവുന്നതാണ്. അവയെ വേർതിരിച്ച് എടുക്കുക എന്നത് എളുപ്പമുള്ള കാര്യമല്ല. പക്ഷേ, അവ വേർതിരിയാതെ ചികിത്സിക്കാൻ സാധിക്കുകയില്ല. അത് സൂക്ഷ്മനിരീക്ഷണത്തിലൂടെ അറിഞ്ഞ് ചികിത്സിക്കുവാൻ കഴിവുള്ള വൈദ്യന് ഒരിക്കലും പിഴവ് പറ്റുകയില്ല എന്നുറപ്പാണ്.

സത്വദേഹങ്ങളുടെ ബലാബലത്വംമൂലം ഗൗരവമുള്ളതിനെ ലഘുവായും ലാഘവമുള്ളതിനെ ഗുരുത്വത്തോടെയും അല്പമായതിനെ അധികമായും അധികമുള്ളതിനെ അല്പമായും തെറ്റിദ്ധാരണവരാനെളുപ്പമാണ്. അതുകൊണ്ട് വൈദ്യൻ മേൽപ്പറഞ്ഞ വിഷയങ്ങളിൽ അവധാനപൂർവ്വം സൂക്ഷ്മനിരീക്ഷണത്തിലൂടെ യാഥാർത്ഥ്യത്തെ മനസ്സിലാക്കണം. ശാസ്ത്രാടിസ്ഥാനജ്ഞാനം കുറവായ വൈദ്യന്മാരെന്ന് പറയുന്നവർ രോഗത്തെ ഗുരുലഘുക്കളായി തിരിച്ച് പറയുകയും ഗുരുവെന്ന് കരുതു

ന്നതിന് നിഷ്കർഷയായ ചികിത്സയും പത്ഥ്യക്രമവും വിധിക്കുകയും ലഘുവായി കരുതുന്നതിന് അല്പൗഷധങ്ങളും പറഞ്ഞ് കണ്ടേക്കാം. സൂക്ഷ്മ വിചിന്തനം ചെയ്ത് മനസ്സിലാക്കിയതല്ല അതെങ്കിൽ വേണ്ടത്ര ഫലം തരില്ലെന്നു മാത്രമല്ല പലപ്പോഴും വിപരീതമാവുകയും ചെയ്യും. ഗൗരവമുള്ള വ്യാധിയിൽ അല്പവീര്യങ്ങളായ ഔഷധങ്ങളുപയോഗിച്ചാൽ അത് രോഗം വർദ്ധിക്കാൻ പോലും ഇടവരുത്തുന്നതാണ്. മറിച്ച് ലഘു വായ വ്യാധികളിൽ അതിവീര്യവത്തായ ഔഷധങ്ങൾ ചെയ്താലും അപ കടം വരും. രോഗം നിസ്സാരമായി കരുതി വിരേചനദ്രവ്യം കൊടുത്തുവെ ങ്കിൽ അവിടെ സംശോധന ചികിത്സയുടെ ഫലംകിട്ടില്ലെന്ന് മാത്രമല്ല ഹീനയോഗദോഷം ഉണ്ടാവുകയും ചെയ്യും. മറിച്ചായാൽ (ലഘുവിൽ ഉത്ത മമാത്രകൊണ്ട്) അതിയോഗദോഷവും സംഭവിക്കുന്നതാണ്. അതിയോഗം പലപ്പോഴും മലനിർഹരണം മാത്രമല്ല ചെയ്യുന്നത് ശരീരത്തെക്കൂടി ദുർബ്ബ ലമാക്കുന്നതാണ്. ഈ വിരേചനവിഷയം (എളുപ്പം മനസ്സിലാക്കാനായി പറഞ്ഞതാണ്) എല്ലാ ഉപക്രമങ്ങളിലും അത് ബാധകമാണ്. അതു കൊണ്ട് എല്ലായ്പ്പോഴും പ്രത്യേകം മനസ്സിരുത്തി മേൽപ്പറഞ്ഞ എല്ലാ വിഷയങ്ങളെക്കുറിച്ച് ചിന്തിച്ച് മരുന്ന് കൊടുക്കുകയാണെങ്കിൽ അത് ആരോഗ്യത്തിനായി ഉപകരിക്കുമെന്നുറപ്പാണ്.

ഇവിടുന്നങ്ങോട്ട് ദോഷങ്ങളുടെ വൃദ്ധിക്ഷയത്തെപ്പറ്റി പറയുന്നതു- ദോഷങ്ങൾ വർദ്ധിച്ചാൽ അവയെ വാതവൃദ്ധി - പിത്തവൃദ്ധി - കഫ വൃദ്ധി എന്നിങ്ങനെ മൂന്നായി പറയാം. അവയിൽ ഈ രണ്ടെണ്ണം വൃദ്ധ മായി കണക്കാക്കുമ്പോൾ സംസർഗ്ഗം മൂന്ന്. ആ സംസർഗ്ഗം മൂന്ന് ദോഷ ങ്ങളിലേക്കു ബന്ധിക്കുമ്പോൾ ഒമ്പതാവും. അതിനു പുറമെ ഒരുദോഷ ത്തിനു വൃദ്ധിഭാവിച്ചുകൊണ്ടും ആറുവിധം വരും. അവയുടെ ഒരേകദേശം വിവരിക്കാം. സമമായിരിക്കുന്ന വൃദ്ധികൊണ്ട് മൂന്ന് വിധം. അതായത് സമവൃദ്ധമായിരിക്കുന്ന വാതപ്പിത്തം. സമവൃദ്ധമായിരിക്കുന്ന വാതകഫം. സമൃതമായിരിക്കുന്ന പിത്തകഫം. ഇങ്ങനെ മൂന്ന്. ഇതിനു പുറമേ ഒരു ദോഷവൃദ്ധിക്ക് ആധിക്യം വരുമ്പോൾ ആറു വിധം. അത് വാതപിത്ത സംസർഗ്ഗത്തിൽ വാതം വൃദ്ധമായിട്ടും പിത്തം അതിവൃദ്ധമായിട്ടും പിത്തം വൃദ്ധമായിട്ടും വാതം അതിവൃദ്ധമായിട്ടും. ഇങ്ങനെ രണ്ടുവിധം. പിത്ത കഫ സംസർഗ്ഗത്തിൽ പിത്തം വൃദ്ധമായിട്ടും കഫം അതിവൃദ്ധമായിട്ടും കഫം വൃദ്ധമായിട്ടും പിത്തം അതിവൃദ്ധമായിട്ടും. ഇങ്ങനെ രണ്ടുവിധം ഇതുപോലെ മൂന്ന് സംസർഗ്ഗങ്ങളിലും ഒന്നിന്റെ അതിവൃദ്ധിയിൽ രണ്ടു വിധം വരുമ്പോൾ ആകെ ആറു പ്രകാരം വരും. സമവൃദ്ധികൊണ്ട് മേൽപ്രകാരം പറഞ്ഞ മൂന്ന് പ്രകാരങ്ങളോട് ചേരുമ്പോൾ ആകെ സംസർഗ്ഗഭേദം ഒമ്പതാകും. ദോഷങ്ങൾ മൂന്നും കൂടുമ്പോൾ പതിമൂന്ന് പ്രകാരം വരും. അതിന്റെ വിധം രണ്ടു ദോഷങ്ങളുടെ വൃദ്ധിയിലുള്ള ആധിക്യം ഹേതുവായി മൂന്ന് പ്രകാരം ഉണ്ട് അതെങ്ങനെയെന്നാൽ വാതം വൃദ്ധമായിട്ടും പിത്തകഫങ്ങൾ അതിവൃദ്ധമായിട്ടും പിത്തം വൃദ്ധ മായിട്ടും വാതകഫങ്ങൾ അതിവൃദ്ധമായിട്ടും ഈപ്രകാരമാണ് മൂന്നാവു ന്നത്. ഓരോ ദോഷത്തിന്റെ അതിവൃദ്ധി ഹേതുവായിട്ടും മൂന്ന് പ്രകാര ങ്ങൾ ഉണ്ടാവും. അതും നോക്കാം. വാതപിത്തങ്ങൾ വൃദ്ധങ്ങളായും

കഫം അതിവൃദ്ധമായിട്ടും വാതകഫങ്ങൾ വൃദ്ധമായിട്ടും പിത്തം അതിവൃദ്ധമായിട്ടും കഫപിത്തങ്ങൾ വൃദ്ധങ്ങളായിട്ടും വാതം അതിവൃദ്ധമായിട്ടും. ഇങ്ങനെ പ്രകാരങ്ങൾ മൂന്നാകുന്നു. മേൽപറഞ്ഞ മൂന്ന് വിധങ്ങളോടുകൂടിയാൽ ആറുവിധമാകും. ത്രിദോഷങ്ങൾ സമമായി വർദ്ധിച്ചാൽ ഒരു പ്രകാരം അപ്പോൾ അതോടുകൂടി ഏഴാവും. ഇവയ്ക്കുപുറമെ വാതം വൃദ്ധമായിട്ടും പിത്തം വൃദ്ധതരമായിട്ടും കഫം വൃദ്ധതമമായിട്ടും ഇങ്ങനെ ഒന്നും പിത്തം വൃദ്ധമായിട്ടും കഫം വൃദ്ധതരമായിട്ടും വാതം വൃദ്ധതമമായിട്ടും ഒന്നും കഫം വൃദ്ധമായിട്ടും പിത്തം വൃദ്ധതരമായിട്ടും വാതം വൃദ്ധതമമായിട്ടും ഒന്നും കഫം വൃദ്ധമായിട്ടും വാതം വൃദ്ധതരമായിട്ടും പിത്തം വൃദ്ധതമമായിട്ടും ഒന്നും ഉണ്ടാകയാൽ മേൽപ്പറഞ്ഞ ഏഴ് ഭേദങ്ങൾക്ക് പുറമെ താരതമ്യ കല്പനകൊണ്ടുള്ള ഭേദങ്ങൾ ആറ്. ആദ്യത്തെ ഏഴ് ഭേദങ്ങളോടുകൂടി ആകെ വരുന്നത് പതിമൂന്ന് വിധം. സംസർഗ്ഗഭേദങ്ങൾ മുൻപറഞ്ഞവ ഒമ്പത്. ഏകവൃദ്ധങ്ങളായവ മൂന്ന്, ഇപ്രകാരം വൃദ്ധികൊണ്ട് ഇരുപത്തഞ്ച് വിധങ്ങളാകുന്നു. ഇവയ്ക്കുപുറമെ ഇതുപോലെ തന്നെ ക്ഷയംകൊണ്ടുണ്ടാകുന്ന വിധങ്ങളും ഇരുപത്തഞ്ച് കൂടിയാൽ അമ്പത് ഏകദോഷത്തിന്റെ വൃദ്ധിക്ഷയസമതകളിൽ ഉണ്ടാകുന്ന ഭേദങ്ങൾ ആറ്, ഒരുദോഷത്തിന് ക്ഷയവും മറ്റ് രണ്ടിനും വൃദ്ധിയും ആയിക്കൊണ്ടും രണ്ടിനും ക്ഷയവും ഒന്നിന് വൃദ്ധിയും ആയിക്കൊണ്ടും കൂടി പ്രകാരത്തിൽ വരുന്നവിധം ആറ്. അവയെ ഒന്ന് വിശദീകരിക്കാം. വാതം വൃദ്ധമായിട്ടും കഫം സമമായിട്ടും പിത്തം ക്ഷീണമായിട്ടും, ഒന്ന് പിത്തം വൃദ്ധമായിട്ടും വാതം സമമായിട്ടും കഫം ക്ഷീണമായിട്ടും ഒന്ന് പിത്തം വൃദ്ധമായിട്ടും കഫം സമമായിട്ടും വാതം ക്ഷീണമായിട്ടും ഒന്ന് കഫം വൃദ്ധമായിട്ടും പിത്തം ക്ഷീണമായിട്ടും വാതം സമമായിട്ടും ഒന്ന് ആകെ ആറ് വാതം ക്ഷീണം, പിത്തകഫങ്ങൾ വൃദ്ധം അങ്ങനെ ഒന്ന്, പിത്തം ക്ഷീണമായിട്ടും വാതകഫങ്ങൾ വൃദ്ധങ്ങളായിട്ടും ഒന്ന് കഫം ക്ഷീണം വാതപിത്തങ്ങൾ വൃദ്ധം അങ്ങനെ ഒന്ന് വാതപിത്തങ്ങൾ ക്ഷീണം,. കഫം വൃദ്ധം അങ്ങനെ ഒന്ന് വാതകഫങ്ങൾ ക്ഷീണമായിട്ടും പിത്തം വൃദ്ധമായിട്ടും ഒന്ന്. പിത്തകഫങ്ങൾ ക്ഷീണമായിട്ടും വാതം വൃദ്ധമായിട്ടും ഒന്ന് ഇങ്ങനെ ആറ് ഭേദങ്ങൾ. മുൻപറഞ്ഞവയും കൂടുമ്പോൾ പന്ത്രണ്ട്. ഇവയും ആദ്യം പറഞ്ഞ അമ്പതും ചേർന്നാൽ അറുപത്തിരണ്ട്. ഈ അറുപത്തിരണ്ട് വിധം ദോഷഭേദങ്ങളും ഇതിനൊക്കെ പുറമെ സന്നിപാതവും കൂടി 63 പ്രകാരം ആണ്. ഇവയാണ് ആരോഗ്യകാരണമായവ.

ഇതേവരെ പറഞ്ഞ പ്രകാരമുള്ള ദോഷഭേദങ്ങൾക്കു പുറമെ അവയ്ക്ക് സപ്തധാതുക്കളോടു ചേരുമ്പോഴും മുൻപറഞ്ഞ പ്രകാരമുള്ള ക്ഷയ സാമ്യവൃദ്ധികളും താരതമ്യസ്വഭാവവും കൂടി വേർതിരിക്കുമ്പോൾ അവസാനിക്കുകയില്ല. അവയെ അവധാനപൂർവ്വം വൈദ്യൻ സൂക്ഷ്മമായി അതാതു സന്ദർഭത്തിൽ അറിയേണ്ടതാണ്.

# പതിമൂന്ന്

ത്രിദോഷങ്ങളെ സംബന്ധിച്ച് പ്രത്യേകമായും, സംയോഗവിഭാഗങ്ങൾ പ്രത്യേകമായും വിവരിക്കുകയുമാണ് ഇതേ വരെയുള്ള പ്രകരണം കൊണ്ട് ആചാര്യൻ ചെയ്തത്. അതിന് ശേഷം അവയുടെ ഉപക്രമ (ചികിത്സ) വിഷയത്തെക്കുറിച്ച് വിവരിക്കുകയാണ് അടുത്ത് ഭാവിക്കുന്നത്. അതാതുദോഷങ്ങളെ ഏതുവിധം ഉപചരിക്കണം എന്ന വിഷയത്തിലേക്ക് കടക്കുന്നു.

ത്രിദോഷങ്ങളിൽ ആദ്യത്തെ സ്ഥാനം വാതത്തിനാണ് കല്പിച്ചിരിക്കുന്നത്. വായു ചലനാത്മകമാണല്ലോ. അതിന്റെ അനുവാദത്തോടുകൂടിയല്ലാതെ മറ്റു രണ്ടുദോഷങ്ങളായ കഫപിത്തങ്ങൾക്ക് അണുപോലും അനങ്ങാൻ സാധിക്കുകയില്ല. അതുകൊണ്ടാണ് വാതത്തിന് പ്രഥമ സ്ഥാനം കല്പിക്കേണ്ടിവരുന്നത്. വായുവാണ് ജീവന്റെ ആധാരം. ജീവനെ നിലനിർത്തുവാനുള്ളതാണല്ലോ ശരീരം. അതിന്റെ മറ്റു ധർമ്മങ്ങൾ ആണ് മറ്റു രണ്ടുദോഷങ്ങളായ കഫവും പിത്തവും ചെയ്യുന്നത്. അവർ മുടന്തന്മാരാണ്. നടക്കണമെങ്കിൽ വാതം കൂടിയേ കഴിയൂ എന്നു താല്പര്യം.

വാതോപക്രമം (ചികിത്സ) സ്നേഹനം, വിയർപ്പിക്കൽ, മൃദു വിരേചനം, മധുരം, പുളി, ഉപ്പ്, ഈ രസഭേദങ്ങളോടുകൂടി ചൂടോടു കൂടിയുള്ള ആഹാരം, എണ്ണ പുരട്ടിത്തടവൽ, കമ്പിളി മുതലായവകൊണ്ട് ചുറ്റുക, ഭയപ്പെടുത്തിയോ മറ്റോ ഞെട്ടിക്കുക, വാതഹരങ്ങളായ ഔഷധങ്ങളെ കൊണ്ട് ധാരയിടുക, പിഷ്ട മദ്യമോ ഗുളമദ്യമോ കൊടുക്കുക, സ്നിഗ്ധോഷ്ണങ്ങളായ വസ്തി ചെയ്യുക, സുഖമായ ജീവിതം നയിക്കുക, ദീപനങ്ങളും പാചനങ്ങളുമായ ഔഷധങ്ങൾകൊണ്ട് സംസ്കരിച്ച സ്നേഹങ്ങൾ അകത്തേക്കും പുറമേക്കും ഉപയോഗിക്കുക, പ്രത്യേകിച്ച് മേദ്യ

ങ്ങളായ മാംസരസം ഉപയോഗിക്കുക, അനുവാസനം (സ്നേഹവസ്തി) ചെയ്യുക. എന്നിവയെല്ലാം തന്നെ വാതശമനോപായങ്ങളാണ്.

പിത്തോപക്രമം നെയ്യ് സേവിക്കൽ (സ്നേഹപാനം), തണുത്തമധുരദ്രവ്യങ്ങളെക്കൊണ്ട് വിരേചനം മധുരം, കയ്പ്, ചവർപ്പ് ഈ രസങ്ങളോടുകൂടിയ ഭക്ഷണവും ഔഷധങ്ങളും വാസനയുള്ളതും തണുത്തതും ഹൃദയത്തിന് പ്രീതിയുണ്ടാക്കുന്നതുമായ ഗന്ധങ്ങളേല്ക്കൽ, മുത്തുമാലകൾ, രത്നങ്ങൾ മുതലായവ, കഴുത്തിലും മാറത്തും ധരിക്കുക, കർപ്പൂരം, ചന്ദനം രാമച്ചം, ഇവയുടെ കുഴമ്പ് (അരച്ചത്) തോരേ പുരട്ടുക, രാത്രിയിൽ പൂനിലാവുള്ള വെൺമാടത്തിന്മേൽ കുളിർക്കാറ്റേറ്റിരിക്കുക, ഇഷ്ടംപോലെ സുഖിക്കുക, ഇഷ്ടമിത്രങ്ങളുമായി ചേരുക, കളം കളം പൊഴിക്കുന്ന പുത്രന്മാർ, അറിഞ്ഞ് പ്രവർത്തിക്കുന്ന ശീലഗുണമുള്ള ഇഷ്ട ഭാര്യമാർ, ജലധാരായന്ത്രത്തോടുകൂടി പൂന്തോപ്പ്, തെളിവെള്ളവും മണൽപ്പരപ്പുമുള്ള താമരയോടും വക്കിൽ തണൽമരങ്ങളോടുകൂടിയ തടാകങ്ങൾ, സൗമ്യഭാവം, പാലും നെയ്യും ധാരാളം ഉപയോഗിക്കുക എന്നിവയെല്ലാം പിത്തോപക്രമങ്ങളാകുന്നു.

ശ്ലേഷ്മോപക്രമം വിധിയനുസരിച്ച് തീക്ഷ്ണമായ വമനവിരേചനങ്ങൾ, അല്പമായ തീക്ഷ്ണതയോടും ചൂടോടും കൂടിയ എരിവ്, കയ്പ്, ചവർപ്പ് ഇവ പ്രധാനമായ ഭക്ഷണം വളരെക്കാലം പഴക്കമുള്ള മദ്യം, സുരതപ്രീതി, രാത്രി ഉറക്കമിളയ്ക്കൽ, പലവിധത്തിലുള്ള വ്യായാമങ്ങൾ, ചിന്ത, രൂക്ഷമായ തിരുമ്മൽ, പ്രത്യേകിച്ച് ഛർദ്ദിപ്പിക്കൽ, രസങ്ങൾ, തേൻ മേദോഹരങ്ങളായ ഔഷധങ്ങൾ, ധൂമപാനം, പട്ടിണികിടക്കൽ, കഫഹരങ്ങളായ ഗണ്ഡൂഷ (കവിൾ കൊള്ളുക) ങ്ങൾ സുഖിക്കാനായി സുഖിക്കാതിരിക്കൽ എന്നിവയെല്ലാം കഫഹരങ്ങളായ ഉപക്രമമാകുന്നു ഇതേവരെ പറഞ്ഞത് കേവല ഏകദോഷവിഷയാശ്രിതമായ വിവരം മാത്രമാണ്.

അടുത്തുപറയുന്നത് മുൻപറഞ്ഞ ഭേദങ്ങളനുസരിച്ച് സംസർഗ്ഗസന്നിപാതാദിവിഷയമാണ് അവയിൽ ഏതുദോഷത്തിനാണ് പ്രാധാന്യമെന്ന സൂക്ഷ്മമായി വേർതിരിച്ച് മനസ്സിലാക്കി പ്രവർത്തിക്കണം. അങ്ങനെയുള്ള സന്ദർഭങ്ങളിൽ ദോഷനിരീക്ഷണ വിഷയത്തിൽ കാലത്തിന്റെ (ഋതുക്കളുടെ) പങ്ക് വലുതാണ്. വാതപിത്ത സംസർഗ്ഗത്തിൽ ഗ്രീഷ്മവിധിയനുസരിച്ച് പ്രവർത്തിക്കണം. കഫവാത സംസർഗ്ഗമാണെങ്കിൽ വസന്തവിധിയനുസരിച്ചാണ് വേണ്ടത്. വാതം യോഗവാഹിയാണ് എന്നതാണിതിന് കാരണം. ചുരുക്കത്തിൽ വാതപിത്തത്തിൽ ശീതപ്രധാനമായും വാതകഫത്തിൽ രൂക്ഷപ്രധാനമായും അനുസരിക്കണമെന്ന് താല്പര്യം കഫഫിത്ത സംസർഗ്ഗങ്ങളിൽ ശരൽക്കാലത്തെ ചര്യയാണനുവർത്തിക്കേണ്ടത്, പ്രത്യേകിച്ച് ശ്രദ്ധിക്കേണ്ടത്.

ദോഷങ്ങളുടെ ചയസ്വഭാവത്തിൽത്തന്നെ ശമിപ്പിക്കുന്നതാണുചിതം. കോപിക്കാൻ കാക്കരുത്. കോപിച്ച ഇതരദോഷങ്ങൾക്ക് വിരോധമാവുകയും അരുത്. എല്ലാ ദോഷങ്ങളും കോപിച്ച അവസ്ഥയാണെങ്കിൽ ഏതി

നാണ് പ്രാധാന്യം എന്ന് നോക്കി അതിനെ മറ്റുള്ളവയ്ക്ക് അഹിതമാ വാതെ ശമിപ്പിക്കേണ്ടതാണ്.

വ്യാധിയെ ശമിപ്പിക്കുന്ന ഉപക്രമം മറ്റൊന്നിനെ ഉണ്ടാക്കുന്നതാണെ ങ്കിൽ ആ പ്രയോഗം ശുദ്ധമാണെന്ന് പറയാൻ വയ്യ. ശുദ്ധമായ പ്രയോഗ മാണെങ്കിൽ മറ്റൊന്നിനേയും കോപിപ്പിക്കാതെ വ്യാധിയെ ശമിപ്പിക്കുന്ന തായിരിക്കണം. അങ്ങനെയായാൽ മാത്രമേ ശുദ്ധമായ ചികിത്സയാവു കയുള്ളൂ. മുൻപറഞ്ഞ ശുദ്ധസ്വഭാവം വരുത്തുന്നത് മിക്കവാറും ദോഷ ങ്ങളുടെ ആശയാന്തരഗമനം മൂലമാണ് സംഭവിക്കുന്നത്. അതിനുള്ള സാഹചര്യത്തെക്കുറിച്ചാണ് അടുത്ത് വിവരിക്കുന്നത്. അത് പ്രത്യേകം ശ്രദ്ധയർഹിക്കുന്നു.

വ്യായാമാദികളെക്കൊണ്ടും ജഠരാഗ്നിയുടെ തീക്ഷ്ണതകൊണ്ടും അഹിതാചരണം (അപഥ്യാപചരണം) കൊണ്ടും ദോഷങ്ങൾ കോഷ്ഠ ത്തിൽനിന്നും വായുവിന്റെ ശീഘ്രഗതിയുടെ സഹായത്തോടെ ധാതു ക്കളിലേക്കും അസ്ഥികളിലേക്കും മർമ്മങ്ങളിലേക്കും വ്യാപിച്ച് ആഹാ രാദിവിശേഷങ്ങൾമൂലം വർദ്ധിച്ച പരിണാമം സംഭവിച്ച അഭിഷ്യന്ദ സ്വഭാ വത്തിലൂടെ തുറന്നുകിടക്കുന്ന സ്രോതോമുഖദ്വാരാ അത്, ആഹാരാദി കളെകൊണ്ട് പ്രേരിപ്പിക്കുന്ന വായുവിന്റെ നിഗ്രഹം ഹേതുവായി വീണ്ടും കോഷ്ഠത്തിൽ എത്തുന്നു. അതേ അവസ്ഥയിൽ കോഷ്ഠത്തിൽ ഇരുന്ന് കാരണം കിട്ടാൻ വേണ്ടി കാക്കുന്നു. അന്യാശ്രയത്തിൽ കഴിയുന്ന ദോഷ ങ്ങൾ കാലാദികളുടെ ആനുകൂല്യം കിട്ടുന്ന സന്ദർഭത്തിൽ അന്യാശ്രയ ത്തിൽ വച്ച് കോപിക്കുന്നു. അന്യാശ്രയത്തിൽ മാത്രമാവണമെന്നില്ല, സ്വാശ്രയത്തിലും കോപിക്കാവുന്നതാണ്. അന്യാശ്രയത്തിൽ വച്ച് കോപി ക്കുന്ന ദോഷങ്ങൾക്ക് അധികബലം ഉണ്ടെങ്കിൽ അവയ്ക്കും ഹീനബല നാണെങ്കിൽ സ്ഥാനിയായ ദോഷത്തെയും ചികിത്സിക്കേണ്ടതാണ്. അഥവാ സ്ഥാനിയായ ദോഷത്തെ ശമിപ്പിച്ചതിനുശേഷം ആഗന്തുദോ ഷത്തെ ശമിപ്പിക്കണം. സ്ഥാനിദോഷവും ആഗന്തു ദോഷവും പലപ്പോഴും കൂട്ടിപ്പിണഞ്ഞാണ് ഉണ്ടാവുക. അങ്ങനെ വരുമ്പോൾ രോഗിയെ ഏറെ കാലം ക്ലേശിപ്പിക്കും ആ സന്ദർഭത്തിൽ ദേഹബലത്തെയും അഗ്നിബല ത്തെയും ശ്രദ്ധിക്കാതെ ധൃതിപിടിച്ച് ചികിത്സിക്കരുത്. അങ്ങനെ വന്നു പെട്ട സമ്മിശ്രദോഷങ്ങളെ സാവധാനമായി സ്നേഹ സ്വേദാദികളിൽ ശമി പ്പിച്ച് കോഷ്ഠത്തിൽ എത്തിക്കണം. കോഷ്ഠത്തിൽ എത്തിയതിനുശേഷം ശോധനചികിത്സ ചെയ്ത് ആ ദോഷങ്ങളെ നിഹരണം ചെയ്യേണ്ടതാ ണ്. ശോധനചികിത്സയുടെ വിഷയം വന്നതുകൊണ്ട് അതിനെ സംബ ന്ധിച്ച വിഷയത്തിൽ പറയുന്നു, ആമ ബന്ധമുണ്ടെങ്കിൽ ശോധന ചികിത്സ പാടില്ലാത്തതാണ്. ആമ സ്വഭാവം മനസ്സിലാക്കേണ്ടവിധം പറ യുന്നു.

സ്രോതോരോധം (തുളകളടഞ്ഞിരിക്കൽ) ബലക്കുറവ്, ശരീരത്തിന് ഘനം തോന്നുക, വായുകോപം സംഭവിക്കുക, അലസത, ദഹിക്കായ്ക, കാക്കരിച്ച് തുപ്പിക്കൊണ്ടിരിക്കൽ, മലബന്ധം, രുചിക്ഷയം, തളർച്ച എന്നി

വയാണ് ത്രിദോഷങ്ങളുടെ ആമലക്ഷണം, ഇതൊന്നുമില്ലെങ്കിൽ ആമ ബന്ധമില്ലെന്ന് കണക്കാക്കാം. ജഠരാഗ്നിക്ക് ബലം കുറയുമ്പോൾ ആഹ രിച്ചവയുടെ ദഹനത്തിൽ ആദ്യമായിത്തന്നെ ആമാശയത്തിൽ ദുഷിക്കുന്ന രസത്തെയാണ് ആമമെന്നു പറയുന്നത്. അത് മഹാ അപകടകാരിയാണ്. കാരണം അർദ്ധ സംസ്കാരത്തോടെ പരിണമിക്കുന്ന ആ രസമാണ് ആദ്യത്തെ ധാതുവായ രസത്തിന് കിട്ടുന്നത്. അവിടെ നിന്നങ്ങോട്ട് എല്ലാ ധാതുക്കളിലേക്കും ധാതുപാകത്തിലൂടെ രൂപാന്തരം പ്രാപിച്ച് എത്തുന്ന തുമുഴുവനും ആദ്യത്തേതായ അർദ്ധപാകംകൊണ്ടുള്ള ന്യൂനത വരു മെന്നതുതന്നെയാണ് അതിന്റെ ആപൽക്കാരിത്വം. വരകരിച്ചോറിൽ നിന്നും വിഷമെന്നതുപോലെ ഈ ആമത്തിൽനിന്നും അതേ ഫലം തന്നെ ഉണ്ടാകുന്നെന്ന് അറിയണം. മേൽവിവരിച്ച വിധമുള്ള ആമവുമായി ദോഷ ങ്ങളും ദൂഷ്യങ്ങളും ചേർന്നതാണെങ്കിൽ അവയെ സാമങ്ങൾ എന്നുപറ യുന്നു. അതിൽനിന്നും സംഭവിച്ച രോഗങ്ങളെയും സാമരോഗങ്ങളെന്നു പറയുന്നു.

ഈ വിധം സംഭവിച്ച ആമബന്ധം ദോഷങ്ങളിലൂടെ ശരീരം മുഴു വനായും തന്നെ വ്യാപിച്ച് ധാതുക്കളിൽ ലീനമായി സ്ഥിതി ചെയ്യുന്ന സന്ദർഭത്തിൽ ആമനിർഹരണത്തിനുവേണ്ടി ദോഷനിർഹരണം ഒരി ക്കലും ചെയ്യരുത്, നിർഹരണം എന്നുപറഞ്ഞത് ശോധന ചികിത്സകൊ ണ്ടുള്ള നിർഹരണമാണ്. ആ സമയത്ത് ശോധന ചികിത്സ ചെയ്ത് ദോഷ നിർഹരണം ചെയ്താൽ ആ ദോഷങ്ങളുടെ ആശ്രയങ്ങൾക്കുകൂടി നാശം സംഭവിക്കുന്നതാണ്. അവയെ അവധാനപൂർവ്വം പാകപ്പെടുത്തി ശമനോ പായങ്ങളിലൂടെ നിവൃത്തിക്കേണ്ടതാണ്. അല്ലാത്ത പക്ഷം പഴുക്കാത്ത ഫലം പിഴിഞ്ഞ് നീരെടുക്കാൻ ശ്രമിക്കുന്നതുപോലെ സംഭവിക്കുന്ന താണ്.

എന്തുകൊണ്ടെന്നാൽ അവയെ നിർഹരിക്കാൻ എളുപ്പമല്ലാത്തതു കൊണ്ട് അതിനായി അതിപ്രയത്നം ചെയ്താൽ അത് ആശ്രയത്തിന്റെ തന്നെ നാശകാരണമായിത്തീരുന്നതാണ്. അങ്ങനെയുള്ളവയെ പാചന ദീപനങ്ങളായ സ്നേഹങ്ങളെക്കൊണ്ട് സ്നിഗ്ദ്ധത വരുത്തി സ്വേദ (വി യർപ്പിക്കൽ) ക്രിയകൊണ്ട് കോഷ്ഠത്തിലെത്തിച്ച് യഥാകാലം ദേഹ ദോഷ ബലാനുസാരേണ ശോധനകർമ്മങ്ങൾ (വമനം, നസ്യം വിരേകം, വസ്തി) കൊണ്ട് പുറത്തു കളയേണ്ടതാണ്, ആമാശയത്തിൽ ആണെ ങ്കിൽ വമനാദികളെക്കൊണ്ട് വക്ത്രദ്വാരാമലങ്ങളെ (ദോഷങ്ങളെ) വേഗ ത്തിൽ നിഹരിക്കുകയാണ് എളുപ്പം. കഴുത്തിന് മേൽഭാഗത്താണെങ്കിൽ നസ്യം കൊണ്ടും പക്വശായത്തിലാണെങ്കിൽ മലദ്വാരം വഴിയും പുറ ത്തുകളയണം. ദോഷങ്ങൾക്ക് ഉൽക്ലേശം വന്ന് കീഴ്പോട്ടോ മേല്പോട്ടോ പ്രവർത്തിക്കുകയാണെങ്കിൽ തഛാന്തിക്കായി ഔഷധം ഉപയോഗിക്ക രുത്. ഔഷധം കൊടുത്തു നിർത്തിയാൽ ആ പ്രവർത്തിരോഗത്തിനു തന്നെ കാരണമാവും. ആ സന്ദർഭങ്ങളിൽ പഥ്യാഹാരശീലനായി ഇരി ക്കുകയാണ് വേണ്ടത്. തടയപ്പെട്ട ദോഷങ്ങളെ അതാതു പാചനൗഷധങ്ങ

ളെക്കൊണ്ട് പചിപ്പിച്ച് ശോധനം ചെയ്യാം.

ശ്രാവണം, കാർത്തികം, ചൈത്രം എന്നീ സാധാരണ കാലങ്ങളിൽ ക്രമേണ ഗ്രീഷ്മം, വർഷം, ഹേമന്തം, ശിശിരം എന്നിവയിൽ വാതാദി ദോഷങ്ങളെ ക്രമം പോലെ ശോധനം ചെയ്യണം. കാരണം പ്രസ്തുത ഋതുക്കൾ അത്യുഷ്ണവും അതിവർഷവും അതിശീതവുമാകുന്നു. ഋതുക്കളുടെ സന്ധിയായ സാധാരണകാലത്ത് ദുഷിച്ച ദോഷങ്ങൾക്ക് ശുദ്ധി വരുത്തണം. സ്വസ്ഥനാണെങ്കിൽ അതനുസരിച്ചും രോഗിയാണെങ്കിൽ രോഗത്തിനനുസരിച്ചും ചെയ്യണം. ശീതോഷ്ണ വൃഷ്ടികളുടെ വേണ്ടവിധത്തിലുള്ള പ്രതിവിധികൾ കാലം തെറ്റാതെ അതാതു കാലത്തുതന്നെ പ്രയോഗിക്കണം.

വെറും വയറ്റിലോ അന്നാദിയിലോ, മദ്ധ്യത്തിലോ, അവസാനത്തിലോ ഓരോ ഉരുളയോടുകൂടിയോ അത്താഴ പുറമെയോ ഔഷധം ഉപയോഗിക്കേണ്ടതാണ്. കഫാധികൃത്തിൽ രോഗിക്കും രോഗത്തിനും ബലം ഉണ്ടെങ്കിൽ വെറും വയറ്റിൽ ആണ് ഔഷധം സേവിക്കേണ്ടത്. അപാന വായുവിന്റെ വൈഗുണ്യത്തിൽ അന്നത്തിനു മുൻപും സമാന വൈഗുണ്യത്തിൽ മദ്ധ്യത്തിലും ഔഷധം സേവിക്കേണ്ടതാണ്. വ്യാന വായു വൈഗുണ്യത്തിൽ പ്രാതലിന് ശേഷവും ഉദാന വൈഗുണ്യത്തിൽ അത്താഴപ്പുറമെയും പ്രാണവായുവൈഗുണ്യത്തിൽ ഓരോ ഉരുളകളോടുകൂടിയും ഔഷധം സേവിക്കണം. വിഷം, ഛർദ്ദി, എക്കിട്ട്, വെള്ളദാഹം, ശ്വാസംമുട്ട്, ചുമ, എന്നീ രോഗങ്ങളിൽ പലവട്ടമായി ഔഷധം സേവിക്കണം അരോചക രോഗത്തിൽ ആഹാരത്തോടുകൂടി ഔഷധം കൊടുക്കണം. വിറവാതം, ആക്ഷേപവാതം, എക്കിട്ട് എന്നീ രോഗങ്ങൾക്കും സാമുൽഗമായി (അതായത് സാമുൽഗസ്വഭാവത്തിൽ) സാമുൽഗം എന്നതിന് ചെപ്പ് എന്നർത്ഥമാണ്. അതിൽനിന്ന് ഉരുളകൾക്കുള്ളിൽവെച്ച് എന്ന് തന്നെ കരുതേണ്ടിവരും. അങ്ങനെ ഔഷധം സേവിക്കേണ്ടിവരുമ്പോൾ ലഘുവായ ഭക്ഷണമാക്കണം. കഴുത്തിന് മേല്പോട്ടുള്ള വികാരങ്ങളിൽ (ദോഷകോപങ്ങളിൽ) അത്താഴപുറമെ ഉറക്കത്തിന് തൊട്ടുമുമ്പാണ് ഔഷധം സേവിക്കേണ്ടത്.

ഈ അദ്ധ്യായത്തിന്റെ പേര് തന്നെ ദോഷോപക്രമണീയമെന്നാണ്. അതായത് ഓരോ ദോഷങ്ങളെയും സന്ദർഭാനുസരേണ സമയനിബന്ധിതമായി ഔഷധം, മാത്ര എന്നിവയും ഉപചാരക്രമത്തിനേയുമാണ് വിശദീകരിച്ചത്. അതുതന്നെയാണ് ദോഷോപക്രമണീയം എന്നതിന് അർത്ഥം. ഇത്രയും പറഞ്ഞ് ഈ പ്രകരണം അവസാനിപ്പിക്കുകയും ചെയ്യുന്നു.

# പതിനാല്

**എ**ന്റെ ഈ സ്ഥൂല വിവരണത്തില്‍ അഷ്ടാംഗം ഹൃദയത്തിലെ അടുത്ത അദ്ധ്യായമായ പതിന്നാലാമദ്ധ്യായം കൂടി ഉള്‍പ്പെടുത്തണമെന്ന് മോഹമുണ്ട്. അതിന്റെ പേര് ദ്വിവിധോപക്രമണീയമെന്നാണ്. ദ്വിവിധം എന്ന് പറയുന്നത് ലംഘനവും ബൃംഹണവുമാണ്. ലംഘനം അപതര്‍പ്പണ പ്രക്രിയകൊണ്ടും ബൃംഹണം സന്തര്‍പ്പണ പ്രക്രിയകൊണ്ടുമാണ് ഉണ്ടാ വുക. അവയുടെ ഒരേകദേശ രൂപമാണ് 14-ാം അദ്ധ്യായത്തില്‍ പറയുന്ന ത്. അതുകഴിഞ്ഞാല്‍ ഔഷധവിഷയത്തിലേക്കും രോഗവിഷയത്തി ലേക്കും കടക്കുകയായി. ആരോഗ്യ ശാസ്ത്രത്തിന്റെ പീഠികകളതോടെ സാമാന്യം കഴിയും. അതുകൊണ്ടാണ് "വൈദ്യനായാല്‍ വൈദ്യനായി" (വൈദ്യന്‍ പരപ്പേരില്‍ 14) എന്ന് പറയുന്നത്.

ചികിത്സിക്കപ്പെടേണ്ടത് അതായത് അഗ്നിഷോമാത്മകമായ ദോഷ ങ്ങള്‍ 2 വിധമായതുകൊണ്ട് അതനുസരിച്ച് ചികിത്സ (ഉപക്രമം)യും 2 വിധമാകുന്നു. ഒന്നാമത്തേത് സന്തര്‍പ്പണ ചികിത്സയും രണ്ടാമത്തേത് അപതര്‍പ്പണ ചികിത്സയും ഇതില്‍ രണ്ടിലും പെടാത്തചികിത്സയില്ല. അതിനെത്തന്നെ പര്യായാന്തരേണ ബൃംഹണ ചികിത്സയെന്നും ലംഘന ചികിത്സയെന്നും ശാസ്ത്രത്തില്‍ വ്യവഹരിക്കുന്നു. പുഷ്ടിക്കായി ചെയ്യു ന്നതിനെ ബൃംഹണമെന്നും ലാഘവത്തിനായി ചെയ്യുന്നതിനെ ലംഘനം എന്നും പറയുന്നു. ബൃംഹണത്തിനുള്ളവ ഭൂമി ജലാധിക്യത്തോടുകൂ ടിയ ദ്രവ്യങ്ങളും അഗ്നി, വായു, ആകാശപ്രധാനമായ ദ്രവ്യങ്ങള്‍ പ്രായേണ ലംഘനങ്ങളുമാകുന്നു. സ്നേഹനം, രൂക്ഷണം, സ്വേദനം, സ്തംഭനം എന്നീ കര്‍മ്മങ്ങള്‍ ബൃംഹണമാകുന്നു. രണ്ടാമത്തേതായ ലംഘനം രണ്ടുവിധത്തിലുണ്ട്. ശോധനമെന്നും ശമനമെന്നും അവയ്ക്ക് പറയുന്നു. അഗ്നിഷോമാത്മകത്വം പഞ്ചഭൂതങ്ങളിലൂടെയാണ് പ്രവര്‍ത്തി

ക്കുന്നതെങ്കിലും ആ രണ്ടിൽനിന്ന് വ്യതിരിക്തമായി മറ്റൊന്നില്ല.

യാതൊന്ന് ദോഷത്തെ പുറത്തേക്ക് കളയുന്നുവോ അതാണ് ശോധനം എന്നു പറയുന്നത്. അത് അഞ്ചു വിധത്തിലുണ്ട്. നിരൂഹം (കഷായവസ്തി) വമനം (ഛർദ്ദിപ്പിക്കൽ) വിരേകം(വയറിളക്കൽ) ശിരോരേകം (നസ്യം) അസ്രവിസ്രുതി (രക്തമോക്ഷം) എന്നിവയാണ് ആ അഞ്ചെണ്ണം. ഇത് ലംഘന ചികിത്സയിലെ ആദ്യത്തേതായ ശോധനം എന്നുപറഞ്ഞതാണ്.

യാതൊന്ന് ദോഷത്തെ ശോധനം ചെയ്യാതെ സമദോഷങ്ങളെ വർദ്ധിപ്പിക്കാതെ വിഷമങ്ങളായ ദോഷങ്ങളെ സമമാക്കി തീർക്കുന്നുവോ അതാണ് രണ്ടാമത്തേതായ ശമനം എന്ന ശബ്ദംകൊണ്ട് മുമ്പ് പറഞ്ഞത്. ആ ശമനം തന്നെ ഏഴു വിധമുണ്ട്. 1. പാചനം (പാകം വരുത്തുന്നത്), 2.ദീപനം (ദഹനം വർദ്ധിപ്പിക്കുന്നത്) 3. ഉപവാസം 4. വെള്ളം കുടിക്കാതിരിക്കൽ. 5. വ്യായാമം. 6. വെയിലേല്ക്കൽ, 7. കാറ്റേല്ക്കൽ എന്നിവയാണ് ആ ഏഴെണ്ണം. വാതത്തിനും പിത്തത്തോടുകൂടിയ വാതത്തിനും ബൃംഹണക്രിയകൾ ശമന ചികിത്സയുടെ ഫലം തന്നെയാണ് ചെയ്യുക.

രോഗം ഹേതുവായും ഔഷധ സേവകൊണ്ടും (ചികിത്സ),മദ്യസേവകൊണ്ടും, സ്ത്രീ സേവകൊണ്ടും, ശോകം കൊണ്ടും (വ്യസനം) കൃശന്മാരായവരെയും, ചുമടേറ്റൽ, വഴിനട, ഉരക്ഷതം ഇവകൊണ്ട് ക്ഷീണശരീരന്മാരായവരെയും രൂക്ഷശരീരന്മാരായവരെയും ദുർബ്ബലന്മാരെയും വാതകോപം ഉള്ളവരേയും ഗർഭിണികളെയും സൂതികകളെയും ബാലന്മാരേയും വൃദ്ധന്മാരെയും ഗ്രീഷ്മകാലത്തെല്ലാവരെയും മാംസം, പാൽ, പഞ്ചസാര, നെയ്യ്, മധുരസ്നിഗ്ദ്ധങ്ങളായ വസ്തി, വേണ്ടപോലെയുള്ള ഉറക്കം, സുഖമായ കിടപ്പ്, എണ്ണതേച്ചുകുളി, സുഖമായതെല്ലാം മനസ്സിനിഷ്ടപ്പെട്ട പ്രവൃത്തികൾ എന്നിവയെക്കൊണ്ടു തടിപ്പിക്കണം (പുഷ്ടിപ്പെടുത്തണം), പ്രമേഹ രോഗിയെയും ആമദോഷമുള്ളവരെയും അതിസ്നിഗ്ദ്ധന്മാരെയും പനിയുള്ളവരെയും ഊരുസ്തംഭം, കുഷ്ഠം, വിസർപ്പം വിദ്രധി (കുരു) പ്ലീഹാ രോഗം, ശിരോരോഗം, കണ്ണിൽ ദീനം, സ്ഥൗല്യം, കണ്ഠരോഗം, എന്നിവയുള്ളവരേയും ശിശിരകാലത്ത് എല്ലാവരേയും അപതർപ്പണക്രിയകൊണ്ട് ദേഹത്തെ ലഘുവാക്കണം.

അതിൽ ആമബന്ധം, പനി, ഛർദ്ദി, അതിസാരം, ഹൃദ്രോഗം, മലബന്ധം, ഗൗരവം, തേട്ടൽ, നെഞ്ചുരുക്കം എന്നിവ ബാധിച്ചവർ, സ്ഥൗല്യം, ബലം, പിത്തം, കഫം എന്നിവ വർദ്ധിച്ചവരാണെങ്കിൽ ശോധന കർമ്മം കൊണ്ട് ലംഘനം ചെയ്യണം. ഇപ്പറഞ്ഞവയിൽത്തന്നെ ക്ഷീണിച്ചവരേയും മദ്ധ്യമസ്ഥൗല്യമുള്ളവരേയും സാമാന്യമായി ആദ്യം പാചനദീപനങ്ങളെക്കൊണ്ടും, അല്പമായി സ്ഥൗല്യാദികളുള്ളവരെ ഉപവാസം, തൃഷ്ണാനിഗ്രഹം എന്നിവകൊണ്ടും ലംഘിപ്പിക്കണം. മദ്ധ്യബലദോഷങ്ങളോടുകൂടിയ രോഗികളെ കാറ്റേല്ക്കുക, വെയിലേല്ക്കുക, വ്യായാമം എന്നിവയാൽ ലംഘിപ്പിക്കണം. അല്പബലന്മാരെ പ്രത്യേകം പറയേണ്ട

തില്ല. ലംഘനീയന്മാരെ ബൃംഹണം ചെയ്യരുത്. ബൃംഹണം ചെയ്യേണ്ട വരെയാകട്ടെ മൃദുലംഘനം ചെയ്യാൻ വിരോധമില്ല.

ദേശം, കാലം, ബലം മുതലായവയനുസരിച്ച് അവരെ ഉപചരിക്കേണ്ടതാണ്. ബൃംഹണക്രിയകൊണ്ട് പുഷ്ടിയും ബലവും ഉണ്ടാവുകയും ബൃംഹണചികിത്സകൊണ്ട് ഉപചരിക്കേണ്ട രോഗങ്ങൾക്ക് ശമനവും ഉണ്ടാകും. ഇന്ദ്രിയങ്ങൾക്ക് വൈമല്യം, മലങ്ങൾ പുറത്തുപോകൽ, ശരീരലാഘവം, ഭക്ഷണത്തിന് രുചി, വിശപ്പും ദാഹവും ഒരുമിച്ചുണ്ടാവുക, ഹൃദയത്തിനും, തേട്ടലിനും കണ്ഠത്തിനും ശുദ്ധി, ലംഘന സാത്മ്യ രോഗങ്ങൾക്ക് ശമനം, ഉത്സാഹം, മടിയില്ലാതിരിക്കൽ, എന്നിവ വേണ്ടവിധം ലംഘനചികിത്സ ചെയ്താലത്തെ ലക്ഷണങ്ങളാകുന്നു. എന്നാൽ അവയാകട്ടെ മാത്ര നോക്കാതെ സേവിച്ചാൽ അതിസ്ഥൗല്യമോ അതികാർശ്യമോ ഉണ്ടാവാനിടയാവും. അങ്ങനെയുള്ള സന്ദർഭങ്ങളിൽ വേണ്ടതായ ചികിത്സയും പറയുന്നു. അതിൽനിന്നുതന്നെ ബൃംഹണാതിയോഗത്താലും ലംഘനാതിയോഗത്താലും ഉണ്ടാവുന്ന രൂപത്തെ മനസ്സിലാക്കേണ്ടതാണ്.

അതിസ്ഥൗല്യം, അപചി (കണ്ഠമാല), പ്രമേഹം, പനി, മഹോദരം, ഭഗന്ദരം, ചുമ, സന്ന്യാസമെന്ന രോഗം, മൂത്രകൃച്ഛ്രം, ആമദോഷം, കുഷ്ഠം മുതലായ മേദോവൃദ്ധിജങ്ങളായ അതിദാരുണ രോഗങ്ങൾക്ക് കാരണമാവും. അങ്ങനെയുള്ള സന്ദർഭങ്ങളിൽ മേദോഹരങ്ങളും വാതശമനവും കഫഹരവുമായ, മുതിര, കമ്പ, ചാമ, യവം, ചെറുപയറ്, തേൻ ചേർത്ത വെള്ളം, തൈര് വെള്ളം, മോര്, അരിഷ്ടങ്ങൾ, ശോധന കർമ്മങ്ങൾ, ചിന്ത, ഉറക്കമിളയ്ക്കൽ എന്നിവ ഹിതങ്ങളാകുന്നു. ത്രിഫലയോ, ചിറ്റമൃതോ കടുക്കയോ, മുത്തങ്ങയോ തേൻ ചേർത്ത് കഴിക്കണം. രസാഞ്ജനം വലിയ പഞ്ചമൂലം, ഗുല്ഗുലു, കന്മദം ഇവ മുഞ്ഞക്കഷായം ചേർത്തു കഴിക്കുന്നതും ഹിതമാകുന്നു.

വിഴാലരി, ചുക്ക്, ചവർക്കാരം, ഉരുക്കുപൊടി, ഇവ പൊടിച്ച് തേൻ ചേർത്ത് കഴിക്കുന്നത് സ്ഥൗല്യഹരമാണ്. അതുപോലെ യവവും നെല്ലിക്കയും പൊടിച്ച് കഴിച്ചാലും സ്ഥൗല്യദോഷത്തെ ജയിക്കാം.

ചുക്ക്, മുളക്, തിപ്പലി, കടുകുരോഹിണി,. ത്രിഫലത്തോട്, മുരിഞ്ഞാത്തൊലി, വിഴാലരി, അതിവിടയം, ഓരിലവേര്, കായം, തുവർച്ചിലക്കാരം, അയമോദകം, ജീരകം, കൊത്തമ്പാലയരി, കൊടുവേലിക്കിഴങ്ങ്, മഞ്ഞൾ, മരമഞ്ഞത്തൊലി, ചെറുവഴുതിനവേര്, വെൾവഴുതനവേര്, അടയ്ക്കാമണിയൻ വേര്, പാടക്കിഴങ്ങ്, തിങ്ങളൂരിവേര് ഇവ സമം പൊടിയാക്കി തേനും, നെയ്യും, എണ്ണയും സമമായിച്ചേർത്ത് സേവിച്ചാൽ അതിസ്ഥൗല്യം മുതലായ എല്ലാരോഗങ്ങളും അതുപോലെയുള്ള മറ്റു രോഗങ്ങളും ഹൃദ്രോഗം, കാമില, ശ്വിത്രം, ശ്വാസംമുട്ട്, ചുമ, ഗളഗ്രഹമെന്നരോഗം ഇവയെ ഹനിക്കുന്നതാകുന്നു. ബുദ്ധി, മേധാ, സ്മൃതി എന്നിവ വർദ്ധിപ്പിക്കുന്നതും അഗ്നിദീപ്തിയുണ്ടാകുന്നതുമാകുന്നു.

അപതർപ്പണത്തിന്റെ (ലംഘനം) അതിയോഗത്തിൽ അതികൃശത്വം

തലചുറ്റൽ, ചുമ, അമിതമായ ദാഹം (തൃഷ്ണ), രുചിക്കുറവ്, സ്നിഗ്ദ്ധത, ദഹനശക്തി, ഉറക്കം, കാഴ്ചശക്തി, കേൾവിശക്തി, ശുക്ലം, ഓജസ്സ്, വിശപ്പ്, ശബ്ദം എന്നിവയ്ക്ക് ക്ഷയം (അതായത് ദുർബ്ബലമാകുന്നു) വസ്തി പ്രദേശം, ഹൃദയം, ശിരസ്സ്, കണങ്കാൽ, തുട, പെരടി, വാരിഭാഗം എന്നി വിടങ്ങളിൽ വേദന, പനി, പ്രലാപം (ആവലാതി പറയുക), തളർച്ച ഛർദ്ദി എന്നിവയും സന്ധികളിലും അസ്ഥികളിലും പിളർന്നുനോവ്, മലമൂ ത്രങ്ങൾക്കു തടവ് എന്നിവയുണ്ടാകും. സ്ഥൗല്യത്തേക്കാൾ ശ്രേഷ്ഠമാ യതു കാർശ്യം തന്നെയാണ്. കാരണം സ്ഥൗല്യത്തിന് ഔഷധമില്ല ബൃംഹണമോ ലംഘനമോ അതിമേദസ്സിനെയും അത്യഗ്നിയെയും, ഏറിയ വാതവികാരങ്ങളെയും ശമിപ്പിക്കുന്നതിൽ പര്യാപ്തങ്ങളല്ല. കാർശ്യം മധു രസ്നിഗ്ദ്ധാഹാരങ്ങളെക്കൊണ്ട് പരിഹരിക്കാവുന്നതാണ്, സ്ഥൗല്യത്തെ അത്യന്തം വിപരീതമായ ഔഷധോപക്രമാദികളെക്കൊണ്ടാണ് ശമിപ്പി ക്കേണ്ടത്. കാർശ്യത്തിന് അന്നപാനങ്ങളും ഔഷധവും എല്ലാംതന്നെ ബൃംഹണമായവയാകണം. ദുർവ്വിചാരങ്ങൾ കൂടാതെ മനസ്സിനെ സന്തോ ഷിപ്പിക്കുകയും സന്തർപ്പണങ്ങളായവ ചെയ്യുകയും വേണ്ടതാണ്. കഴി യുന്നത്ര ഉറങ്ങുകയും വേണം. ഇങ്ങനെയെല്ലാം ചെയ്താൽ കൃശൻ പന്നി യെപ്പോലെ പുഷ്ടിപ്പെടുന്നതാകുന്നു.

മാംസത്തിന് തുല്യമായി മറ്റൊന്നുംതന്നെ ദേഹത്തെ തടിപ്പിക്കുന്ന തായിട്ടില്ല. മാംസം തിന്നുന്ന ജീവികളുടെ മാംസമായാൽ കൂടുതൽ പുഷ്ടി യുണ്ടാക്കും. ഗുരുവും അപതർപ്പണവുമായത് സ്ഥൂലന്ന് ഹിതമാകുന്നു. വിപരീതമായത് കൃശന്നുഹിതമാകുന്നു. യവവും ഗോതമ്പും സംസ്കാര ഭേദങ്ങളിലൂടെ രണ്ടുപേർക്കും ഹിതമാണ്. ദോഷങ്ങളുടെ ഗതിയനുസ രിച്ച് ഗ്രാഹി (മലം പിടിക്കുന്നത്), ഭേദി (വയറിളക്കുന്നത്) എന്നിങ്ങനെ വേർതിരിച്ചിട്ടുണ്ടെങ്കിലും വ്യാദ്ധ്യാശ്രീതമായി സന്തർപ്പണാപതർപ്പണ ങ്ങളെന്ന ദ്വിത്വത്തിൽനിന്ന് വേറെയൊന്നുംതന്നെയില്ല. ഇതോടെ ഈ പ്രകരണം അവസാനിക്കുന്നു.

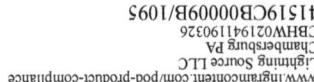